정신의학과 기독교

대표 편저자 전우택
공동 저자 민성길
한상익
채정호
김도훈

psychiatry and christianity

박영사

발간사

　2013년 대한기독정신의사회가 설립된 후, 지금까지 전임 회장이신 민성길, 전우택, 채정호 교수님과 많은 회원 분들의 노력으로 의미 있는 활동들이 이루어져 왔었고, 그 첫 번째 결실로 본 책자를 발간하게 된 것을 감사드립니다.

　제가 정신의학에 입문하여 현대 정신의학 지식과 술기를 배우면서 종교와 영성의 영역이 마음 한편으로는 흥미롭기도 하고 궁금하기도 한 영역이었습니다. 개인적으로 기독교인으로서 영성과 하나님에 대한 성경적 가르침과 신앙생활을 통하여 인간의 영성과 종교가 정신적, 신체적 건강에 밀접한 관련이 있음을 체감하고 있었지만 이러한 영역에 관해 정신의학적 관점으로 설명하거나 스승이나 선배들의 가르침을 받을 수 없었고 오히려 일부에서는 정신의학에서 종교와 영적 접근은 금기시 되는 태도를 가지고 있었습니다. 이러한 연유로 정신과 전문의가 된 후에 이 영역을 스스로 탐구해 나가기를 바랐었습니다. 다행히 기독 정신의학회 회원들과 함께 이러한 시도가 지속적으로 이루어져 왔으며, 그 결실로 본 서적을 발간하게 되었습니다. 이러한 연유로 본 서적의 발간이 저에게는 매우 의미 깊은 일로 여겨지고 있습니다. 저뿐만 아니라, 특히 정신의학을 공부하는 학생, 전공의, 의료인, 목회자, 상담가, 나가서 정신 심리분야에서 종교와 영성에 관심을 가지고 있는 모든 분들에게 본 서적이 나침반과 같은 역할을 해줄 수 있기를 기대합니다.

원고 모집, 수정, 출판 과정에서 전우택 교수님의 헌신적인 수고, 흔쾌하게 본 서적의 출판을 허락하신 박영사 대표님, 귀한 원고를 투고 해주신 저자 분들의 헌신을 통하여 본 서적의 출판이 가능했습니다. 이 서적의 출판을 계기로 정신의학에서 종교와 영성 분야의 많은 주옥같 은 귀한 글들이 대한 기독정신의학회를 통하여 나오기를 기대합니다.

끝으로 이 모든 과정에 함께하시고 인도하신 우리 주 예수그리스 도와 하나님께 감사와 영광을 드립니다.

2020년 10월
대한 기독정신의학회 회장 김도훈

서문

　벌판에 크고 낡은 집이 한 채 서있었다. 그 집 3층 구석진 방에는 오래된 피아노가 한 대 놓여 있었고, 여러 마리의 쥐들도 그 방에서 살고 있었다. 그런데 어떤 순간이 되면 느닷없이 피아노가 아름다운 소리를 내기 시작하였고, 쥐들은 넋을 잃고 그 소리를 듣곤 하였다. 그 소리는 평상시에는 들을 수 없었던 굉장한 소리였기에, 쥐들은 그 소리를 "초자연적 천상의 소리"라고 불렀다.

　이 "초자연적 천상의 소리"를 긴 세월 열심히 연구하였던 학자 쥐 한 마리가 드디어 모든 쥐들을 불러 모아 놓고 자신의 학술 연구 결과를 발표하였다. 그 소리는 초자연적으로 나는 소리가 아니라, 인간이 방으로 들어와 피아노 앞에 앉아서 손가락으로 건반을 두드림으로써 나는 소리라는 것이었다. 그리고 자신이 두려움을 무릅쓰고 피아노 뒷벽면으로 기어올라 관찰한 바에 따르면, 피아노 소리는 피아노 안의 망치가 줄과 부딪쳐서 나는 것으로, 이것은 자신들이 이빨로 나무를 갉을 때 나는 소리와 그 발생 기전이 같다는 것이었다. 그러더니 자신이 직접 피아노 건반 위로 기어 올라가 뛰어다니기 시작하였다. 그러자 정말 피아노는 "그 소리"를 내었고, 쥐들은 이 놀라운 연구결과에 갈채를 보냈다. 그 쥐는 그 해 노벨상을 수상하였다.

　다음 해 어느 날, 다른 쥐 한 마리가 진지한 질문을 던졌다. 피아노 긴반을 누름으로써 소리가 닌디는 깃은 갈 알겠는데, 왜 시람이 긴반을 누르면 그런 아름다운 소리가 나고, 쥐가 건반 위를 뛰어 다니면 그런 시끄러운 소리가 나냐는 것이었다. 침묵이 흘렀다. 그 때 다른 학자 쥐 한 마리가 이야기하였다. 인간은 피아노를 칠 때 넓은 악보 책을 들고 와서 그것을 보면서 치는 것 같더라. 그리고 건반을 누르는 순서와 조합이 그 악보 책에 쓰여 있는 것 같았다는 것이었다. 이 놀라운 이론에 쥐들은 갈채를 보냈고, 그 쥐도 그 해 노벨상을 수상하였다.

그러자 다음 해, 또 다른 쥐가 등장하여 말하기를, 그 악보는 모차르트라는 작곡가가 만든 악보라는 것이었다. 그런데 모차르트라는 사람이 어떻게 그런 아름다운 음악을 작곡하였는지 불명확하다는 것이었다. 인간의 두뇌는 그저 신경세포들의 덩어리로서, 화학물질들과 전기적 활성으로 작동하는 생물학적 장기에 불과한데, 어떻게 그런 "물질적인 구성물"인 뇌에서 모차르트의 피아노 소나타와 같은 "비물질적인 아름다운 소리"를 생각하여 만들어 낼 수 있는지를 모르겠다는 것이었다. 다시 긴 침묵이 흘렀다. 자신들은 피아노의 아름다운 선율을 "초자연적인 천상의 소리"라고 생각하였다가, "현실 속 물리적 현상"이라고 생각하였는데, 이제 모차르트 악보는 초자연적인 것인지, 자연적인 것인지, 아니면 그도 저도 아닌, 제3의 그 무엇이라 규정하여야 하는지가 혼란스러웠기 때문이었다.

기독신앙을 가지고 있는 정신과 의사는 이 긴 침묵 앞에서 무언가 대답을 하여야 하는 존재였다. 인간의 정신과 믿음이라는 현상이 가진 "초자연적 측면"과 "자연적 측면, 즉 생물—심리적 측면"을, 인간의 정상적, 비정상적 특징이 모두 작동하는 "뇌"라는 장기를 바탕으로, 이해하고, 해석하고, 그에 따라 도움이 필요로 되는 사람들을 구체적으로

도와야 하는 위치에 있기 때문이었다.

그래서 이 책은 기독 신앙을 가지고 정신과 의사가 되기 위한 준비과정에 있는 의대생들, 정신과 전공의들, 그리고 활동을 하고 있는 기독정신과의사들을 위하여 만들어졌다. 그러나 동시에, 인간을 이해하고 도와야 하는 위치에 같이 서계시는 기독교 목회자들, 신학생들, 기독상담 전문가들, 다양한 영역의 기독교 활동가들을 위하여도 만들어졌다. 어쩌면, 인간에 대하여 생각하고, 인간을 대상으로 의미 있는 활동을 하고 계시거나 그런 활동을 준비하는 모든 분들을 위하여 만들어진 책이라 하는 것이 더 정확할지도 모르겠다.

그러나 "인간", 그리고 "인간의 정신"은 너무도 거대하고 깊은 주제이기에, 매우 제한된 저자들의 의식과 능력만을 가지고, 이 어려운 과제에 어떤 "정답"을 이야기하는 것은 처음부터 불가능하였다. 독자들이 앞으로 책을 읽으시면서 발견하시겠지만, 이것은 어떤 "확정된 정답"을 기록한 책이 아니라, "질문하고 고민하였던 흔적"을 기록한 책이다. 그런 의미에서, 이 책은 저자들이 함께 소속되어 활동하고 있는 "기독정신과의사회"의 공식 입장을 나타내는 책이 아니다. 이 책은 저자 자신들의 개인적인 솔직한 질문과 고민을 바탕으로 의견을 제시하는 것일 뿐이다. 아마도, 앞으로 기독정신과의사회에서 다른 저자들의 글로 구성된 이 책의 후속 저서가 나온다면, 그 책은 이 책과는 또 다른 측면의 질문들과 고민들을 담은 의견들을 제시할 것이다. 그와 같은 다양한 의견들이 제시되어, 독자들이 더 균형 잡힌 신앙적 시각과 인간에 대한 이해를 가질 수 있다면, 그것만으로도 이 부족한 책의 역할은 충분히 다 한 것이라 생각하겠다.

출애굽기 20장 1절에서 2절은 노예 생활 끝에 이집트에서 탈출하여 시내산에 도착한 이스라엘 백성들에게 십계명을 주시면서 하나님께서 먼저 하신 말씀을 기록하고 있다.

"하나님이 이 모든 말씀으로 말씀하여 이르시되
나는 너를 애굽 땅, 종이 되었던 집에서 인도하여 낸
네 하나님 여호와니라"

400년이 넘도록 이집트에서 비참한 노예로만 살았던 이스라엘 백성들을 이제 가슴 벅찬 자유인으로 부르시면서, 이스라엘 사람들이 아직 제대로 모르고 있던 하나님에 대해, 하나님은 그 스스로를 이렇게 소개하신 것이다. 첫째, 인간에게 '말씀을 하시는 하나님', 즉 자신을 계시하는 하나님이시라는 것이었다. 그는 신비한 어둠 속에 숨어만 계신 분이 아니라 자기 자녀들에게 적극적으로 자신을 밝히시고 말씀을 주시는 분이라는 것이다. 그 계시의 하나님께서는, 우리가 겸손히 하나님 앞에 설 때, 우리가 알 수 없었던 하나님뿐만 아니라, 그가 지으신 인간 정신의 깊은 영역에 대하여도 알려주실 터였다. 그것이 이 책이 가진 소망이다. 둘째, 이스라엘 사람들을 애굽 땅에서 인도하여 내신, 즉 '행동하시는 하나님'이시라는 것이었다. 기독인들은 죄의 노예로 살고 있는 사람들을 복음 안의 자유인으로 불러내시는 하나님의 해방 사역의 결과물들이다. 그리고 그 "하나님의 활동"이 "나의 활동"이 될 수 있도록 우리는 각자의 위치에서 부르심을 받았다. 이 책은 저자들에게 그 부르심의 결과이다. 셋째, "나는 너의 하나님"이라고 선언하심으로써, 우리와 '관계를 맺으시는 하나님'이시라는 것을 말씀하셨다. 우리는 예수 그리스도를 주로 고백함으로써 그 분의 자녀로서 그 분과 관계가 맺어졌다. 이 거대하고도 중요한 신분의 변화가 오늘 우리를 살아가게 하는 힘이고 기쁨이 된다. 그 관계 때문에 이 책의 저자들은 이 글들을 썼다. 우리는 이 작은 책이 하나님과 인간에 대하여 더 깊이 이해하고 알게 되는 일에, 고통 속에 있는 인간을 구체적으로 돕는 일에, 그래서 우리가 하나님과 더 깊은 관계 속에 들어가는 일에, 작은 도구와 통로가 되기를 기도드린다.

정신의학이라는 학술적 측면과 기독교라는 신앙적 측면을 동시에 가지는 특수한 성격의 저자들이 쓴 특수한 성격의 이 책을, 전문 기독교 출판사가 아님에도 불구하고 출간해 주시기로 흔쾌히 나서 주시고 아름다운 책으로 만들어 주신 박영사의 안종만 회장님, 안상준 대표님과 조성호 이사님, 전채린 과장님께 깊이 감사드린다. 그리고 가까이 있으나 멀리 있으나, 늘 영적으로 하나 됨을 느끼면서 서로에게 큰 격려와 힘이 되고 있는 모든 기독정신과의사회 동역자들에게도 깊은 감사를 드린다. 함께 생각하고 이야기 나누며 기도하였던 그 내용들이 이 책을 시작으로 하여 앞으로도 많이 열매로 맺어지리라 믿는다. 원고를 주신지는 이미 오래 되었음에도 여러 이유와 새로 추가되는 원고들로 인하여 이제야 책으로 나오게 되는 것을 기다려 주신 존경하는 저자 분들에게 깊이 감사드린다.

피아노 앞에서 긴 침묵 속에 빠졌던 그 진지한 쥐들은 어떻게 되었을까? 새로 등장하는 학자 쥐들은 그것에 대하여 무슨 이야기를 하게 될까? 이 책 속에서 그 답을 함께 찾을 수 있기를 기대한다.

2020년 10월
저자 분들을 대신하여
전우택 드림

차례

제1부
기독신앙과 정신의학

제2부
쟁점에 대한 성찰

제1부

기독신앙과 정신의학

정신의학과 종교
: 임상정신의학, 사회정신의학, 분석심리학적 관점에서

한상익 _가톨릭의대 정신건강의학교실 명예교수

1. 첫머리

　의료가 종교와 분리되지 않았던 고대 이후 의학적 진료가 발달하여 점차 의료가 종교에서 분리되기 시작한 그리스-로마 시대에 이르렀다. 이후 하나님의 통치시대라고 일컫는 중세 암흑시대에는 반동적으로 과학이 무시되고 의학도 퇴보하였는데, 특히 정신질환자들은 하나님의 저주받은 또는 귀신들린 자로 낙인찍혀, 치료방법이 점차 잔혹하고 형벌적인 것으로 변하였다. 이런 현상은 서양의 경우 르네상스 시대에도 계속되어, 마녀를 처단하는 고문과 처형의 상세한 방법까지 기록된 마녀재판에 관한 지침서로 결정판격인 Malleus Maleficarum(The witches' Hammer: 마녀의 몽둥이)이란 책이 도미니카 수도회의 승려에 의해 출판되기까지 하였다. 이후 서구에서는 근대 의학의 발전에 따라 현재는

---

　* 이 글은 《한상익(1989, 12월),(1990, 봄): 한국의 정신질환과 성직자의 기능 1, 2》, 《한상익(2014): 구약성서 '스가랴'서의 환상에 대한 분석심리학적 연구, 심성연구, 29(1)》에서 발췌한 부분과 《한상익(2017): 진료현장에서 만나는 종교, 대한신경정신의학회 춘계학술대회, 심포지엄14》에서 발표한 내용을 수정 보완 및 추가하여 2017년 7월 8일 《정신의학과 종교》를 주제로 한 필자의 정년퇴임기념 심포지엄에서 발표한 것임.

정신질환에 대한 질병관과 치료에 대한 태도가 거의 문제가 되지 않지만 한국에서는 아직까지도 일부 기독교인과 일반인의 의식에 전근대적인 부적절한 질병관이 존재하여 많은 정신질환의 예방과 진료에 문제를 일으키곤 하는 실정이다.

전통적으로 한국인의 질병관은 샤머니즘과 한의학의 영향으로 초자연적인 것과 음양오행설에 따른 것이 주된 것이며, 기독교의 영향으로 죄로 인한 징벌설과 마귀론적 설명이 덧붙여져 있다.[1] 자연과학에 바탕을 둔 서양의학이 들어온 지 100년이 넘은 지금에도 일반인들의 사고방식의 근저에는 아직까지도 전통적인 질병관이 자리 잡고 있는데, 특히 정신질환의 경우 더욱 그러하다. 샤머니즘의 경우는 정신질환뿐만 아니라 모든 질환의 원인을 외부의 초자연적 세계에서 들어오는 것으로 외계에 투사하는 문화체계인 반면에, 한의학의 경우에는 마음의 문제나 정신질환까지도 신체기관의 부조화에 투사하는 문화체계이다.[2][3] 샤머니즘의 질병관은 초자연적인 것이다. 한국의 기독교인들의 질병관 중에는 그것이 하나님의 뜻이라 하건 마귀의 짓이라 하건 간에 초자연적인 부분이 많다. 그러므로 일부 기독교인의 질병관은 샤머니즘의 질병관과 같다고 할 수 있다. 이러한 전통적인 질병관들에는 질병의 원인이 인간 자체(신체적, 정신적 기능을 모두 포함한)나 환경, 또는 그 양쪽이 상호작용하는 과정에서 어떤 원인이 생기고 병이 진행된다는 자연과학적 질병관이 부재하다는 점이 공통점이다. 그런데 정신질환자들에 대해서 보통 일반국민들 중 교육수준이 낮은 비기독교인들은

1) 김광일(1982), "기독교 주변의 치병 현황", 정신의학보, Vol.6, No.2, pp.39-42.
2) 김광일(1972), "한국 샤머니즘의 정신분석학적 고찰, 신경정신의학, Vol.11, No.2, pp.121-129.
3) 김광일(1979), "한국에서의 정신질환에 대한 태도와 인식도, 대한의학협회지, Vol.17, No.3, pp.31-34.

아직까지도 불쌍하고 측은하게 여기고 가급적 가정 안에서 돌보아주려는 경향이 강한데, 오히려 교육수준이 높은 사람들이나 기독교인들이 그런 인도적인 경향이 낮아서 정신질환자를 무섭고 두렵고 혐오스러운 존재로 대하고, 정신병원에 입원시키는 것을 다른 일반인보다 선호하는데 이것은 환자를 위한 치료적 측면에서가 아니라 사회에서 격리시켜 자신들의 생활에 지장을 받지 않으려는 의도에서라는 것이 우리나라에서 나온 연구의 결과이다.

지금까지 언급한 내용은 현실 판단능력이 없는 심한 정신질환, 소위 '정신이상'이라고들 말하는 정신증(병)에 대한 것인데 경한 정신질환이라고 생각하는 신경증에 있어서도 문제가 있다. 신경증 환자들은 대개 불안과 우울이 주증상인데 실제 임상에서는 이 두 가지 증상을 같이 갖고 있는 경우가 많으며, 어느 쪽이 주 증상인지 구별하기가 어렵다. V.E. Frankl은 한 연구결과를 인용하여 유럽의 대학생 중 25%가 실존적 욕구불만과 실존적 공허가 있었다고 한다.[4] 그런데 공허와 권태, 그리고 이에 이어지는 불안 증상이 실존적 차원에서 나온 것이냐 아니면 정신병리적인 것이냐 또는 그 두 가지 원인 중에서 어느 쪽이 더 주가 되는 것이냐를 구별할 필요가 있을 것이다. 종교적 차원에서 실존적 불안을 느끼는 사람은 그것을 종교적으로 극복시켜야 할 것이고, 병리적 불안이 있는 환자는 정신과 의사의 진료가 필요하겠지만 문제는 그 두 가지 불안이 같이 있을 수도 있고 주로 한 가지 상황만 있을 수 있는데 성직자와 정신과 의사가 그 두 가지 상황에 대해 구별을 어떻게 할 것인가, 어느 쪽이 먼저 개입할 것인가 하는 문제가 있을 수 있다.

결국 지금까지 언급한 대로 세계관 또는 질병관이 문제가 되는

---

4) Frankl, V. E(1998), 《그래도 나는 삶이 의미 있는 것이라고 생각한다》, 열린사회, 서울, p.175.

정신증과 증상의 구별이 문제기 되는 신경증의 문제를 다루려면, 정신
질환과 신앙적 문제에 대한 상호간의 이해와 대화 가능한 공통분모가
있어야 할 것으로 생각된다.

이와 관련하여 임상 정신의학적으로 진료 현장에서 만나는 종교
의 문제, 질병관과 치료에 대한 태도와 관련된 사회정신의학(문화인류
학)적 연구, 종교 특히 기독교에 대한 분석심리학적 이해에 대해 간략
히 소개하면서 정신의학과 종교에 대한 작은 이해와 소통의 시도를 해
보고자 한다.

2. 소주제들에 대한 소개

(1) 임상 정신의학적 주제

첫 번째 임상정신의학적인 주제로는 진료 현장에서 접하는 문제
들은 정신병리와 증상형성과 관련된 것이 있을 수 있다. 이 상황에 대
해 잘 이해하고 접근하기 위해서는 우선 정신병리학적 지식과 경험이
필요하다. 두 번째로는 종교 유무나 종파에 따른 문제로 처음부터 환
자－의사 관계에 형성과 관련된 문제가 나올 수 있는데 이에 대해서는
의사가 먼저 환자나 가족들이 태도에 대하 얼마만큼 수용하고 이해를
하여 상호간의 신뢰를 구축하고 필요하면 적절한 교육을 통한 태도변
화를 도모할 수 있겠는가 하는 진지한 고려가 필요할 것 같다. 세 번째
로 죽음을 앞두고 있는 환자들에 대한 전인 치료적 접근에서 필요한
임종학, 정신종양학, 호스피스(Hospice)와 관련된 분야가 있다. 마지막
으로 정신과 의사 자신의 종교에 대한 태도와 활동의 정도에 대한 문
제가 있다. 의사 자신의 종교 유무와 활동의 정도는 당연히 진료 상황
에서 의식적, 무의식적 영향을 미칠 수 있다. 종교에 대해 철저한 중립
성을 강조하는 태도에서부터 적극적인 태도까지 다양한 이론과 실제가

있을 수 있는데 보다 면밀한 검토가 필요한 부분일 것 같다.

(2) 사회정신의학(문화인류학적) 주제

사회정신의학(문화인류학)적으로 종교, 지역, 신분 등 사회문화적 요인에 따라 정신질환에 대한 질병관과 치료에 대한 태도가 다른 것에 대한 연구와 대책이 중요한 주제가 될 수 있다. 사회문화적 요인에 따른 편견, 선입관, 그에 따른 진료, 예방, 재활 차원에서 일어나는 문제들을 적극적으로 해소할 수 있는 대책이 필요하다. 그리고 종교 유무, 종파 차이에 따른 치료관계 형성과, 의료기관 선택, 진료 유지 등 여러 가지 문제들이 야기될 수 있으며 이에 대한 대안도 진지하게 검토해야 할 주제들이다.

(3) 귀신들림: 정신의학과 종교의 경계

소위 귀신들림 현상에 대한 이해와 해결방안에 대한 것은 정신의학과 종교 간에 첨예한 관점의 차이가 있는 문제이다. 역사적으로 오래전부터 심각한 갈등이 있어 왔으나 최근 점차 양측의 상호 이해와 소통, 협력의 노력이 눈에 띄게 많아지고 있지만 여전히 소통 불능의 대상도 있는 것이 현실이다. 이에 대해 귀신 현상에 대한 종교적 관점과 정신의학적 관점 사이에서 좀 더 면밀하고 깊이 있는 이해와 소통의 노력이 필요하고 나아가서는 통합적 이해를 도모할 수 있는지도 검토할 필요가 있을 것으로 생각된다.

(4) 심층심리학적 접근

귀신들림 현상뿐만 아니라 일반적인 종교현상에 대해서 심층심리학적인 이해와 설명이 있어 왔다. 심층심리학 중 분석심리학적 입장에서는 비합리적 종교현상에 대해 그 현상 자체에 대해 현상학적 바탕에

시 시실직 **이해를 통해** 인간은 본길직으로 "Homo Religiosus"리고 힐 수 있는 존재로 본다. 반면 정신분석학의 입장에서는 합리주의적 판단을 근거로 비합리적 종교현상에 대한 비판적 **판단**을 통하여 종교, 특히 유일신 종교인 유태－기독교 비판을 통해 무신론적 입장으로 취하나 정신분석 초기부터 프로이트와 교류하면서 정신분석을 목회상담에 적극 도입한 스위스의 목사이자 신학자인 오스카 피스터(Oscar Pfister)는 정신분석 초기부터 유신론적 관점을 유지하기도 한다.5) 이 글에서는 분석심리학적 입장에서 종교를 이해하고 그 관점에서 보는 종교에 대한 간략히 설명하고자 한다.

3. 임상 정신의학적 주제 : "진료현장에서 만나는 종교"

진료현장에서 환자를 볼 때 정신과적 면담을 시작하게 되면 먼저 인적 사항을 확인하는데 대개 이름, 나이, 싱별, 결혼상태, 학력, 직업, **종교,** 사회경제적 수준 등의 순서로 확인하면서 기술하게 된다, 아마도 그 순서에 따라 중요성이 있다고 본다면 종교는 우선순위에서 비교적 낮은 편에 속한다고 볼 수 있다. 그러나 환자의 발병이나 증상형성, 진료 시작과 유지 등에 종교가 결정적인 요인으로 작용할 때가 적지 않다. 그런 점에서 의사의 입장에서 환자와 가족의 종교 유무와 종파 등을 확인하는 것은 매우 중요한 항목으로 생각해야 한다.

종교적 배경이 발병과 증상형성에 결정적인 요인이 될 수도 있다. 종교적 배경이 중요한 요인이 되어 자신의 종교적 배경이 부끄러워 얼굴을 보이지 않으려고 긴 생머리를 뒤에서 앞으로 내려뜨려 얼굴을 가리는 증상을 보인다든지, 깊은 신앙심으로 인해 식사 시 숟가락을 입

---

5) 안석(2010), 정신분석과 기독교상담, 인간희극, 서울, pp.94－105.

에까지 대었다가 다시 내리는 동작을 반복적으로 하여 다른 환자들이 식사를 다 할 때까지 한 숟가락도 입에 넣지 못하고 결국 식사를 못하는 증상을 보일 수도 있다.

의사의 종교 유무와 종파가 병의원이나 주치의를 결정하는 데 영향을 주기도 한다. 환자나 가족들 중 일부는 자신들과 종교적 배경이 다른 의료진은 자신의 상태를 이해하지 못한다고 생각하거나 의사를 신뢰하지 못하는 경우가 있다. 무종교인 의사에게 갔다가 종교를 확인하고 진료를 받지 않겠다고 하는 경우도 있을 수 있고, 다른 종교나 종파인 경우에는 굳이 같은 종교, 종파의 의료진에게 진료를 받는 경우가 흔히 있을 수 있다. 의료진의 종교적 배경이 진료와 아무 상관이 없다고 아무리 설명해도 잘 수용이 안 되는 경우가 많고, 결국 의료진을 바꾸어 달라거나 다른 의료기관으로 가는 경우도 많다. 경우에 따라 환자나 가족의 요구, 또는 의료진의 판단으로 의료진을 바꾸는 과정에 의사와 환자 사이, 의사와 의사 사이에 부정적인 감정적 문제들이 생길 수도 있어 결과적으로 환자 진료에 부정적인 영향을 주는 경우도 있을 수 있다.

환자와 가족들이 정신질환의 질병관과 치료에 대한 태도와 관련되어 의사에게 여러 가지 무리한 종교적 활동이나 행사에 참여하게 해 달라는 요구를 할 수도 있다. 입원한지 1주도 안 되는 초발 조현병 환자 가족이 아무런 이유를 말하지도 않고 무조건 외출을 요구하고 허락하지 않으면 퇴원하겠다고 하는데 나중에 알고 보니 굿을 하고 오기 위한 것일 수도 있고, 기도원, 수용소 등으로 통칭되는 곳에 불법적으로 감금되어 소위 신앙치료의 하나인 안찰을 받고 몸에 엄청난 피멍이 들고 늑골이 골절이 되어 거의 죽을 지경이 되어 병원에 오는 경우도 있을 수 있다. 이런 경우 환자의 진료 과정에서 어떤 대응을 하고 어느 정도까지 종교적 활동이나 신앙치료를 허용할 것인지 임상적으로 판단

아는 깃이 쉽지 않을 수 있다.

정신과 의사 자신의 종교 유무에 따라 진료의 수준이나 종교적 행동을 어느 정도 수준에서, 어떻게 할 수 있는가에 대한 문제가 있을 수 있다. 어느 교도소에 근무하는 기독교인 의사가 사형수를 진료할 때 딜레마에 빠질 수 있다. 사형수가 불면과 불안, 우울 등을 호소하면 당연히 정신약물을 처방하여 증상을 조절할 수 있다. 그런데 정신과 의사로서 언제 사형이 집행될지 모르는 사형수 환자를 진료하면서 약물 처방 이외에 어떤 치료를 할 수 있을까 고민할 수 있다. 한 정신과 의사가 그런 상황에서 진료 시 종교적으로 중립을 지키는 것이 교과서적 지침이라고 하더라도 다른 태도를 취할 수도 있을 것이다. 물론 교도소에는 여러 종파의 성직자들이 있어 죄수들의 종교적 문제나 요구에 따라 다양한 도움을 주기도 하지만 정신과 의사 자신도 자신의 종교적 관점과 태도를 바탕으로 다양한 수준에서 정신 치료적 접근, 또는 직접적인 종교적 대화를 할 수도 있을 것이다.

요즘 많은 암 환자와 그 가족을 대하는 정신과 의사들은 임종학 (Thanatology)과 정신종양학(Psycho–Oncology), 호스피스 등의 분야에서 팀의 구성원으로 또는 독자적으로 역할을 하게 되는데 이 경우에도 정신과 의사 자신의 종교 유무와 종교에 대한 태도에 따라 할 수 있는 역할과 그 내용이 달라질 수 있을 것이다. 흔히 의사들은 죽어가는 환자들에게서 점점 멀리 가려는 무의식적 동기가 있을 수 있다고 하는데 이런 분야에서 역할을 하는 경우 더 적극적으로 다가가야 하는 어려움이 있을 수 있고, 의사 자신의 정신건강을 잘 유지하는 것까지 포함하여 의사의 종교 유무와 죽음에 대한 태도는 매우 중요한 주제가 될 수 있을 것이다.

정신과 의사들이 병의원을 떠나서 종교 활동을 포함한 일반 사회 활동을 하는 중에 성직자, 평신도들과의 관계에서 정신의학과 종교에 대한 주제에 대해 대화를 하게 되는 경우가 자주 있다. 정신과 의사와 성직자의 역할의 차이, 신도들이 언행들에 대한 정신의학적 평가, 방언, 입신, 귀신들림 같은 종교적 신비체험에 대한 견해 등 매우 다양한 주제들이 거론되는데 이때도 정신과 의사의 종교 유무, 종파, 종교적 태도 등이 중요한 바탕이 되는데 문제를 일으킬 수도 있고 좋은 교육이나 이해와 소통이 과정이 될 수도 있다.

4. 사회정신의학(문화인류학적) 주제

정신과 의사의 관점에서 일반인 또는 종교인들과 사이에서 자주 논의가 되는 중요한 주제 중의 하나가 "정신질환에 대한 개념과 치료에 대한 태도"에 관한 것이다. 정신의학 분야에서 이 분야에 대한 연구들이 1960년대 초부터 시작되어 1970~1980년대에 괄목할 만한 많은 연구들이 이루어지다가 1990년대 이르러 점차 감소되어 현재는 중요한 연구 주제로 관심을 받고 있지 못한 형편이다. 정신의학과 종교, 또는 신학과의 대화가 1981년 대한신경정신의학회 학술대회에서 '정신질환 치료와 기독교에 대한 패널토의'라는 주제로 처음 시도되었다.6) 기독교계에서는 1982년 방언, 입신, 귀신들림, 치병과 신유 등 신비 체험 현상도 자주 일어나는 소위 심령 부흥회를 토대로 하는 개신교의 성령운동에 대해 '한국교회의 성령운동의 현상과 구조'라는 주제로 기독교계 자체의 신학 모임도 있었다.7)

정신의학과 기독교의 본격적인 대화와 소통은 1987년부터 기독교

---

6) 유경재·문희상 등(1981), 대한신경정신의학회, "정신질환치료와 기독교"에 관한 패널 토의, 정신의학보, 5: 250-266.

7) 크리스챤 아카데미(1982), 《한국 교회 성령운동의 현상과 구조》, 대화출판사, 서울.

인 정신과의사들을 중심으로 기독상담 정신의학연구회를 시작하여 월
례 집담회를 중심으로 정신질환에 대해 정신의학과 기독교의 대화를 1
년간 적극적으로 이루어지기 시작하였고[8] 이후 현재까지 대한기독정
신과의사회로 그 맥이 이어지고 있으며, 1991년 기독의사회에서 '정신
질환(병)과 귀신(사귀)들림'이라는 주제로 신학자와 정신과 의사가 발표
하기도 하였다.[9] 이 시기를 전후로 기독교인 정신과 의사들이 개별적
으로 연구나 저서, 사회활동 등을 통해 정신질환에 대한 정신의학과
기독교 간의 상호 이해와 소통을 시도하였고, 기독교계에서는 소수의
전문가들로 시작한 실천신학의 기독교상담 전공자들이 1990년대부터
"정신질환과 귀신들림"이라는 주제를 비롯한 다양한 주제로 기독교 상
담과 정신의학적 측면의 대화와 통합을 시도하는 많은 연구들이 이루
어지고 있다.[10]

1960년대 초부터 1990년대까지 정신의학에서 이 분야의 연구가
많이 이루어진 것은 당시 교회성장을 주도한 성령부흥회와 같은 성령
운동이 신비체험과 관련되어 발생한 정신병리적 현상이 정신의학적으
로 문제가 될 수 있는 사례가 많았고, 문화정신의학적으로 한국의 샤
머니즘과의 관계에 대한 정신의학적 관심도 높았던 것이 주요인이 되
었을 수 있다. 이후 정신의학과 기독교 양측에서 서로 대화의 필요성
을 느껴 대화와 이해의 모임이 이어지고, 1990년대 이후 성령운동, 부
흥회 위주의 급격한 성장에서 좀 더 안정적인 성장을 하게 되면서 개
인적 차원의 기독교상담의 요구가 커지고 교회적 차원에서 정신질환에

---

8) 기독상담·정신의학연구회(1990년 6월-1991년 5월), "진단과 치유", 목회와 신
   학, 두란노서원, 서울.
9) 이기춘·이무석(1991), 제6차 한국기독의사회 총회 및 연차 세미나 주제 발표.
10) 안석(2011), "귀신들림인가 정신장애인가? 목회적 돌봄의 대상으로서 귀신들림 현
   상에 대한 고찰", 신학과 논단, 3집, pp.121-150.

대한 지식과 경험이 요구되면서 기독교상담의 입장에서 정신의학과 통합적인 이해와 연구의 필요성이 증대된 것으로 생각할 수 있을 것 같다. 정신의학의 입장에서 볼 때 연구가 많이 이루어진 1990년대 이후 많은 시간이 흐른 현시점에서 시대의 변화에 따른 인식의 변화 유무와 정도에 대한 연구와 정신의학과 기독교간의 실제적인 통합적 접근을 위한 근거와 방법론을 모색하기 위한 연구가 적극적으로 시도해야 할 시점이 온 것 같다.

정신질환의 조기 발견과 조기 치료를 위해서는 지역 사회 주민의 의식구조를 조사해서 의식의 변화를 유도해야하기 때문에 정신질환에 대한 질병관과 치료에 대한 태도는 매우 중요한 주제이다. 한국 사람들이 갖고 있는 정신질환의 개념과 태도는 대개 세 가지가 있는데, 첫째는 '심리학적 인도주의'요, 둘째는 '적대적 거부', 셋째는 '전통적 인도주의'이다.11) 심리학적 인도주의적 개념을 갖고 있는 사람들은 정신질환이 환경이나 마음의 고통 때문에 생긴다는 심리적 개념을 갖고 있으며, 그 치료도 심리적인 방법으로 신앙치료나 생활개선, 생활지도를 생각한다. '적대적 거부'의 개념을 갖고 있는 사람들은 정신질환자들을 경원시하고 두려워하며 이해할 수 없는 불치의 병이라고 생각하여 치료는 조용한 곳이나 병원에 격리 수용하여야 한다고 생각한다. '전통적 인도주의'적 개념을 갖고 있는 사람은 정신질환의 원인을 심리적·환경적 요인에서 찾으며 치료를 낙관적으로 보고 정신병원에서의 치료가 가장 좋다고 생각하지만 원시적 치료도 강조한다. 그리고 이런 태도를 가진 사람들이 정신질환자에 대해 친근감을 갖고 있는 사람들이 가장

---

11) 박용천·김광일(1983), "정신병에 대한 지역 사회 지도자들의 태도 조사", 신경정신의학, Vol.22, No.2, pp.218-232.

많다. 일반적으로는 대개 두 가지 이상의 개념을 같이 갖고 있어 정신질환의 개념이 아직 제대로 분화되어 있지 않은 혼란된 상태이다. 같은 사람이 여러 가지 상황적 요인에 따라 어떤 한 가지의 입장에서 다른 쪽으로 바뀔 수 있다는 이야기다. 대개 학력이 높거나 연령이 어릴수록 정신질환에 대한 인식이 높으며 긍정적이다.[12]

그런데 기독교인들이 타종교를 갖고 있는 사람들보다 정신질환자를 보는 눈이 더 두렵고, 난폭하고, 이해할 수 없고, 추하다고 보는, 매우 부정적인 태도를 갖고 있다는 사실은 매우 특이한 현상이다.[13][14] 그러나 같은 기독교인이라도 연령이 높고 교육수준이 낮을수록 그 정도가 심하고, 연령이 낮고 교육수준이 높은 기독교인은 정신질환을 정신적 갈등으로 받아들이는 태도였다. 타 종교인 중 연령이 높은 사람들이 정신질환자들을 동정적 태도로 보았는데, 이는 전통적인 인도주의적 의식이 남아 있는 증거라고 볼 수 있겠다. 앞서 언급한 대로 최근에 정신질환에 대한 태도가 심리적 인도주의적인 것으로 많이 바뀐 것으로 나오지만, 대개 '놀라서', '충격 받아서' 같은 피상적인 차원에서 말하는 원인을 심리적 개념으로 생각해서 그렇게 분류하게 된다. 그러나 그런 분류는 현대정신의학에서 중요시하는 무의식적 요소가 포함된 것이 아니라, 단순한 감정적 상처나 충격으로 보아 오히려 '정신이 나간' 탈혼(奪魂, Seelenraub)의 개념으로, 사실은 초자연적인 원시적 개념에 더 가깝다고 볼 수 있다.[15] 그렇기 때문에 치료에 대한 개념도 내

12) 김광일·원호택·장환일·김현수(1974), "정신질환에 대한 서울인의 견해조사(I)", 대한의학협회지, Vol.17, No.12, pp.75-83.
13) 박용천·김광일(1983), "정신병에 대한 지역 사회 지도자들의 태도 조사", 신경정신의학, Vol.22, No.2, pp.218-232.
14) 이무석(1980), "도서 주민의 정신질환에 대한 태도", 전남의대잡지. Vol.17, No.2, pp.417-427.
15) 안동현·이부영(1986), "지역사회 지도자들의 정신질환에 대한 반응", 서울의대

적 갈등이나 성격적 원인과 같은 병인론(病因論)이 아닌 단순히 '심리적 색채'를 띤 개념으로 바꾸어 정신질환의 치료에 별 도움이 안 된다. 이와 같은 견해는 기독교 교역자들의 정신질환에 대한 태도를 조사한 연구에서 극명하게 나타난다.[16] 장로교, 감리교, 침례교, 성결교, 하나님의 성회(순복음)의 목사 각 100명씩과 천주교회 신부 100명을 대상으로 설문조사를 한 연구에서 우선 눈에 띄는 것은 개신교 중에서 유독 하나님의 성회에 속한 목사들은 설문에 단 4명만이 회답을 해왔다(개신교 전체 회답률은 20.6%, 천주교는 28%였다). 회답률이 전반적으로 저조한 이유는 아마도 이런 조사가 교역자들의 자존심을 건드렸을지도 모른다는 것과 신앙 치료 현황이 공개되는 것을 꺼리는 경향 때문이 아닌가 추측되는데, 신앙치료를 많이 한다고 비난을 받는 하나님의 성회에 속한 목사들 중에서 4%만이 응답을 보낸 사실에서 어느 정도 알 수 있을 것 같다. 이 조사에서 정신질환에 대한 지식을 얻은 경로를 보면, 목사들은 성경에서, 신부들은 매스컴과 정신과 강의를 통하여 얻었다. 부흥회나 성령 세미나에서 정신질환이 생긴 것을 본 경우는 양측이 모두 많았으나(약 70%), 거기서 생긴 정신질환의 원인에 대하여 목사들은 악령을 중요시하고(86.4%), 신부들은 악령과 무관한 것으로 생각하며 치료를 정신과 의사에게 맡기겠다는 태도(67.9%)를 보이고 있다. 목사들은 정신질환의 원인에 대해 초자연적인 개념과 현대 정신의학적인 개념을 비슷하게 갖고 있었는데, 신부들은 대부분이 현대 의학적인 개념만을 가지고 있었다. 목사들의 초자연적인 개념은 대부분이 '마귀의 역사'를 중요시하였고(80.6%), 그 외 '하나님이 주시는 시련',

정신의학, Vol.1, No.4, pp.281-193.

16) 손진욱·이부영(1983), "기독교 교역자들의 정신병관 및 치료 개념", 신경정신의학. Vol.22, No.1, pp.57-66.

'죄의 벗', 그리고 일부(3.9%)는 '하나님의 저주'라고 생각하는 경우도 있었다. 현대 의학적인 개념인 '유전', '뇌의 이상', '심리적 갈등이나 정신적인 충격'의 항목에서는 신부들이 월등하게 많이 지적하고 있었다. 치료에서도 목사들은 신앙 치료와 현대 의학적인 치료를 비슷하게 중요하다고 보고 있으나, 신부들은 현대 의학적 치료를 훨씬 중요하게 보았다. 목사들의 신앙치료에는 신앙생활(64.1%)이 가장 많았고 그 외 안수, 안찰, 금식, 신유집회 그리고 소수(3.9%)에서 축사법(逐邪法)도 있었다. 신유은사를 갖고 있는 경우도 목사는 78.6%, 신부는 7.1%로 비교가 되지 않았다. 신앙 치료가 성행하는 이유에 있어서 목사들은 '의학적인 치료보다 효과가 좋기 때문'이라는 것이 가장 많았고(25.2%), 신부들은 '교회가 신앙치료를 교세 확장의 수단으로 삼기 때문'이라고 보았으며, 목사들은 대부분이 기독교적 신앙치료가 성령 운동의 중요한 부분이라고 생각하는 반면에, 신부들은 성령 운동의 본질과는 거리가 멀다고 부정적인 견해를 보인다. 이 조사에 회답한 목사들의 정신병관과 치료 개념은 신앙치료와 관련되어 하나님이나 마귀의 저주론과 징벌론을 토대로 하는 조용기 목사류의 견해와 샤마니즘과 습합된 김기동 목사류의 견해에 현대 의학적인 개념이 혼합된 것으로 볼 수 있다. 무엇이 이처럼 목사와 신부 간에 의식의 차이를 보이게 하는가? 이 조사의 연구자들은 앞서 지적한 대로 정신질환에 대한 지식의 습득 방법과 교세 확장과 관계가 있을 것으로 생각한다. 수없이 배출되는 목사들은 신자의 수와 자신의 모든 것이 무관할 수는 없을 것이며, 엄격한 통제 하에서 잠시 동안 본당을 맡고 있는 신부들의 입장과는 다를 것이라는 것이고, 천주교가 교리와 의식을 중요시하는 점도 중요한 차이가 될 수 있다는 것이다. 개신교 평신도들의 신앙치료에 대한 태도도 부산의 기독 청년을 대상으로 한 조사를 보면 목사들의 그것과 거의 비슷하다. 비교적 젊고(평균 25세) 학력이 높았지만(고졸 이상 98%),

역시 신앙 치료가 초자연적이라는 것(72.9%)이 심리적이라는 것(49.8%)
보다 높았으며, 그 경향은 나이가 많고 교회 내 직분이 있을수록 높았
다. 그런데 정신질환의 원인에 대해서는 목사들과 달리 심리적인 또는
생물학적인 원인이라는 개념을 가진 사람들이 더 많았다. 이런 모순은
정신질환에 대한 개념이 젊고 학력이 높을수록 지적인 면에서는 합리
적이면서도 치료 개념은 신앙의 영향을 받아 여전히 초자연적인 태도
를 갖고 있는 것으로도 보인다. 정신질환에 대한 개념과 태도는 교육
수준과 별 관계가 없으며, 심지어 일반 의사들도 정신질환에 대한 이
해는 잘하고 있으나, 그 치료나 환자에 대한 태도는 비판적이고 부정
적이다. 이런 점은 구미에서도 마찬가지로서 정신질환의 심리적 원인
이나 인도주의적인 태도만을 추상적으로 강조하는 교육이 별 효과가
없다는 것을 알려주는 결과이다.[17]

그러나 10년 이상 경과 후 조사한 1990년대 후반의 연구에서 같
은 개신교 교역자라고 하더라도 병원 교역자와 교회 교역자들의 정신
질환에 대한 인식에 차이가 있어 병원 종교행사에서 정신질환이 발생
한 경우 원인이 악령과 관계가 있다고 하는 경우가 교회 교역자 90%,
정신과 없는 병원 교역자 82.9%, 정신과 있는 병원 교역자 56.6%로 차
이가 있고, 귀신들림과 일반질환은 구별 가능한지의 여부도 교회 교역
자 85.0%, 정신과 없는 병원 교역자 80.0%, 정신과 있는 병원 교역자
69.8%로 차이가 있는 결과는 세대가 바뀌면서 경험과 교육이 되는 것
에 따라 인식의 변화가 있을 수 있다는 고무적인 결과이기도 하다.[18]

불교(동양종교), 천주교(서양종교), 원불교(자생종교) 등 비기독교 성

---

17) 안동현·이부영(1986), "지역사회 지도자들의 정신질환에 대한 반응", 서울의대
   정신의학, Vol.1, No.4, pp.193-281.
18) 강두현·정용균(1997), "병원 개신교 교역자들과 교회 교역자들의 정신질환에 대
   한 인식 비교, 신경정신의학. Vol.36, No.7, pp.1041-1054.

직자들의 정신질환과 정신건강 지식 정보 획득 방법은 불교, 원불교, 천주교 순으로 개인적 경험, 대중매체 순으로 얻고, 강연과 학교를 통해서는 천주교, 원불교, 불교의 순이었다. 치료방법에서 불교는 신앙치료, 자가치료, 병의원의 순으로, 천주교, 원불교는 병의원, 신앙치료, 자가 치료 순으로 선호하였고, 서양의학에 대한 선호도는 천주교, 원불교, 불교의 순으로 선호하였는데 종교적 배경에 따른 치료방법과 서양의학의 선호도 차이와 인식의 차이가 어느 경로로 어떤 정보를 얻었는지가 태도에 영향을 미치고 있음을 알 수 있다.[19]

그런 점에서 더욱 중요한 것은 이러한 부정적인 태도와 의식을 갖고 있는 사람들에게 정신질환에 대한 보다 구체적인 지식과 현실적인 치료 방향과 관리대책을 제시하면서 적극적인 계몽을 해야 된다는 것이다. 또 한 가지 간과해서는 안 될 것은, 기독교인의 경우 그들의 잘못된 질병관이 정신질환에 대한 교육이나 계몽이 부족해서라기보다 소위 '기독교 신앙치료'가 가능하다고 믿는 기독교계 전반의 의식구조와 그것을 선도하는 일부 성직자와 평신도들의 의식이 문제가 된다는 것이다.[20] 기독교 신앙치료를 '기독교의 이름아래 의학적 방법에 의하지 아니하고 전적으로 소위 종교적 방법으로 병을 고치는 것'으로 정의하고 그런 의식을 갖고 실제 치료 행위를 하는 사람들을 조사해 본 결과, 그들은 대개 '범죄론', '마귀 혹은 귀신론', '저주론', '축복론' 등의 질병관을 가지고 있었다.[21] 그러나 그 개념들이 '아담이 죄를 지은 까닭에 하나님이 저주를 해서 마귀 혹은 귀신에게 인간을 내 주어 병이

19) 이부영·이나미(1988), "종교인의 정신질환에 관한 견해와 반응", 신경정신의학. Vol.27, No.2, pp.333-345.
20) 이정희·이부영(1983), "기독교 신앙 치료의 심리학적 고찰-증례추적조사를 중심으로", 신경정신의학. Vol.12, No.1, pp.67-80.
21) 김광일(1982), "기독교 주변의 치병 현황", 정신의학보, Vol.6, No.2, pp.39-42.

생긴다'는 식으로 두세 가지 이상의 개념들이 혼합되어 있는 경우가 대부분이다. 그러나 결국 귀신 혹은 마귀가 몸속에 들어와 병을 일으킨다는 '귀신론'이 주축을 이룬다.

그런데 귀신(鬼神)이 병을 일으킨다는 생각은 기독교 본래의 것이라기보다 샤머니즘(shamanism) 또는 애니미즘(animism)적 사고방식이고, 이것은 기독교가 시작되기 이전 인류의 시초부터 있었던 것 현상일 것이다.

서양에서도 고대부터 현재까지 귀신이 억울하게 죽은 사람이나 조상의 혼백이라는 동양의 귀신과 유사한 개념으로 Ghost, Phantom(유령, 귀신, the soul or spirit of the dead person or animal)이라는 개념이 있지만 시대에 따라 원시 종교적 영향과 기독교의 흥망에 따라 몇 차례 변화가 있기도 하였다. 고대 서양에서는 초자연적 현상(귀신들림, 신의 저주, 별자리 영향, 다른 사람의 저주, 죽은 사람의 영혼에 사로잡힘)에 의해 귀신들림이 들려 정신질환이 생긴 것으로 생각을 하였고, 그리스 시대에 이르러 BC 4세기 경 히포크라테스의 4체액설 등 의학적 이해가 시작되었지만 중세 암흑시대에 귀신들림에 대해 반지성주의(예: Malleus Maleficarum, hammer of witch)적인 악마(마녀, 마법사), 마녀사냥으로 많은 정신질환자들이 희생되었다. 이후 르네상스 시대에 이르러 J. Weyer(515-1576)의 선구적인 활동으로 정신질환자들을 돌봄의 대상으로 보기 시작한 후 근대에 이르러 필립 피넬(Philippe Pinel, 1745-1826, 신학, 철학, 의학), 장 마르틴 샤르코(Jean Martin Charcot, 1825-1893) 등의 혁신적 운동과 연구로 수용, 이해, 돌봄의 대상이 되었다.

귀신들림에 대한 기독교적 이해를 위해 신, 구약 성경에 나타난 사탄, 마귀, 귀신 등에 대한 내용을 간략히 살펴보면 사탄(Satan)은 대적자, 비방자, 유혹자, 마귀(Devil)는 훼방자, 중상자(中傷者)의 뜻인데, 보통 타락한 천사가 사탄, 마귀, 또는 악마가 되었다고 믿는다(악마의

다른 이름들: 벨리알, 비이세불, 이블루은, 뱀, 용, 익힌 자, 원수, 공중권세 잡은 자, 이 세상의 임금, 귀신의 왕, 거짓말쟁이, 시험하는 자, 참소하는 자, 대적 마귀, 무저갱의 천사, 아바돈, 아폴론). 귀신(demon)은 사탄/마귀의 부하로서 악령, 이방신, 더러운 영, 악한 영, 벙어리 영, 말 못하는 영, 점치는 영, 더러운 귀신(우리말: 귀신, 악령, 악귀, 잡귀, 잡신, 유령, 혼령, 망령 등) 등으로 불리는 존재로서 이름의 다양한 이름의 뜻으로 그 유래와 역할을 짐작할 수 있다.

원래 동양사상에서 神이란 애니미즘(物活論) 입장에서 나온 말로, 모든 물(物)을 활(活)하게 하는 힘을 뜻하고, 귀(鬼)란 신(神)이 각각의 물(物)에 구체화된 것을 뜻해서, '귀신(鬼神)' 하면 우주의 신성(cosmic divinity)을 의미했다고 한다. 이 귀신을 있는 곳에 따라 분류하면 천귀(天鬼), 지귀(地鬼), 인귀(人鬼)가 있다. 인귀는 다시 죽어서 하늘로 올라가는 혼(魂)과 땅으로 돌아가는 백(魄)이 있는데, 인간의 혼백(魂魄) 중 혼(魂)은 하늘로 올라가 퍼지는 신(神→펴질 신伸)이며 백(魄)은 땅으로 돌아가는 귀(鬼→돌아갈 귀歸)에 해당하는 말이고, 우리말로는 넋이 신이요, 얼이 귀의 뜻이라고 한다. 이런 뜻의 귀신에는 물론 우리를 돌보는 조상귀신도 있고 인간을 못 살게 구는 원귀 귀신도 있는데, 주로 이 원귀가 기독교 신앙 치료에서 타도의 대상이 되는 것이다. 많은 기독교인이 제사상을 차려 놓고 조상신을 모시는 것을 보고 무슨 조상신이 하늘에서 내려와 제사상의 음식을 먹느냐고 사람이 죽은 후 생기는 것이라는 조상신이나 원귀를 믿는 것은 미신이라 하면서도 천사가 타락하여 되었다는 사탄이나 귀신은 믿는 것이다. 이런 모순된 이중적 의식구조가 아직도 우리의 무의식적 차원에 여전히 남아있는 것이다. 귀신의 유래와 내용은 다를지 모르나 그런 의식 구조는 샤머니즘(shamanism)의 그것과 별로 다를 바가 없으며 기독교와 샤머니즘이 융합된 그 위치에 기독교적 신앙치료가 존재한다. 샤머니즘적 의식 구조를 가진 교인들이 목사나 교회에 기대하는 것은 오로지 기복적으로 그들의 이런 기본적 요구를 채워주는 쉬운 방법도 역시 샤머니즘적일 수밖에 없다. 이름은 목사요, 전도사지만 그 역할은 무당일 수 있는 것이다.[22)23)] 물론 샤머니즘이 우리민족의 기층적인 종교적 심성이고 나름대로 긍정적인 면도 있으며, 어떤 고등종교에도 영향을 안 미치는 데가 없는 것을 감안하면, 그 엄청난 본능적인 생명력을 진정한 기독교 신앙으로 어떻게 승화시킬 수 있는지의 문제는 기독교인 모두의 과제라고 볼 수 있다.

현대의 기독교계에서 이야기하는 귀신들림 현상에 대한 이해를 몇 가지 이야기 하면 먼저 M. Sall(1982)의 설명이 있다. 그는 귀신들림(Demon Possession)의 특징을 '예수에 강한 반발, 다른 사람과 야합, 합리적, 논리적인 자기 의사 표현, 자기 자신과 예수가 누구인지를 앎, 영적인 방법으로 신속히 치유됨'으로 설명한다. 1983년에 연구 조사한 바에 따르면 한국의 교역자들이 말하는 귀신(마귀)들림의 현상은 '하나님에 대하여 저항, 정신병 증상이 있음, 의학적인 진단이나 치료가 불가능, 신앙적인 문제에서 생긴다, 눈빛이 이상하다, 마귀 흉내를 낸다, 초능력을 보인다, 자신의 정체를 드러내고, 가끔씩은 이성적인 행동을 하고, 신앙치료 하는 즉시 치유된다.'[24)] 이후 1991년의 연구에 따르면 '흥분한 상태에서 날뛰고 난폭한 행동, 혼자 중얼거림, 목사와 눈 마주치기 싫어함, 외부와 접촉 없이 혼자 지냄, 몸에서 악취, 이상한 목소리, 불면 및 식욕저하, 환시, 경련' 등 다소 다른 증상을 보고하고 있다.[25)]

---

22) 김광일(1982), "기독교 주변의 치병 현황", 정신의학보, Vol.6, No.2, pp.39-42.

23) 조두영(1985), 《임상행동과학》, 일조각, 서울, pp.408-409.

24) 손진욱·이부영(1983), "기독교 교역자들의 정신병관 및 치료 개념", 신경정신의학. Vol.22, No.1, pp.57-66.

25) 신형균·손진욱·우성일(1991), "기독교 교역자들이 주장하는 귀신들림에 대한

조현병에 대해 많은 연구를 한 미국의 S. Arieti(1974)는 환각이라는 증상을 중심으로 종교적인 환각과 조현병의 환각을 비교하여 귀신들림의 경우에는 '환청보다 환시가 많음, 대개 자비로운 아버지 상징하는 노인, 언제나 좋은 길로 인도, 자존심 높여줌, 새로운 통찰력, 사명을 줌, 성격의 붕괴나 언행의 이상을 가져오지 않음' 등으로 정리하였는데 비교적 귀신들림 현상 이후 긍정적인 변화를 일으킨 사례들로 보인다. 귀신들림에 대한 경험을 많이 했다고 알려진 미국 정신과 의사들(S. M. Peck, S. Southard)의 의견과 자신의 임상 경험을 바탕으로 두 현상의 차이를 정리한 한국 정신과 의사 최영민은

- 지속적·파괴적, 남을 희생시키는 행동, 때로 매우 미묘
- 자기가 매우 가치 있는 존재처럼 느낌, 공적인 자리에서 두드러지고, 존대 받고자 하는 집착이 강하다. 경쟁시 겉으론 교묘
- 지적으로 악하게 왜곡됨, 때론 정신병적 퇴행
- 귀신들린 자의 위풍이 폭로, 위협 받을 때 극심한 분노

등을 볼 수 있다고 한다.26)

다른 정신과 의사들 중 정신질환과 귀신들림의 공통점으로 '고립, 자해, 행동(난폭, 옷 벗기, 소리 지르기, 독백 등), 환각' 등을, 차이점으로 '초자연적 능력, 분리된 자아 정체성(인간+귀신), 치료반응(귀신들림은 급속치료가능), 성장과정, 환경(정신병은 외골수, 고독, 사랑의 결핍, 불행)' 등을 열거하거나,27) 절대적인 분별점으로 '초능력의 동반, 영적으로 사람을 알아봄(신앙적인 것들에 대해 적대적 태도), 약물에 대한 반응, 다른

정신의학적 고찰", 신경정신의학, Vol.30, No.6, pp.1063-1081.
26) 최영민(1990), "정신의학으로 본 마귀역사", 목회와 신학. 10월호, pp.60-68
27) 이무석(1993), "정신과에서 본 정신질환과 귀신들림(2)", 목회와 신학, 12월호, pp.63-68

인격체의 존재'를, 상대적인 분별점으로 '증상의 시작 속도와 회복의 속도, 증상 유무 사이의 관계, 특히 말과 사고의 영역'을 이야기하기도 한다.[28]

　분석심리학적 입장에서 무병을 연구한 한 보고에서 무병에서 귀신들림은 이상 현상으로서 허주풀이로 내쫓아야 할 상태이고, 초자연적인 것과 접촉된 장차 입무에 이르는 신표의 징조로서 신명을 받아들여 무당이 되는 전제 조건인 반면,[29] 기독교에서는 귀신들림을 도덕적 절대악이므로 반드시 물리쳐야 하는 존재로 본다는 차이가 있다고 이해한다. 분석심리학적 관점에서는 샤머니즘적 귀신들림 현상이나 기독교적 종교현상으로서 귀신현상, 그리고 정신증과 같은 정신병리학적 현상까지 모두 집단적 무의식의 신화적 요소인 원형적 체험으로 그 내용만으로 구별하기 어려울 때가 많다는 입장이다.

5. 기독교와 성서에 대한 분석심리학적 이해와 연구

"VOCATUS ATQUE NON VOCATUS, DEUS ADERIT"

"Called or not called, the god will be there."

－Delphi Oracle－

　위 격언은 원래 그리스 도시 국가 중 스파르타가 아테네와 전쟁을 치르기 전 델피 신전에 가서 신의 뜻을 구할 때 받은 신탁의 내용으로 델피신전에 쓰여 있는 말이라고 한다. 이 격언은 유럽의 르네상스 시대의 계몽주의 사상가인 에라스무스의 격언집(Erasmus's Collectaneas

---

28) 김 진(2012), 《정신병인가 귀신들림인가?》, 생명의 말씀사, 서울.
29) 이부영(2012), 《한국의 샤머니즘과 분석심리학》, 서울, 한길사, pp.65－169.

adagiorum,Erasmus's collection of Adagia)에도 실려 있다고 한다. 융은 에라스무스의 격언집에 있는 격언을 그대로 자신이 사는 집과 별장, 그리고 세상을 뜬 후 묻힌 가족묘비도 새겨 놓았다. 이 격언은 아마도 어린 시절부터 생의 마지막까지 신과 치열하게 대면한 융의 생애를 일관하는 주제라는 느낌이 든다.

그는 말년에 영국의 BBC 방송과 인터뷰 마지막에 신을 믿느냐는 질문에 대해 '나는 신을 안다(I know God)'라고 대답한 바 있다. 여기서 안다는 것은 지식 또 관념적인 차원의 앎이 아니라 인생 전반에 걸쳐 자신이 체험적으로 인식한 신에 대한 대답일 것이다.

분석심리학에서는 귀신들림과 같은 비합리적인 종교체험뿐 아니라, 삶 전체에서 일어나는 고통과 갈등 속에서 자기를 실현하는 과정 전체를 주도하는 자기원형에 자아가 깊이 있는 관조의 태도로 하나가 되어가면서 자기실현을 하는 인간이 본질적으로 종교적 존재라는 관점에서 본다. 집단적 무의식의 많은 원형들 중, 특히 자기원형이 있는 핵심적인 원형으로 보지만 자기원형뿐 아니라 귀신들림 현상도 모두 원형적 체험으로 본다는 점에서 분석심리학적으로 종교(기독교)를 어떻게 이해하는지 간략히 이야기하고자 한다.

분석심리학: 마음의 구조

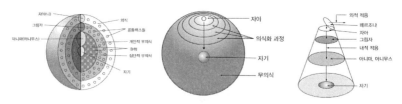

자료: 이부영, 《분석심리학, C.G. Jung의 인간 심성론》, 3판, 일조각, 2011, 서울.

(1) C. G. 융의 관점에서 본 종교(Religion)의 정의

융은 <심리학과 종교>이라는 논문에서 종교의 개념에 대하여 먼저 정의한 바가 있다. 즉, 종교(religion)를 뜻하는 라틴어 렐리기오 (religio)는 '자세히 숙고하다, 고려하다, 관찰하다(예, 기도할 때)'를 뜻하는 렐리게레(religere)나 렐레게레(relegere)라는 단어에서 유래된 것으로 본 키케로(Cicero)의 관점에서 종교(Religion)를, 루돌프 오토(Rudolf Otto, 1869-1937)가 말한 '누미노줌(Numinosum: 신성한 것, 신성한 힘, Divine Power)'이라고 부르는 것,[30] 즉 어떤 역동적인 존재나 작용에 대한 '주의 깊고 성실한 관찰'이라고 정의하였다. 종교에 대한 이러한 견해는 종교(religion)를 religare(재결합하다)라는 말을 근거로 신과의 재결합이라는 뜻으로 해석한 아우구스티누스(Augutinus)의 견해와 대비되는 것으로 융은 종교의 어원 'religio'를 'religere'의 뜻으로 볼 때 일반적인 심리학적인 소견에 더 부합된다고 하였다.[31][32] 위와 같은 견해를 토대로 융은 신앙(Glauben) 또는 종파(Konfession)는 하나의 조직된 공동체로서 일정한 신앙, 또는 일정한 윤리적 행동양식을 집단적으로 고백하는 것[33]이라고 종교와 종파를 구별하였다. 필자는 기독교인의 입장과 융학파라는 두 입장을 다 포용할 수 있다는 점에서 융이 규정한 '주의 깊은 관조의 태도'의 뜻이라는 분석심리학적인 종교의 의미와 '하나님과의 재결합'이라는 기독교적 의미의 종교의 뜻이 배타적이라기보다는 '주의 깊은 관조의 태도로 하나님과의 재결합을 이루어 나가다'라는 의

---

30) Otto R, 길희성 역(1987), 《성스러움의 의미》, 분도출판사, 왜관. pp.33-96.

31) Jung, CG(1973), 《Briefe Ⅲ》, Walter Verlag, Olten, pp.267-268.

32) Jung, CG, 한국융연구원 C.G. 융저작번역위원회 옮김(2007), "심리학과 종교", 《인간의 상과신의 상》, 기본저작집 4, 솔, 서울, pp.17-18.

33) Jung, CG(1973), 앞의 책, p.228.

미에서 통합적으로 수용할 수 있는 개념이라고 생각한다.

(2) '누미노제'의 정의

종교적 차원에서 '주의 깊고 성실히 돌보고 생각하는 태도'의 대상이 되는 신성한 힘(Numinosum: 神聖力)을 체험하는 것은 종교적인 다양한 상징적 구조와 내용에 들어 있는 이미지를 통해 일어나는 '절대의존의 감정'을 체험하는 것인데,[34] 루돌프 오토(R. Otto)에 의하면 누미노줌의 체험은 다른 어떤 체험으로 환원되거나 설명될 수 없는 독특한 현상으로 오직 성스러운 자기 현현(顯現)과 그것을 감지하고 느끼는 인간의 체험, 그리고 그것을 가능케 하는 내면의 어떤 선험적(a priori) 요소에 근거하고 있고, 이것은 명확한 개념적 이해와 언어적 표현을 초월하는 어떤 비합리적 요소가 확실히 존재한다는 사실을 전제한다고 한다.[35]

이러한 어떤 초월적, 신비적 대상, 즉 라틴어로 누멘(numen), 혹은 누멘적인 것(das Numinöse)은 비합리적인 것으로 합리성을 거스르는 불합리가 아닌 처음부터 합리성의 영역에 속한 것이 아니며 그럴 수도 없는 것, 따라서 합리성의 척도에 따라서 판단되는 것이 아니다.[36] 이 누멘적인 것의 요소를 언어로 '성스러움'으로 표현할 수 있지만 이 말은 근원적인 뜻에서가 아니라 부차적인 뜻으로 보통 완전히 선하다는 뜻에서 절대적인 윤리적 속성으로 이해되어서는 안 된다. '성스럽다'는 말은 본래 그 자체로서는 윤리적으로 중립적이며 독자적으로 고려돼야만 하는 고유하고 근원적인 요소가 점차적으로 윤리적인 도식화와 보

---

34) Schleiermacher FD, 최신한 옮김(2006), 《기독교신앙》, 한길사, 서울, p.65.

35) Otto R, 길희성 역(1987), 앞의 책, p.13.

36) Otto R, 길희성 역(1987), 앞의 책, p.10.

충을 받은 결과로서 나온 말이다.37)

　　루돌프 오토(R. Otto)가 누멘적인 것(das Numinöse)에 대해 자세히
언급한 내용들을 정리하여 보면 그것은 '모든 피조물을 초월하는 자를
대할 때 자신이 무(無) 속에 함몰되고 사라져 버리는 피조물들이 느끼
는 피조물적 감정, 두려움(전율), 압도성(위압성), 활력성, 전혀 다른 기
이함, 경탄할 만한 매혹성, 아연실색할 어마어마함, 가장 성스러운 가
치 앞에 인정하는 자세로 머리를 숙이는 순종과 섬김을 받을 만한 장
엄성을 지닌 것'이라고 말할 수 있다. 이 감정은 '우리 안에서 때때로
정신을 차리지 못할 정도의 힘을 가지고 우리 마음을 흔들고 사로잡기
도 하고 때로는 깊은 예배의 평온 속에서 고요한 조수와 같이 우리의
마음에 엄습해 오기도 한다. 그리하여 지속적인 영혼의 상태로 이행하
여 오래 여운을 남기다 사라져버리면 우리의 영혼을 또다시 속된 세계
로 몰아넣기도 한다. 또 그런가 하면 갑자기 저돌적인 충격과 경련을
일으키면서 영혼으로부터 폭발해 나오기도 하며 때로는 이상한 흥분과
도취, 환희와 황홀경으로 이끌기도 한다. 어느 때는 미친 듯 한 악마적
인 형태로 나타나기도 하며 으스스할 정도의 소름과 전율로 하락하기
도 하고, 거칠고 야만적인 표현이 있는가 하면 또한 섬세하고 순수하고
밝은 것으로 발전되기도 한다. 또 어떤 것 앞에서는 피조물의 겸손하고
말없는 침묵과 떨림으로 변하기도 한다. 이 어떤 것이란 바로 말할 수
없는 신비 속에서 모든 피조물을 초월한 존재 앞에서이다.'38)

　　융은 바로 이러한 누미노제의 감정을 체험하는 종교 현상은 인류
역사가 시작된 이래 지금까지 인간이 체험한 가장 근원적인 것으로 그
러한 현상이 일어날 수 있는 원천은 인간의 마음속에 내재한 인류 보

---

37) Otto R, 길희성 역(1987), 앞의 책, p.38.
38) Otto R, 길희성 역(1987), 앞의 책, pp.41-118.

편적이고 근원적인 집단적 무의식이 있기 때문이며 그것을 종교적 본능이라고까지 말하고 있다.[39][40]

(3) C. G. 융과 기독교 신앙 - '신'과 자기(Self)

분석심리학에서 누미노제의 체험과 같은 종교 현상에 접근하는 입장은 경험론적인 것이며, 종교 현상에 대한 가치판단이 아니라 종교 현상에서 발견되는 심리적 사실을 확인하려는 현상학적인 입장을 견지한다. 심리학에서 관심을 가지는 것은 사람들이 신이라고 부르고, 신이라고 생각하는 것이 인간의 마음속에도 발견되는가 하는 것으로 신 자체를 논하는 것이 아니고 인간의 마음속에 있는 신의 상을 말하는 것이다. 융은 정신적 고통을 받는 환자를 치료하는 의사로서, 또한 경험론자로서 어떤 종파의 주장이 아닌 종교적 인간(homo religiosus)이라는 심리학적 입장을 바탕으로 한 인간의 심리에서 출발하는 것으로 인류의 가장 보편적인 인간 정신의 표현인 종교적 기능이 인간의 무의식에 존재하며 노이로제가 도덕적 후퇴와 종교적 태도의 상실에 관계한다는 그의 체험에서 얻은 결론을 말하고 있는 것이다.[41]

기독교에서 신의 초월성이나 내재성은 신의 속성에 대한 규정이라기보다는 신에 대한 인간의 이해 혹은 인식을 나타내는 용어들이다. 기독교의 오랜 전통은 신은 인간의 지각을 뛰어넘는 존재로서 시공에 갇힌 세계로부터 독립된 전적 타자(他者)이기 때문에 신은 인간의 인식

---

39) Jung, CG, 한국융연구원 C.G. 융저작번역위원회 옮김(2007), "심리학과 종교", 《인간의 상과신의 상》, 기본저작집 4, 솔, 서울, pp.17-18.

40) Jung CG(1970), 《Civilization of Transition》, C.W. 10, Princeton University Press, Princeton, par652.

41) Jung, CG(1977c), 《Psychology and Religion, West and East》, C.W.11, Routledge & Kegan Paul, London, pars 514-518.

범주나 관념을 넘어선 존재로서 인간은 죄 혹은 타락으로 인해 신을 인식하는 일은 불가능하며, 신은 오로지 계시를 통해서만 드러나는 인간의 인식을 뛰어넘는 존재라는 뜻에서 초월적 존재이다. 그렇지만 성경에 등장하는 신은 인간의 삶과 역사에 개입하시는 존재로서 피조세계 속에 깃든 초월적 신의 암호를 해독하는 것은 인간의 책임이라는 점에서 신의 내재성이 강조된다. 그렇게 본다면 신의 내재성은 초월성을 전제하지 않으면 성립될 수 없는 것이다.

기독교인들은 하느님의 성령(聖靈)이 인간의 영혼에 내려와 그 영혼을 소유하는 체험을 하는 것으로 믿는데, 신적인 언어로 이해되건 그렇지 않건 간에 모든 종교들은 자아와 "타자"가 만나는 것을 개념화하고 있다. 융은 심리학적인 관점에서 이 "타자" 체험들이 무의식에서 생겨난 것이라는 것을 깨달아야 하고 인간은 그 체험을 만든 자가 아닌 대상자라는 것을 알아야 한다고 말했다. 즉, 성서 전통에서 우리는 하느님이 자기 지신을 계시하는 대로만 하느님을 알 수 있다. 융의 견해에 의하면 계시는 무의식의 체험이며 "무의식으로부터" 생겨 나오는 체험이고, 심리학적 관점에서 볼 때 종교의 진수는 그것에 의해서 인간의 자아가 영향을 받아가는 그 과정들을 실제적으로 생각해 보게 해주는 것이라고 말하였다.[42]

융은 인간 정신의 깊은 곳을 탐구하다가 사람들이 그동안 신(神)이라고 부른 존재와 종교 및 종교의례가 사람들의 삶에 커다란 영향을 끼치고 있으며, 정신건강에도 결정적인 영향을 끼치는 관계를 발견하여 "종교는 그것이 긍정적이든 부정적이든, 최고의, 혹은 가장 강력한 가치와의 관계이다. 그 관계는 자유의지에 의한 것이기도 하고 불수의

---

42) Clift, WB. 이기춘·김성민 역(1984), 《융의 심리학과 기독교》, 대한기독교서회, 서울, pp.103-104.

걱인 것이기도 하다. 즉, 사람들은 하나의 '가치'에 의해, 그러니까 어떤 에너지가 부하된 정신적 요소에 의해 무의식적으로 사로잡힐 수도 있고, 혹은 그것을 의식적으로 수용할 수도 있다[43]"고 하였고, 사람들이 신을 밖에 있는 존재만이 아니라 자신의 내면에도 존재하는 사실을 깨달을 때 신을 체험할 수 있고, 변화될 수 있다고 강조하였지만 신을 내면적이고 무의식에 있는 존재로만 생각하지 않았다는 사실에 주목해야한다. 융에게 있어 신은 사람들의 유한한 자아의식을 벗어나 있으며 의식작용과 무관하게 자연발생적이며 자율적으로 다가오는 객체적 정신(Objective Psyche)[44]으로 집단적 무의식에 있는 자기 원형의 투사를 받고 있는 하늘에 계신 신은 바로 내재적인 신과 초월적인 신이 만나는 전일성을 보여주는 신상(神像)이라고 볼 수 있을 것이다.[45][46]

또한 융에 있어서 종교란 항상 개인의 심리적 체험인 것으로 융은 그의 저서에서 단순하게 '하느님' 또는 '신'이라는 말 대신에 인간의 심리 속에 있는 '하느님의 형상', 또는 '신상(image of God)'이라고 썼다. 왜냐하면 그는 항상 그가 말하고자 한 것들이 심리적인 체험들, 다시 말하면 우리가 알 수 있는 것'들에 국한된 것이라는 것을 명백히 하고자 했기 때문이다. 그러나 융은 결코 사람들이 신을 만들어냈다고 말한 바 없고 그가 심혼에 종교적 기능이 있다고 한 것에 대해 사람들이 심리주의라고 비난할 때 "심혼을 신격화한 것은 내가 아니라 신(神) 자

43) Jung, CG, 한국융연구원 C.G. Jung저작번역위원회 옮김(2007), "심리학과 종교", 《인간의 상과신의 상》, 기본저작집 4, 솔, 서울, p.122.

44) Jung, CG, 한국융연구원 C.G. Jung저작번역위원회 옮김(2007), 앞의 책, pp.74, 427.

45) 김성민(2001), 《분석심리학과 기독교》, 학지사, 서울, p.67.

46) Homans, P(1990), 《Psychology and Hermeneutics : Jung's Contribution in Jung and Christianity in Dialogue》, ed. by Moore P & Meckel DJ. Paulist Press, New York, pp.173-175.

신이다"라고 말했다.[47)

　융은 기독교 문화권인 유럽에서 개신교 목사의 아들로 태어나, 성 니클라우스의 정신이 깃든 스위스에서 자란, 정신적으로 고통을 겪는 많은 환자를 치료하는 마음의 의사로서 기독교는 그의 생애에서 뗄 수 없는 관심의 대상이었다. 융은 가톨릭의 상징성에 깊은 감명을 받고 신교의 분열과 마음에 대한 부정적 영향을 지적했으나 그는 가톨릭인 동시에 프로테스탄트이며, 도교도(道敎徒)이며 선사(禪師)이며 요가 수도사이기도 한, 인습적인 의미의 특정 종파의 교도나 신자일 수는 없었다. 융은 끝까지 심리학자이며 마음의 의사로서 기독교나 그 밖의 종교의 교의나 신앙체험을 보고자 했다. 그는 앓는 사람을 고치는 긴급하고 실제적인 필요성에 의하여 종교의 중요성을 인식하였고 그 현상을 고찰하였으며 그들을 고쳐줄 수 있는 종교적 태도를 강조하였다. 그는 엄정하게 그가 사람들의 마음 속에서 관찰한 사실에 머물러 그의 가설을 형성하였고, 그것을 비교종교학적인 방법에 의한 역사적 문헌의 분석결과와 대조하여 이론적인 설명을 하였으며 그 이상의 형이상학적 소론이나 신앙의 문제에 대한 개인적인 의견을 내세우지 않았다. 서구 근대사회에서는 과학과 신앙, '생각하는 것'과 '믿음'이 상용(相容)할 수 없는 상대적인 존재가 되어버렸다고 지적했던 융은 기독교의 상징성을 살펴나가는 그의 작업의 성질을 해명하면서 또한 '믿기만 하고 생각하지 않은 사람'은 그 자신이 항상 회의(懷疑)에 노출되어 있다는 것을 잊어버리지만, 생각하는 사람에게 회의란 그것을 통해서 보다 나은 인식의 단계로 환영할 만한 것이라고 지적하면서 다음과 같은 말을 하고 있다.[48)

---

47) Jung, CG(1974), 《*Psychology and Alchemy*》, C.W. vol.12, Routledge & Kegan Paul, London & Henley, pp.23−24.

"신앙이란 하나의 '카리스마'이다. 누구나 다 얻을 수 있는 것은 아니다. 그 대신 사람은 '생각'을 가지고 있다. 생각하는 것으로 최고의 것을 얻고자 노력할 수 있는 것이다…

믿는 사람들은 그의 상습적인 적(敵), '회의(懷疑)'를 '생각하는 사람'에게 투사해서 그 사람이 어떤 파괴적인 의도를 가지고 있다고 추측하지 말아야 한다. 옛날 사람이 생각하지 않았던들 우리는 삼위일체 도그마를 가지고 있지 않을 것이다. 도그마가 한편으로는 믿어지며 다른 한편으로는 사색의 대상이라는 바로 그것이 그 생동성을 입증하는 것이다."49)

믿음을 생각하며 또 생각하면서 믿는 사람이었다고 할 수 있는 융에게 신에 대한 믿음을 물었을 때 "나는 신을 안다"고 대답한 것이 아마 위와 같은 뜻을 의미하는 것이었을 것이다.50)

(4) C. G. 융의 기독교와 관련된 연구

분석심리학에서 많은 민담, 신화, 전설, 환상, 꿈 등에 대해 상징 해석하는 연구를 하는 것은 궁극적으로 환자나 내담자가 가져오는 꿈이나 환상, 그림 또는 다른 출처에서 경험하는 원형적 체험 속에 담긴 무의식의 메시지를 이해하기 위한 목적으로 하는 것이다. 그런 점에서 종교의 교리나 의식을 비롯한 종교적 내용을 연구하는 것도 인간 무의식의 심층을 탐구하기 위한 목적이다.

---

48) 이부영(1998), 《분석심리학, C.G. Jung의 인간 심성론》, 3판, 일조각, 서울, pp.349−350.
49) Jung, CG(1977c), 《Psychology and Religion, West and East》, C.W.11, Routledge & Kegan Paul, London, par170.
50) 이부영(1998), 앞의 책, p.350.

융이 체험했던 종교란 무의식의 창조성과 자율성에 의해 움직이는 집단적 무의식의 상(像)들이 의식을 사로잡아 형성된 '누미노줌'에 대한 숙고의 자세로서, 그는 종교 자체에 대한 믿음보다는 정신현상으로서 믿음이라는 심리적 사실, 즉 인간의 삶에 직접 영향을 미치는 현상에 대해 지대한 관심을 보였다. 그는 보편적인 인간 심성에 관심이 있었고 그러한 인간 심성 안에서 종교적인 심성을 스스로의 체험을 통해서 발견한 사람으로 그의 관심은 그리스도교 그 자체보다는 그리스도교가 지닌 상징의 세계에 더 마음이 있었다.[51] 그러한 관심에 따라 융은 기독교 도그마와 의식에 대한 두 개의 이론적 작업을 발표하였는데 하나는 「삼위일체 도그마의 심리학적 해석 시론」[52]이었고 다른 하나는 「미사에 나타난 변환의 상징」이다.[53]

융은 삼위일체 관념이 이미 바빌론, 이집트, 고대 그리스의 종교사상에 나타나 있음을 제시하면서 그것이 인간 무의식의 원초적 유형에서 나온 근원적이고 보편적인 사고의 표현임을 시사하면서, 기독교의 삼위일체 도그마는 그것이 인간 정신의 전일성을 나타내려는 상징이 되려면 기독교 도그마에서 배제되고 단절시켜 버린 이른바 '마귀'의 세계, 물질의 세계, '소위 악'의 요소가 보충되어 사위(四位)가 되어야 한다는 의견을 내놓았다.

「미사에 나타난 변환이 상징」에서도 미사의 여러 과정의 상징적 의미를 인간 정신의 보다 성숙한 단계로의 변환과정과 연결하여 살펴보면서 원시종교 또는 고대종교, 기원 3세기 자연철학자이자 연금술사

---

51) 김정택(2011), "무의식의 창조성과 종교: 그리스도교를 중심으로", 심성연구. Vol.26, No.1, pp.36－38.

52) Jung, CG(1977c), 앞의 책, pp.107－200.

53) Jung, CG, 한국융연구원 C.GJung저작번역위원회 옮김(2007), 앞의 책, pp.161－294.

이며 그노시스(Gnosis, 신지학파)의 대표적 인물인 초시모스의 환상체험과 비교하여 그 뒤에 숨은 공통된 의미를 추출하였다. 융의 이러한 해석은 미사의 의미를 현대를 사는 참여자의 마음에 더욱 생생하게 전달하는 새로운 길을 터놓았다고 할 수 있고,[54] 자기 원형이 기독교 사상, 그노시스의 사상, 연금술 경전에서 어떻게 표현되어 있는지에 대한 집중적인 고찰과 기독-반기독(AntiChrist)의 관념상의 상호관계를 언급하기도 하였다.[55]

기독교에 대해 융이 가장 심혈을 기울여 쓴 글은 「욥에의 응답」이다.[56] 융은 욥기에서 '야훼' 신이 어찌하여 사탄과 짜고 욥의 심신을 그토록 야비하게 시험하는가에 초점을 맞추면서 이른바 악의 원리와 야합한 '한편으로는 우러러보며 다른 한편으로는 공포의 대상'인 신의 양면성-대극결합으로서의 신의 상을 본다. 「욥에의 응답」은 기독교의 선의 결여설(privatio boni)에 대한 비판이자, 융 그 자신의 고뇌와 진리에의 추구의 역정을 묘사한 것이기도 하다. 융은 여기서 "기독교의 교육을 받은 현대를 사는 지식인이 구약의 욥기에 나타난 어둠에 찬 신의 세계와 어떻게 마주서서 그의 생각을 다듬어 가는가"를 제시한 것이다.

융은 1918년부터 1926경까지 무의식의 세계와 대결하여 그 내용이나 심상들을 다루었다고 생각하여 그노시스주의를 연구하였으나 고대의 사상으로 현대와의 정신사적(精神史的) 연결고리를 발견하기 어렵고 문헌도 부족하여 그만두고 그노시스 사상과 사적(史的)으로 연결되

---

54) Von Franz, M—L(1998), 《C.G. Jung : His Myth on Our Time》, Inner City Books, Toronto, p.228.

55) Jung, CG (1978a), 《Aion》, C.W. 9 II, Routledge & Kegan Paul, London and Henley, pars43-126, 267-421.

56) Jung, CG. C.G융저작번역위원회 옮김(2007), 앞의 책, pp.295-448.

는 연금술로 관심을 돌렸다.57) 1950년 아이온(Aion)이라는 저서를 통해 자기원형이 기독교 사상, 그노시스주의, 연금술에서 어떻게 표현되어 있는가를 집중적으로 고찰하여 기독교 문화사 안에서 인간이 생각하는 최고의 이념상이 어떠한 변천을 거쳐 왔는지 연구하였다.58)59)

융은 그노시스주의자들이 마리아의 아들로서 '육'의 예수가 "무정형", "무지", "무사유"에 있다고 설명하는 점에 주목하여 이 말들은 심리학적으로 무의식을 의미하는 것으로 구세주로서의 그리스도는 무의식의 암흑의 밑바닥에 잠자고 있는 내면적인 "전체로서의 인간"의 완전성을 나타내는 자기(Self)를 상징하는 것으로 본다.60) 그리스도는 마리아의 아들로서 육신을 가진 한 사람의 역사적인 인격이라는 한계에서 일회적인 개별적 존재이나 동시에 신성의 수육(受肉)으로 영원한 보편적 존재이다. 융은 그리스도가 인간 모두의 내면에 가지고 있는 자기원형을 상징한다는 것은 모든 인간이 육체를 가진 존재로서 일회적, 개별적 존재임과 동시에 자기 삶의 근거를 생명의 본질에 있어서 영원히 보편적인 차원과 연결되어 있다는 것을 의미한다고 설명한다.61)

"그리스도의 삶이 신의 삶이자 동시에 인간의 삶이라면, 그래야만 했던 바로 그런 삶이다. 그것은 상징(Symbolum), 즉 서로 다른 성질의 합성이다. 마치 사람들이 욥과 야훼를 하나의 인격으로 통합시킨 것과 같다. 인간이 되고자 하는 야훼의 의도, 욥과의 충돌에서 생겨난 그의 의도는 그리스도의 삶과 고통에서 실현되었다."62) 그리스도는 이해 가

---

57) Jaffe A, 이부영 역(1996), 《C.G. Jung의 회상, 꿈 그리고 사상》, 집문당, 서울, pp.229-230.
58) 이부영(1998), 앞의 책, p.369.
59) 유아사 야스오(湯淺泰雄)·이한영 역(2011), 《융과 그리스도교》, 모시는 사람들, 서울, pp.194-266.
60) Jung, CG (1978a), 앞의 책, par119.
61) Jung, CG (1978a), 앞의 책, par115.

능성의 한계를 넘는 누미노줌(Numinosum)임에 틀림없으니 8은 여기서 전일성의 상징을 보고 있다. "그리스도는 자기원형을 나타낸다"[63]고 융은 말한다.

모든 사람들의 마음속에서 일어나는 '복음'에 대한 기대에 응답하여 구체적인 랍비(rabbi) 역사적 예수는 사람들의 마음속에 배정된 자기 원형에 단시일 내에 동화된 것이다. 그렇게 그리스도는 자기의 이념을 실현하였다.[64] 기독교에서 자기실현이란 우리 '마음속에 있는 그리스도'의 실현이다. 기독교에서 "신이 인간이 되었다"는 이야기는 상징적으로 지금까지 의식 너머에 존재하던 자기 원형의 의식화를 의미한다. 그러나 자기실현이 그리스도에 자아를 무턱대고 일치시키는 것은 아니다. 왜냐하면 내가 그리스도인 것이 아니라 '내안에' 그리스도가 있기 때문이다. 그리고 전일이란 나와 내 안의 모든 것을 합친 하나가 되는 것이다. 자기실현이란 자아의식의 적극적인 참여 없이는 충분히 성취되기 어려운 것이지만, 또한 그렇게 되도록 무의식이 자율적으로 그 바탕을 마련하여 의식세계에 작용을 보내게 된다는 것을 잊어서는 안 된다.[65]

"우리는 그리스도 모방 imitatio Christ을, 우리가 그의 삶을 모사(模寫)하듯이 그대로 반복하고 그의 상흔(傷痕)을 원숭이처럼 흉내 내는 것이라고 이해할 것인가, 아니면 그리스도를 깊은 뜻에서 이해하면서 우리의 삶을, 그가 그의 삶을 오직 그의 특유한 현존으로 살았던 것처럼 사는 것이라고 이해해야 할 것인가?" 융은 이렇게 반문한다. "그리스도의 삶을 모방하는 것은 결코 쉬운 일이 아니다. 그러나 그리스

---

62) Jung, CG. C.G융저작번역위원회 옮김(2007), 앞의 책, p.364.

63) Jung, CG (1978a), 앞의 책, par70.

64) 이부영(2002), 《자기와 자기실현》, 한길사, 서울, p.88.

65) 이부영(1998), 《분석심리학, C.G. Jung의 인간 심성론》, 3판, 일조각, 서울, p.360.

도가 자기의 삶을 살았던 것처럼 그렇게 사는 것은 말할 수 없이 더 어려운 일이다.[66] 그리스도는 어떻게 자기의 삶을 살았는가, 그리스도는 어떤 인습적인 규범을 모방하여 살지는 않았다. 그는 역사적 편견을 그의 안에 있는 신을 위하여 희생하였다. 그리고 그의 삶을 그의 쓰라린 최후에 이르기까지 그렇게 그가 있는 대로 살았다. 인습에 구애되지 않았으며 바리새인들이 신이라 내세우는 의견에도 좌우되지 않았다.[67] 그는 그의 독자적인 길을 용감하게 걸어간 사람이다."

공동체조차도 개인의 자각에 결정적인 역할을 할 수 없다고 융은 단언한다. 오직 그의 고통을 통해서만이 그는 깨달을 수 있다. 그런 점에서 융은 교회가 개인을 사회적 조직체의 일원으로 삼아 집단 암시 속에 판단력의 약화를 초래하는 것은 자기실현의 길이 되지 못한다는 것을 지적한다. 세계의 구원이 그 자신의 마음의 구원을 통해서만이 가능하며, 그러지 못한 영(零)의 인간의 수백만의 융합은 결국 영(零)에 불과하다는 것을 그는 강조한다.[68]

"많은 다른 종교 가운데 유독 기독교만은 하나의 상징을 우리에게 가르쳐 주고 있다. 그것은 한 인간과 인간의 아들의 개성적인 삶의 영위를 그 내용으로 삼으며, 그 개성화 과정을 심지어 신(神) 자신의 현시(revelation), 그리고 육화(肉化, Incarnation)라고 보기까지 하는 것이다"[69] 그리스도는 일찍이 수십만의 대집회를 통해서 그의 제자를 신앙의 길로 부르지 않았다. "바로 예수와 바울이 그의 내적인 개성적 체험

---

66) Jung, CG(1977c), 《Psychology and Religion, West and East》, C.W.11, Routledge & Kegan Paul, London, par522.

67) Jung, CG (1977c), 앞의 책, pars446-447.

68) Jung CG(1970), 《Civilization of Transition》, C.W. 10, Princeton University Press, Princeton, pars535-541.

69) Jung, CG (1970), 앞의 책, par529.

에 입각하여 그들 자신의 길을 갔고, 이 세계에 반항했던 인간들이 모범이 아니었던가"[70]라고 융은 반문하고 있다.

　기독교에 대한 융의 생각을 충실하게 전달하는 것은 가장 어려운 일 중의 하나이다. 왜냐하면 이것은 인간 정신의 가장 근본적이며 포괄적인 상징인 자기원형의 부분에 간여하는 것이기 때문이다. 자기원형의 충동에 맹목적으로 사로잡힐 때 인간은 황홀경의 절정, 지극히 높은 해탈감, 초인과 같은 오만에 사로잡혀 회의와 고민이 없고 모든 것은 하나의 빛으로 감싸이거나 하나의 어둠으로 대변된다. 그러나 렐리기오(Religio)의 정신으로 자신을 관조하는 기도의 과정에는 온갖 번뇌와 회의가 따르게 된다. 이러한 갈등을 받아들이지 않고는 아무런 깨달음도 생겨날 수 없다. 이 과정은 바로 각자가 십자가의 고통을 짊어지는 것이다. 고통은 인간으로 하여금 신을 가까이 인식하게 한다.[71] "모든 대극은 신의 것이다. 그러므로 인간은 그 짐을 걸머져야 한다. 그가 그렇게 함으로써 대극성을 지닌 신이 그를 사로잡는다. 다시 말해서 육화한다. 인간은 신의 갈등으로 채워진다."[72]

(5) C. G. Jung과 성서: 성서해석과 성서인용에 대한 융의 입장

　융은 성서에 정통한 사람으로 그의 저술과 사상에서 성서가 광범위하게 중요한 역할을 하고 있음을 발견할 수 있는데, 그는 그의 저작에 수많은 성서의 구절들을 인용하여 성서 신구약 66권 가운데 인용하지 않은 것이 13권뿐이라고 한다. 융은 성서 구절을 수없이 많이 인용

---

70) Jung, CG (1970), 앞의 책, par536.

71) 이부영(1998), 《분석심리학, C.G. Jung의 인간 심성론》, 3판, 일조각, 서울, pp.355－368.

72) Jung, CG, C.G. 융저작번역위원회 옮김(2007), "심리학과 종교", 《인간의 상과 신의 상》, 기본저작집 4, 솔, 서울, p.374.

하였고, 특히 욥기에 대해서는 전권에 대해서 심오한 분석심리학적인 해석을 하였다. 융은 그의 말년에 혼신의 힘을 다하여 저술한 "욥에의 응답"에서 "나는 한 걸음 더 나아가 심리만능주의라는 위험을 무릅쓰고, 성서의 말씀 역시 심혼(Seele)의 표현이라고 생각한다. 의식의 진술은 기만, 거짓, 그 밖의 임의적인 것일 수 있으나, 심혼의 진술인 경우에는 결코 그렇지 않다. 즉 심혼의 진술은 의식을 초월하는 진실을 가리킴으로써 항상 우리의 이성적 사고를 넘어간다… 나는 성서학자로가 아니라 많은 인간의 심혼의 삶을 통찰할 기회가 주어진 비전문가(성서에 대한, 저자주), 의사로서 글을 쓰고 있다"73)라는 서술을 함으로써 성서에 대한 그의 입장을 분명히 하고 있다. 융이 성서를 종종 인용하는 근원은 무엇보다 성서가 인간에 대해 철저하게 언급한다는 확신이 있었고, 그 자신도 성서에서 개인적인 위로와 격려를 발견했다고한다.74)75) 융의 목적은 성서에서든 신조나 교리에서든 그것들이 보고하는 물리적 사실에 관한 것이 아닌 "영혼의 증언"으로서 그것들이 전하고 있는 심리적 사실에 관한 종교적 의미를 명료하게 이해하는 것이다.76)

위와 같은 융의 명제는 다음과 같은 글에 명확한 형태로 진술되어 있다.

"종교적 진술이 흔히 물리적으로 확증된 사건과 대립된다는 사실은, 물리적 지각에 비해서 정신이 독자적임을 증명하고 있고, 심혼의

---

73) Jung, CG, C.G. 융저작번역위원회 옮김(2007), 앞의 책, pp.301-303.

74) Jung CG(1966), 《The Practice of Psychotheray》, C.W. 16, Princeton University Press, Princeton, par249.

75) Rollins, WG. 이봉우 역(2002), 앞의 책, pp.18-22.

76) Rollins, WG. 이봉우 역(2002), 앞의 책, p.77.

깅힘이 물리적으로 주어진 깃과 이느 정도 무관함을 증명하고 있다. 심혼은 자율적 요인이다. 그리고 종교적 진술은 결국에는 무의식적, 즉 초월적 과정에 뿌리를 둔 심혼의 표명이다… 이 종교적 진술은 인간의 의식을 통해 전달되거나 눈으로 볼 수 있는 형식(Formen)이 되는데, 종교적 내용에 관해 언급할 때 우리는 말로 표현할 수 없는 어떤 것을 암시하는 상(像)들 Bilder의 세계에서 움직이게 되는 것이다… 사람들은 신(神)을 영원히 고정된 변하지 않는 존재로 상상하는 동시에 무한한 형태로 변하는 영원히 흐르는 활기찬 작용으로서도 상상한다… 비록 우리의 모든 종교적 관념의 세계가 합리적 비판을 결코 견디어 낼 수는 없을 인간의 모습을 한 상(像)으로 이루어져 있지만, 그것들이 신성한 원형(Numinosen Archetypen), 즉 감정적 기초에 근거를 두고 있음을 잊어서는 안 될 것이다."[77]

Rollins[78]는 성서에 대한 융의 전체적인 논제와 종교적 진술에 대해 다음과 같은 4가지 중심 개념으로 정리할 수 있다고 하였다.

"첫째, 모든 종교적 진술은 심혼에 뿌리를 두었다. 모든 종교적 진술만이 아니라 인간이 만드는 것은 모두 심혼의 산물이라는 것이 융의 중심적인 명제의 하나이다.

둘째, 종교적 진술은 정신적 사실이다. 융은 사물은 물리적 사실로서 나타날 때만 진실하다고 하는 현대의 합리주의 기질을 항상 의심하였다. 처녀 출산, 신의 아들, 죽은 자의 부활 등과 같은 신앙을 다만 허튼소리로 보는 것은 비유, 상징, 우의 속에서 발견되는 의미를 모르고 심혼이 진리를 전할 때 이용하는 고유한 언어를 인식할 수 없는 관

---

77) Jung, CG, 한국융연구원 C.G. 융저작번역위원회 옮김(2007), "심리학과 종교", 《인간의 상과신의 상》, 기본저작집 4, 솔, 서울, pp.299－300.

78) Rollins, WG. 이봉우 역(2002), 앞의 책, pp.78－86.

점을 폭로하는 것이다.

셋째, 종교적 진술의 기능은 개인 및 문화 전체, 시대 전체의 의식적 자세를 보상하고 심혼을 배려하는 것이다. 심리학적 관점에서 융은 이 과정을 무의식에서 자연발생적으로 자율적으로 떠오르는 진리와 직관에 의한 의식의 자세에 대한 보상이라고 설명한다. 성서의 기능은 초월적인 말로서 영혼을 가르치는 것이고 심리학적 용어로는 의식의 자세를 보상하는 것이다.

넷째, 종교적 진술은 초월적인 것에 뿌리를 두고 있다. 성서의 어느 말씀에도 계시된 것이든 감추어진 것이든 "초월적 존재"가 들여다 보인다. 융은 '욥에의 응답' 머리말에서 "종교적 진술은 결국에는 무의식적, 즉 초월적 과정에 뿌리를 둔 심혼의 표명이다"[79]라고 하였다. 융은 거룩한 것, 초월적인 것에 대해 '내부'의 초월로서 내부에서 인간 심혼에 접촉하고 인도하는 신으로 생각할 수 있다는 제안을 하고 있다. 융도 "신은 어디서나 드러낼 수 있지만 인간의 영혼만은 예외라고 주장하는 것은 신에 대한 모독인 것이다"라고 말하고 있다.[80]

6. 정신의학과 종교의 관계

종교가 교리에 대해 교조적 입장을 취하거나, 주술적 경향 또는 사이비 종교적 분위기가 아닌 한 종교와 과학은 반목하는 관계가 아니다. 자연과학이 미처 못 보는 측면을 종교인이 볼 수 있으므로 정신의학과 종교는 서로 열린 태도를 가지고 소통하는 것이 중요할 것이다.

---

79) Jung, CG, 한국융연구원 C.G. 융저작번역위원회 옮김(2007), 앞의 책, pp.298 – 299.
80) Jung, CG(1974), 《Psychology and Alchemy》, C.W. vol.12, Routledge & Kegan Paul, London & Henley, p.10.

종교, 특히 기독교에서 말하는 신앙치료가 반드시 세상 의학을 배제하는 것은 아닐 것이다. 종교인은 종교인 나름대로 정신질환의 원인, 치료에 대해 종교적 설명을 하려는 경향이 있고 이런 종교적 견해에 대한 이해를 토대로 보다 현실적인 소통과 대화가 필요할 것이다. 그런 점에서 우선 정신의학과 종교 두 영역간의 소통과 대화를 위한 전제 중의 하나로서 먼저 '건강'에 대한 이해를 살펴보려고 한다.

'건강(Health)'이란 개념은 원래 라틴어로는 'sanitas'; 'soundness' (건강, 온전, 건전)이란 단어에서 유래하였고, Anglo-Saxon 문화권에서는 'whole, wholesome'이라는 뜻으로 불완전한 인간인 상대적 온전하고 건강해지는 끊임없이 노력하는 **과정**으로서 건강을 뜻하는 것이었다고 한다.[81]

미생물학자로 출발하여 환경주의자, 휴매니스트 운동가로 알려진 르네 듀보(Rene Dubos,1901-1982)는 건강이란 '불완전한 사람들이 매우 불완전한 세계에 직면하며 살아가면서도 보람 있고 지나치게 고통스럽지 않은 실존을 성취할 수 있도록 해주는 삶의 방식'이라고 역시 고통을 극복하는 과정으로서의 건강을 강조하고 있다.[82]

20세기에 가장 영향력 있는 개신교 신학자로 알려진 폴 틸리히 (Paul Tillich, 1886-1965)와 칼 바르트(Karl Barth, 1886-1968)도 실존적 차원에서 불안과 공허를 이야기하면서 건강에 대한 이야기를 한 바 있다.

폴 틸리히는 '건강은 인간이 소유하고 있는 본성을 설명하는 어휘는 아니며 그것은 단지 질병의 반대편에 설 때에만 비로소 의미 있는 단어가 된다. 그리고 질병을 이해하려면 인간의 본성과 그것의 왜곡됨

---

81) 사미자(1998), "서문", 《한국교회와 정신건강》, 서울, 장로회신학대학출판부, p.4.
82) 위의 책, p.4.

을 이해해야 하고, 건강은 그러한 왜곡됨이 회복된 상태를 의미한다'고 하였다.[83] 그에 의하면 고대 희랍 사람은 존재적으로 비존재에 위협을 받아 주로 죄와 저주의 불안에 놓였고, 중세시대 사람들은 도덕적으로 비존재의 위협을 받아 죄와 저주의 불안에 놓였었고, 현대인들은 정신 적으로 비존재의 위협을 받아 공허와 무의미성의 불안에 놓여 있다고 하면서 중세기의 죽음과 죄에 대한 불안이 현대의 무의미성에 대한 불 안으로 바뀌는 시기가 지구 중심에서 태양 중심(천문학), 신 중심에서 인간 중심(철학)으로 바뀐 후 시작되었음을 지적하고 있다.

스위스 개혁교회 신학자 칼 바르트는 누미노제 신에 대한 두려움 이 있는 유신론자, 또는 무신론으로 고립되고 인간에 대한 적대적 관 계에 있는 무신론자들이 갖는 실존적 허무와 관련하여 "인간이 두려움 을 갖는 것이 아니라 그 두려움이 인간을 소유한다. 두려움이 '신'들을 만들어 낸다"[84]고 하였는데 하나님과 관계를 어떻게 맺고 유지하는 것 이 실존적 차원에서 건강한 상태를 유지하게 되는지를 알려주는 것으 로 생각된다.

개혁주의적 기독교 관점에서 보는 건강도 '죄로 인해 상실되었던 상태를 다시 회복하기 위해서 그리스도를 통하여 하나님과 깨어진 관 계를 치유 받고 새로운 피조물로 재탄생하는 구원과 깊은 관계가 있 다'는 것이다. 역시 하나님과의 관계를 어떻게 맺는가가 건강과 관련이 있다는 말이다. 여기서 건강하게 된 상태를 의미하는 구원(Salvation)이 라는 말은 "soterio, salus(희), salvare(라)"에서 유래된 말로 "전인격적 으로 건강하게 되다"는 뜻인데 정신의학에서 말하는 정신건강의 의미

---

83) Tillich, P. (1981), 《the Meaning of Health: The Relation of the Religion and Health》, North Atlantic Books, p.80.
84) 손태식(Michael Shon)(2017), personal communication, Barth, K, 박순경 역, 《교 회교의학》, IV/3.

와 일치하는 말이다. 이스라엘의 인사말 Shalom과 한국의 인사말 인녕도 역시 그런 의미에서 건강이라는 말이다.[85]

독일의 정신과의사이자 정신치료가인 Viktor E. von Gebsattel (1883-1976)이 "서양 사람들의 마음은 목사에게서부터 정신과 의사에게로 옮겨졌다"[86]라는 말도 하였지만 21세기 상황은 그렇게 말할 수 있는 상황은 아닌 것 같다. 앞에서 언급한 것 같이 구원과 건강의 뜻이 같은 유래를 갖고 있고 정신과 의사와 성직자의 역할의 많은 부분에서 구분하게 힘든 역할도 하기 때문이다. 실존적 차원에서 공허를 말하는 기독교 신앙적 차원에서 구원받는 다는 것과 정신의학의 건강이 같은 뜻을 가진 것이라면 정신의학과 종교는 넓은 의미에서 같은 목적을 가지고 있다고 볼 수 있다.

때로는 같은 목적의 역할도 하고 때로는 의도하지 않았지만 다른 목적을 이루는 경우도 있어 정신과 의사와 성직자의 역할이 뚜렷이 구분되지 않는 부분이 많지만 그래도 일상적으로나 또는 어느 특정한 상태에 대해 동시적인 개입을 필요로 할 때에도 의미 있는 구별되는 역할을 하는 것이 가능한 부분이 있을 것이다. 신학자 Paul Tillich (1886-1965)는 "병리적 불안은 실존적 불안이 특수한 조건 아래 있는 상태인 자만 병리학적 불안은 의학적 치료의 대상이 된다. 실존적 불안은 목회자의 도움의 대상이 된다. 이 두 직책은 그것을 직업으로 삼고 있는 사람들에게 국한된 것은 아니다. 즉, 목회자가 의사가 될 수 있고 의사가 목회자가 될 수 있다. 그러나 이 두 가지 직책을 혼동하여서는 안 되며, 한 전문가가 다른 전문가의 분야를 침범하려고 해서는 안 된다"고 두 영역의 역할을 구분하고 있다. 의미요법을 바탕으로 한

---

85) 변선환(1984), "신학적 입장에서 본 정신건강", 정신건강연구, 2집, p.50.
86) 위의 책.

실존요법의 창시자 V.E. Frankl도 "의사가 의학적으로 보살피는 것은 심리적 보살핌이고 목사의 목회적 보살핌은 영혼의 보살핌이다. 이런 의미에서 의사와 목사의 보살핌은 다른 목적을 의도하고 있다. 심리요법은 신학의 시녀로 봉사하는 것이 적은 것에 정비례하여서 그만큼 심리요법이 신학에 도움을 주는 것이 많다. 심리요법은 종교에 도움이 된다. 심리요법은 종교에 도움이 된다는 의도에서 시작하지 않을 때만이 도움을 준다. 왜냐하면 학문의 세계에서는 항상 자유로운 연구의 독립된 세계만이 신학에 가치를 주기 때문이다. 그러나 의사가 심층심리주의, 생물학주의를 넘어서 의사가 감당해야 할 폭넓은 정신적 보살핌을 성실하게 감당한다면 의사의 정신적 보살핌과 목사의 정신적 보살핌은 넓은 의미에서는 동일하다. 정신의학적 치료에서 이제까지 숨겨져 있었던 종교성의 싹이 무의식의 종교성에 의해 트이게 되는 경우가 비일비재하기 때문이다"라는 말로써 서로 간의 다른 역할과 상호간의 결과적인 도움이 되는 역할에 대해서도 설파하고 있다.[87] 정신병리학 총론'을 저술한 독일의 정신과 의사이자 실존철학자인 칼 야스퍼스 (Karl Jaspers, 1883-1969) 역시 "의료는 영혼의 구제를 가져오는 것은 아니다. 의사와 성직자 사이의 혼동은 양자의 과제를 애매하게 할 뿐이다"라는 말을 통해 정신과 의사의 역할에 대한 보다 명확한 구분을 말한 바 있다.

신학자, 실존요법을 창시한 정신과 의사, 정신병리학자이자 실존철학자인 세 사람 모두 정신과 의사와 성직자 간의 역할의 차이를 강조한다. 또한 의도에 의해서가 아니라 결과에 의해서 양자 모두 원래 목적과 다른 상대방이 추구하는 목적을 달성하게 된다는 것도 있다.

---

87) 변선환(1984): "신학적 입장에서 본 정신건강", 정신건강연구, 제2집, Frankl, V.
E. (1955): 《Pathologie des Zeitgeistes》, op. cit, p.210에서 재인용.

상지 긴에 역할은 분명히 다르지만 목적은 공통적인 깃이 있고, 다른 역할을 하지만 의도와는 다른 상대방의 목적을 이루어주는 점도 있다는 것은 양자 간의 소통과 통합적 접근이 절실히 필요하다는 것을 알려 주는 것 같고 그 과정에서 상호간에 어떤 것을 주의해야 하고 무엇을 중요한 주제로 설정해야 할 것인지에 대해 많은 시사점을 주는 것 같다.

7. 정신의학과 종교의 역할

증상이 도저히 이해되지 않고 인격이 완전히 와해되는, 그래서 귀신이 들어가지 아니 하고서는 그렇게 될 수 없다고까지 믿게 되는 정신증이나, 인격의 일부가 문제가 되는 신경증과 인격 장애는 모두 정신의학과 기독교가 만나서 해결해야 할 문제이다. 그러나 그동안 양자 간에 이 문제에 대한 이해의 부족과 갈등이 있었던 것은 사실이다. 정신의학자의 입장에서 성직자의 기능을 말하기는 어렵지만, 굳이 한다면 신체질환에 있어서 의사와 영양사(영양은 병이 있을 때나 없을 때나 필요한 가장 기본적인 것이다)의 관계에 비유해서 이야기 해 볼 수 있겠다. 병 자체의 원인과 치료에 대한 전문가는 의사다. 그러나 그 병을 앓는 사람의 저항력과 기본적인 생명의 유지는 영양사의 적절한 영양 공급 없이는 이루어질 수 없다. 의사 중에는 영양에 관심을 갖고 나름대로 영양 공급을 시도하려는 사람도 있고, 영양사 중에서 병에 대한 연구를 해서 어느 정도 예방과 치료에 관심을 기울이는 사람도 있겠지만, 그것은 전문성을 고려할 때 비효과적이고 낭비적인 일이다. 정신질환에 있어서도 마찬가지다. 병 자체에 대한 진료는 의사의 영역이고, 그 환자의 생의 궁극적 의미와 인격의 완성을 위한 정신적인 영양의 공급은 성직자의 영역인 것이다. 한창 수술하는 중에 성직자가 수술실에 들어가 봐야 실제적인 도움이 안 되는 것처럼, 심한 증상이 있는 정신질환자들에게 성직자의 힘은 큰 도움이 안 된다. 영양사가 눈에 보이지 않으면서 영양을 공급하듯이 그 영혼을 위한 기도와 변함없는 관심, 그리고 구체적인 현실적인 도움이 그에게 필요한 일이다. 그런 일은 정신과 의사와의 긴밀한 협조를 통해 이루어질 수 있다. 증상이 어느 정도 가라앉으면 그때는 의사에게서 떠나 성직자의 손에 이끌려 진정한 삶의 구원을 위한 신앙생활에 들어갈 수 있을 것이다. 다른 비유를 들면 컴퓨터의 하드웨어(hardware)의 문제는 정신과 의사의 일이고, 가치차원의 문제와 같은 소프트웨어(software)의 문제는 성직자의 일이라고 볼 수 있겠다. 정신질환은 hardware의 문제이다. 그 병을 앓고 있는 사람의 영혼구원, 이 땅에서의 삶의 의미와 사는 방식에 관한 가치와 윤리에 관한 문제는 소프트웨어이다. 그러나 차원에 따라 컴퓨터의 인터페이스(interface)와 같은 영역이 있듯이 엄격하게 각자의 영역을 구분하는 것은 어렵고, 서로의 연결을 바람직하게 하기 위해 좀 더 구체적으로 성직자와 정신과의사 간에 정신질환의 치료에 참여하는 길을 제시해 보는 것이 나을 것으로 생각된다. 왜냐하면 정신질환에 걸리면 정신과 의사를 직접 찾아오는 경우는 극히 드물고 대개 무당, 한약방, 성직자를 먼저 찾아본 다음 단골의사, 종합병원 내과 의사, 신경과 의사를 거쳐 정신과 의사의 순으로 찾아가기 때문이다. 근래에는 종교의 관심이 높아져 무당보다 성직자를 처음부터 찾아가는 비율이 높아지고, 미국의 예를 보면 약 40%가 최초로 성직자를 찾아간다고 한다. 또 정신질환자 자신이 일반사람보다 종교적 관심과 문제가 많다는 보고도 있다.[88] 그러므로 보다 우선적인 목회의 대상이기도 하다는 것

---

88) Kroll, J., Sheehan W.(1989), "Religious Beliefs and Practices among 52 psychiatric in patients in Minnesota", Am. J. Psychiat. Vol.145, No.1, pp.67-72.

이다. 또한 신앙의 자유가 있는 나라에서는 정신과 의사의 수보다 성직자의 수가 압도적으로 많다는 사실도 매우 중요한 점이다. 그러니 성직자일수록 심리학적, 정신의학적 소견이 있어야 바람직스러운 일일 것이다. 정규 학교에서 신학교육을 받은 사람일수록 현대 교육을 받아 정신의학을 보는 안목이 높다. 종교계 일부 보수적인 사람들이 정신과 의사와 정신 분석가를 좋지 않게 보고 비난하는 경우가 있으나, 정신과 의사의 목표인 정신건강이란 환자에게 사랑을 주되, 사랑할 능력을 주고, 인생에 대한 긍정적 가치를 주고, 마음의 평화를 준다는 것이니 종교의 목표와 다름이 없다. 정신의학적 관점에서 볼 때, 건전한 신앙은 특히 인생의 전환기에 스트레스와 싸우는 힘을 주고, 병적 퇴행을 억제하며, 심리적으로 위기를 맞는 경우에 긍정적인 영향을 주며, 승화를 돕기 때문에 매우 긍정적인 요소가 될 수 있다.

신경증과 인격 장애의 문제가 있을 때 기독교상담 또는 목회양호(pastoral care)의 차원에서 도움을 줄 수 있다. 그러나 증상이 완고하게 지속되거나 사회 적응상의 문제가 나올 정도가 되면, 정신과적 치료를 받도록 권고하는 것이 좋다. 정신증의 경우도 현실 판단력이 없어진 증상이 분명한 상태라고 판단되면, 조속히 전문적인 진료를 받도록 지도하는 것이 원칙이다. 지금까지 언급한 정신의학적 입장에서 기독교계 일부에서 성행하는 신앙 치료와 정신질환자를 수용하고 있는 기도원의 비의학적, 비인간적 운영은 당연히 비판받아야 한다. 무분별한 신앙치료는 일시적인 증상의 호전과 마음의 안정을 가져올 수도 있을 것이나, 불만족스러운 현실을 직시하지 않으려는 부정(denial)의 심리를 조장하고 자시의 문제를 외부로 투사(projection)시킴으로써, 무의식의 내용을 깨닫고 의식에 동화시키는 의식화와 자기실현의 과정에 장애가 될 수 있는 요소를 지니고 있다. 특히 문제가 되는 것은 신체적, 정신적 장애의 성질과 원인을 거의 모르는 성직자들이 무분별하게 모든 환자의 병을 마귀의 소행이라 단정하고 똑같은 암시적 방법을 사용함으로써, 의학적으로 고칠 수 있는 병을 만성화시키거나 자아 기능이 약한 환자에서 정신장애를 유발시키는 사태가 적지 않게 일어난다는 사실이다. 신앙치료만을 강요하는 반의학적 치료는 신앙치료에 대한 환자의 기대를 높여 줄지 모르나, 그들의 생명의 존엄성과 현대 의학의 치료를 받을 환자의 권리를 처음부터 막는 처사가 된다.[89] 불치의 병이거나 고질병으로 현대의학으로 나을 수 없다는 진단을 받았을 경우에도 마찬가지라고 생각된다. 신앙적 차원에서도 바람직한 것이 아닐 것이다. 어차피 인간은 한번은 죽는 것이고 인간은 모든 것을 알고 모든 것을 할 수는 없는 한계적 상황에 놓여 있는 존재이다. 신앙을 갖는다는 것이 이 세상에서 생명을 영원히 유지하기 위해 갖는 것도 아니고 모든 일을 내 뜻대로 이루어지게 되도록 하나님께 간구하는 것도 아닐진대, 현실적인 어려움을 뛰어넘는 진정한 신앙의 태도는 다른 모습이 되어야 할 것으로 생각된다. 죽어가는 사람에게 죽는 순간까지 하나님께 그의 병을 낫게 해달라고 기도하고, 환자에게도 그런 확신을 가지면서 투병하게 하는 것도 중요하다. 그러나 살 가능성이 거의 없고, 참을 수 없는 고통에 있는 사람에게 죽음을 받아들이고 고통의 의미를 알게 하는, 한 인간을 향한 기독교 성직자의 진정한 마지막 봉사는 참으로 어려운 것이다. 그렇기 때문에 많은 성직자들이 죽는 순간까지 살려달라고 기도만을 하는 경우도 많은지도 모르겠다. 병을 진단하고 치료하는 기간보다 죽음을 선고받은 이후의 환자가 더 의사의 손길을 구한다. 실제로 이것저것 작은 일에서부터 극심한 고통과 불안을 이겨내도록 도와주는 일에까지 의사의 관심과 노력이 있어야 한다. 의

---

89) 이정희·이부영(1983), "기독교 신앙 치료의 심리학적 고찰—증례추적조사를 중심으로", 신경정신의학. Vol.12, No.1, pp.67−80.

시는 살리는 일을 좋아하지만, 죽이기는 사람은 싫어한다. 자신의 능력이 여지없이 노출되는 무력함을 확인하는 일이기 때문이다. 그러나 성숙한 의사는 자신의 능력을 잘 알고 있으며, 자기는 다만 약을 주고 붕대를 감아주고 수술을 할 뿐이지, 낫게 하시는 분은 하나님이라는 사실은 안다. 난치의 병을 앓거나 불치의 병을 앓는 사람에게 더 필요한 사람은 성직자이다. 고통과 죽음의 의미를 알게 해주어야 하기 때문이다.[90] 정신 질환을 앓고 있는 사람에게도 마찬가지이다.

8. 정신의학과 종교의 소통과 통합적 접근에 대한 방법론적 제안

감리교의 창시자 존 웨슬리의 신학 방법론으로 성서, 전통, 이성, 체험이라는 4대 신학원리를 말하는데 1960년대 미국 감리교 신학자 아우틀러(Albert C. Outtler, 1908-1989)가 정리하고 제안한 것을 수용한 것이라고 한다. '성경 안에서 계시되고, 전통 아래서 조명되며, 경험 속에서 활력을 얻고, 이성에 의해 확증을 얻는다'는 것이다. 성경이 교회의 으뜸가는 원천이고 지침임을 믿으며, 전통은 성경의 권위 아래, 초대 교회, 특히 니케아 공의회 이전의 교부신학자들을 참조한다는 것이고, 경험은 신앙이 도그마(교리체계)를 믿는 것이 아니고 하나님과 인격적 관계 속에서 성령의 역사를 인식하는 것이고, 이성은 신학의 도구와 방법으로 신앙과 조화를 이루어 성숙된 신앙으로 완성되어야 한다는 것이다. 귀신들림과 같은 종교현상이나 그 외 정신질환이나 개인 심리적인 문제, 교회 내에서 일어나는 집단적인 종교현상 등에 대해 신학적으로 접근할 때 위의 4가지 신학 원리를 바탕으로 성서신학, 조

---

90) 유경재·문희상 등(1981), "정신질환치료와 기독교(패널 토의)", 정신의학보, Vol.5, No.12, pp.150-166.

직신학, 실천신학 등 신학 내에서 학제적 접근이 가능하다면 정신의학과 종교(기독교)에 대한 것을 논의하기 위한 매우 통합적인 신학적 이해가 가능할 것 같다.

정신의학적 측면에서도 귀신들림 현상에 대한 의학적 접근을 하는 경우에 좀 더 통합적인 접근이 필요할 것 같다. 정신과 의사로서 진료와 연구에서 늘 통합적인 접근을 하려고 하지만 방법론적으로 좀 더 의식적인 노력을 한다면 분석심리학에서 말하는 네 가지 정신기능을 최대한 동원하여 접근하는 것이 보다 온전한 방법이 될 수 있을 것이다. 분석심리학에서는 사람이 어떤 상황, 사물을 대할 때 동원되는 정신 기능을 판단과정이 없이 이루어진다는 뜻에서 비합리적 기능이라고 말하는 감각, 직관 두 가지 기능과, 판단과정이 개입한다는 뜻에서 합리적 기능이라고 말하는 감정, 사고 두 가지 기능, 모두 네 가지 정신기능을 이야기 한다. 이론적으로 네 가지 정신기능을 모두 완벽히 사용하면 완벽히 만족한 결과를 얻을 수 있겠지만 사람마다 우열기능이 있어 현실적으로 만족한 결과를 얻기 힘든 것이다. 모든 대상이 다 마찬가지이겠지만 정신의학과 종교라는 주제에 접근하여 좋은 결과를 얻어 내려면 당연히 위의 네 가지 정신기능을 잘 발휘하면 문제해결에 쉽게 접근할 수 있을 것이다. 그러나 한 사람이 그런 기능을 다 발휘하기는 어려울 것이고 역시 같은 뜻을 가진 여러 사람들이 모여 팀을 구성하여 이 주제에 접근하여 보다 나은 결과를 얻을 수 있을 것으로 생각된다.

이후 정신의학과 종교(기독교) 간의 소통과 통합의 노력을 할 때 각자 상대방의 통합적 방법론들을 참고하고 수용하는 과정이 진행된다면 양자 간의 노력이 더욱 상호 상승적인 시너지 효과를 기대할 수 있을 것 같다.

정신의학과 종교를 대하는 태도와 관점의 측면에서 한 가지 제안을 야자면 과거 정신의학 분야에서 생물정신의학과 정신치료 간의 간등은 해결하기 위한 통합적 차원에서 제안하였던 이론적 모델을 적용해 볼 수 있을 것 같다. 당시 생물(신체)과 심리(정신) 간의 이분법적 태도를 지양하는 이론으로 G. Engel이 시스템 이론을 바탕으로 한 생물·심리·사회 모델을 제시하였다. 나름 이론적으로 중요한 의미가 있었으나 실제적으로 적용하는 면에서 어려움이 있었고 이론적으로도 많은 비판을 받았다. 이에 대한 대안의 하나로서 과정이론(Process Theory)을 바탕으로 양극성이 아니 다양성의 측면을 더 강조하는 이론을 제시하면서 논문 제목으로 제시된 "Biological Priority(생물학적 우선성), Psychological Supremacy(심리학적 수월성)"이라는 말이 있었다.91) 양자 간의 옳고 그름, 좋고 나쁨의 구분이 있는 것이 아니라 양자의 적용 시기와 적용 영역의 수준에 대한 우선성, 수월성의 측면을 강조한 것이다. 정신의학과 종교의 관계에 있어서도 이 슬로건을 적용하면 "Psychiatric Priority(정신의학적 우선성), Religious Supremacy(종교적 수월성)"라고 할 수 있을 것이다. 물론 이에 대한 다양한 반론도 있을 수 있지만 정신의학의 입장에서 정신병리가 분명한 경우에는 이런 접근이 바람직하다고 볼 수 있을 것 같다.

9. 마무리

칼 야스퍼스는 정신의학과 종교의 역할이 다르다는 말과 함께 양자 간에 공통적으로 중요한 것으로 "의사나 성직자 양자에게 공통적인 것은 언제나 인간을 인격으로 보아야 한다"는 말로서 인간의 인격에

---

91) Sabelli HC, Carlson-Sabelli L (1989), "Biological Priority, Psychological Supremacy: a new integrative paradigm derived from process theory". Am. J. Psychiat., Vol.46, No.12, pp. 1541-1551.

대한 태도의 중요성을 강조하였다.

의사와 환자의 인격적 관계에 대해서 B.C. 4세기 경 그리스의 의성 Hippocrates가 말한 경구[92]를, 그 후 2천 여 년이 지나 20세기 초 미국의 존스 홉킨스 의과대학을 건립한 4명의 교수 중 하나이자 현대 의과대학 임상교육과 레지던트 교육 프로그램을 시작한 윌리엄 오슬러 경(Sir William Osler, 1849−1919)도 히포크라테스의 뜻을 이어

"보다 중요한 것은 환자가 앓고 있는 질병을 아는 것보다
그 질병을 앓고 있는 환자를 이해하는 것이다"
" It is more important to know Patient with the illness
than the illness the patient has"

라고 똑같은 경구를 강조한 바 있다. 물론 이 말은 성직자와 신도의 관계에서도 당연한 말일 것이다. 정신과 의사와 환자(내담자), 성직자와 신도와의 관계에서 핵심인 진정한 인격적 관계를 유지해야 한다는 말은 매우 당연하면서도 누구에게나 가장 실천하기 힘든 일이다.

분석심리학적 정신치료에서 의사와 환자, 분석가와 내담자 두 사람 간의 대화를 변증법적 대화라고도 한다. 변증법적 대화 과정에 양자 의식과 무의식의 합일체험이 이루어지고, 서로의 의식과 무의식을 초월하는 원형이 활성화되는데 이때 환자(내담자)에게 영향을 주는 치료자의 원형적 작용이 치료자가 환자에 맞설 수 있는 유일한 치료수단이라는 것이다, 이때 치료자의 인격은 치료자의 원형적 작용으로 합일을 체험한 변환된 인격이어야 하는 것이다.

이런 변증법적 대화의 태도를 정신의학(정신치료)과 종교 관계에도

---

92) Gabbard, G. O(2015), 이정태, 채영래 역, 《역동정신의학》, 서울, 하나의학사, p.5.

적용해 볼 수 있을 것 같다. 정신의학자나 종교인 간에 아무런 이론, 경험, 전제, 권위, 지위, 사회적 신분 등 모든 외적인 것을 다 내려놓고 인격 대 인격의 만남을 통한 양자 모두의 변화를 추구하는 것이다.

정신과 의사나 성직자는 증상이나 문제, 고통과 갈등을 가지고 온 환자나 신도를 만나 그들의 변화를 위해 도움을 주는 사람들이다. 모든 인간은 불가피하게 온갖 종류의 고통과 갈등을 겪으면 극복해 나가면서 자신의 삶을 완성해 나간다. 서양의 기독교 문화의 근본을 흔들었던 무신론적 철학자 니체가 "인생을 사는 이유를 가진 자는 인생의 어떤 고통도 견딜 수 있다"는 말을 남겼다.93) V. E. Frankl은 사람들이 추구하는 가치를 예술적 차원의 창조적 가치, 인간관계의 만남에서 추구하는 경험적 가치, 삶의 고통에 대한 태도에서 추구하는 태도적 가치를 말하면서 고통을 극복하려는 태도적 가치가 가장 의미 있는 것이라는 것을 토대로 의미요법을 칭시하게 되었다고 한다. 분석심리학에서도 원인에 대한 탐색과 그에 대한 해석을 통한 치료를 하는 원인론적 접근을 하는 정신분석에 더해, 원인론과 함께 증상이나 고통의 의미를 찾아가는 과정을 통해 자기를 실현하려는 목적론적 접근을 강조한다.

융학파 분석가이자 현존재 분석가인 이죽내 교수는 그의 정년퇴임 강연인 "의료의 본질"에서 생물·심리·사회·문화 모델이 그 외연을 확장해 가면서 끝없이 많은 내용을 포함시킬 수 있으나 삶의 본질적인 실존적인 문제를 해결하는 내용을 담을 수 있다는 것을 지적하면서 Bio·Psycho·Socio·Cultural-Existential Model을 제시한 바 있다.94) 여기서 실존적 문제의 차원이라는 것은 위에서 말한 인간 실존

---

93) Nietzsche,F., 박찬국역(2015), "잠언과 화살"12, 《우상의 황혼》, 아카넷, 서울.

이 필연적으로 느끼게 되는 공허, 불안을 비롯한 고통의 문제에 대한 의미를 찾기 위한 차원으로 생각된다. 무신론자나 의미요법을 창시한 정신과 의사나 현존재 분석이나 분석심리학에서나 사상적, 실천적 배경을 막론하고 삶의 의미를 추구하는 것이 삶의 본질로 강조된다.

유태교 경전이기도 한 구약에서 고통 속에서 신음하는 히브리 민족을 해방시킨 출애굽은 이스라엘 민족의 가장 큰 고통을 극복하는 핵심적인 사건으로 히브리 민족이 하나님과 함께 삶의 의미를 찾아가는 원형적인 민족적 경험이다. 기독교적 측면에서 본다면 2000여 년 전 군대를 앞세운 로마제국과 이스라엘 왕조, 그에 부역하는 제사장과 같은 종교 기득권 세력들이 가하는 몇 겹의 정치경제적, 사회적, 문화적 압제에 눌린 당시 이스라엘 민족을 보고 체제와 구조적 차원에서 근원적으로 고통에서 해방시키고자 하나님의 나라가 도래하고 있음을 선포한 죄로 십자가에서 죽임을 당한 예수 그리스도의 삶과 죽음, 그리고 죽음까지 극복한 부활사건으로 인류에게 하나님의 나라가 실현되는 희망을 준 것이 바로 고통의 의미에 대한 근본적인 응답이기도 할 것이다.

B.C. 4세기 그리스의 위대한 의사 Hippokrates가 "의사면서 철학자가 된다는 것은 신과 가까운 것이다, Iatros philosophos isotheos"라는 말도 하였다고 한다. 의사의 역할이 철학적, 종교적 차원까지 이른다는 말이다. 여기서 종교라는 말의 의미는 고통을 견디어 내는 고뇌하는 인간(Homo patiens)이 자기 삶의 의미를 추구하여 가는 것이 결국 종교적 인간(Homo religiosus)이 되어 가는 것이라는 뜻에서 종교를 말하는 것일 것이다. 정신의학과 종교는 결국 의미 추구의 공통적 목적을 가지고 있다. 정신과 의사와 성직자가 환자나 신도들을 대할 때 더 이상 관계의 주체가 아니고, 서로의 의식과 무의식간의 변증법적

---

94) 이죽내(2005년 2월 18일), "의료의 본질", 정년퇴임강연집.

대화의 대도에서 발견되는 깃들을 공유히고, 숨이 있는 개성을 발견히는 공체험자(共體驗者, Miterlebender)가 되어야 한다고 한다. 정신의학과 종교(기독교)도 정신과 의사와 성직자가 환자와 성도들을 대할 때처럼 서로가 서로에게 거울이 되어 서로를 비추어 보면서 더 이상 서로 배제의 대상이 아닌 서로를 공체험자로 대하면서 각자의 역할을 감당할 수 있기를 기대한다.

참고문헌

강두현·정용균(1997), "병원 개신교 교역자들과 교회 교역자들의 정신질환에 대한 인식 비교, 신경정신의학. Vol.36, No.7, pp.1041-1054.

기독상담·정신의학연구회(1990년 6월-1991년 5월), "진단과 치유", 목회와 신학, 두란노 서원, 서울.

김광일(1972), "한국 샤머니즘의 정신분석학적 고찰, 신경정신의학, Vol.11, No.2, pp.121-129.

김광일·원호택·장환일·김현수(1974), "정신질환에 대한 서울인의 견해조사(I)", 대한의학협회지, Vol.17, No.12, pp.75-83.

김광일(1979), "한국에서의 정신질환에 대한 태도와 인식도, 《대한의학협회지》. Vol.17, No.3, pp.31-34.

김광일(1982), "기독교 주변의 치병 현황", 정신의학보, Vol.6, No.2, pp.39-42.

김성민(2001), 《분석심리학과 기독교》, 학지사, 서울.

김정택(2011), "무의식의 창조성과 종교: 그리스도교를 중심으로", 심성연구. Vol.26, No.1, pp.36-38.

김 진(2012), 《정신병인가 귀신들림인가?》, 생명의 말씀사, 서울.

박용천·김광일(1983), "정신병에 대한 지역 사회 지도자들의 태도 조사", 신경정신의학, Vol.22, No.2, pp.218-232.

변선환(1984), "신학적 입장에서 본 정신건강", 정신건강연구, 2집, 한양대학교 정신건강연구소, 서울.

사미자(1998), "서문", 《한국교회와 정신건강》, 장로회신학대학출판부, 서울.

손진욱·이부영(1983), "기독교 교역자들의 정신병관 및 치료 개념", 신경정신의학. Vol.22, No.1, pp.57-66.

손태식(Michael Shon)(2017), personal communication, Barth, K, 박순경

역, 《교회교의학》, IV/3.

신형균·손진욱·우성일(1991), " 기독교 교역자들이 주장하는 귀신들림에 대한 정신의학적 고찰", 신경정신의학, Vol.30, No.6, pp.1063−1081.

안동현·이부영(1986), "지역사회 지도자들의 정신질환에 대한 반응", 서울의대 정신의학, Vol.1, No.4, pp.281−193.

안석(2010), 정신분석과 기독교상담, 인간희극, 서울.

안석(2011), "귀신들림인가 정신장애인가? 목회적 돌봄의 대상으로서 귀신들림 현상에 대한 고찰", 신학과 논단, 3집, pp.121−150

유경재·문희상 등(1981), 대한신경정신의학회, "정신질환치료와 기독교"에 관한 패널 토의, 정신의학보. Vol.5, pp.250−266.

유아사 야스오(湯淺泰雄)·이한영 역(2011), 《융과 그리스도교》, 모시는 사람들, 서울.

이기춘·이무석(1991), 제6차 한국기독의사회 총회 및 연차 세미나 주제 발표.

이무석(1980), "도서 주민의 정신질환에 대한 태도", 전남의대잡지. Vol.17, No.2, pp.417−427.

이무석(1993), "정신과에서 본 정신질환과 귀신들림(2)", 목회와 신학, 12월호, pp.63−68

이부영·이나미(1988), "종교인의 정신질환에 관한 견해와 반응",신경정신의학. Vol.27No.2, pp.333−345.

이부영(2011), 《분석심리학, C.G. Jung의 인간 심성론》, 3판, 일조각, 서울.

이부영(2002), 《자기와 자기실현》, 한길사, 서울.

이부영(2012), 《한국의 샤머니즘과 분석심리학》, 한길사, 서울.

이정희·이부영(1983), "기독교 신앙 치료의 심리학적 고찰−증례추적조사를 중심으로", 신경정신의학. Vol.12, No.1, pp.67−80.

이죽내(2005), "의료의 본질", 정년퇴임강연집.

조두영(1985), 《임상행동과학》, 일조각, 서울.

최영민(1990), "정신의학으로 본 마귀역사", 목회와 신학. 10월호, pp.60−68

크리스챤 아카데미(1982), 《한국 교회 성령운동의 현상과 구조》, 대화출판사, 서울.

Clift, WB. 이기춘·김성민 역(1984), 《융의 심리학과 기독교》, 대한기독교서회, 서울.

Frankl, V. E(1998), 《그래도 나는 삶이 의미 있는 것이라고 생각한다》, 열린사회, 서울.

Gabbard, G. O. 이정태·채영래 역(2015), 《역동정신의학》, 하나의학사, 서울.

Homans, P(1990), 《Psychology and Hermeneutics : Jung's Contribution in Jung and Christianity in Dialogue》, ed. by Moore P & Meckel DJ. Paulist Press, New York.

Jaffe A, 이부영 역(1996), 《C.G. Jung의 회상, 꿈 그리고 사상》, 집문당, 서울.

Jung CG(1966), 《The Practice of Psychotheray》, C.W. 16, Princeton University Press, Princeton.

Jung CG(1970), 《Civilization of Transition》, C.W. 10, Princeton University Press, Princeton.

Jung, CG(1973), 《Briefe Ⅲ》, Walter Verlag, Olten.

Jung, CG(1974), 《Psychology and Alchemy》, C.W. vol.12, Routledge & Kegan Paul, London & Henley.

Jung, CG(1977), 《Psychology and Religion, West and East》, C.W.11, Routledge & Kegan Paul, London.

Jung, CG (1978), 《Aion》, C.W. 9 II, Routledge & Kegan Paul, London and Henley.

Jung, CG, 한국융연구원 C.G. 융저작번역위원회 옮김(2007), "심리학과 종교", 《인간의 상과신의 상》, 기본저작집 4, 솔, 서울.

Kroll, J., Sheehan W.(1989), "Religious Beliefs and Practices among 52 psychiatric in patients in Minnesota", Am. J. Psychiat.

Nietzsche, F., 박찬국 역(2015), 잠언과 화살 12, 《우상의 황혼》, 아카넷, 서울.

Otto R, 길희성 역(1987), 《성스러움의 의미》, 분도출판사, 왜관.

Schleiermacher FD, 최신한 옮김(2006), 《기독교신앙》, 한길사, 서울.

Tillich, P.(1981), 《the Meaning of Health: The Relation of the Religion and Health》, North Atlantic Books.

Von Franz, M L(1990), 《*C.G. Jung : His Myth on Our Time*》, Inner City Books, Toronto.

기독교와 정신분석*

민성길_ 연세의대 정신건강의학교실 명예교수

1. 서론

기독교와 정신분석(psychoanalysis)은 모두 인간의 행동을 설명하고 변화시키고자 하는 노력을 하고 있다는 점에서 공통적이다. 그러나 정신분석은 전통기독교와는 다른 세계관과 인간관에 기초한다. 정신분석은 인간행동에 영향을 미치는 강력한 무의식과 감정의 힘을 발견함으로 새로운 인간관을 제시하였고, 인간 이성의 가능성을 한 단계 끌어올렸다고 평가된다.

프로이트(Sigmund Freud, 185 ‐ 1939)의 정신분석이 처음 세상에 등장하였을 때 기독교는 이에 대해 반기독교적이라고 의심하며 적대적이기까지 하였다. 프로이트가 무신론자였을 뿐 아니라 그가 하나님을 "소아의 아버지에 대한 환상을 투사한 이미지"라고 했다는 점, 그리고 순진한 어린 아이들에게 성욕이 있다고 주장함으로써 기독교는 그를 악마적이라 비난하였다.

그러나 프로이트 당시 정신분석을 따르는 기독교 목사들도 있었다. 예를 들어 스위스의 루터교 목사였던 오스카 피스터(Oskar Pfister, 1873~1956)는 정신분석을 기독교와 통합하려 했던 일반인 정신분석가

---

* 본 글은 월드뷰 2019년 4월호에 실린 내용을 수정·보완한 것이다.

있다. 그는 스위스 루터교 목사로서 일반인 정신분석가이다 그는 취리히 대학과 바젤 대학에서 신학, 철학, 심리학을 공부했고, 목사가 되어 취리히 근교에서 사역하였다. 그는 1909년부터 프로이트가 사망한 1939년에 이르기까지 프로이트와 교류하며 정신분석을 공부하였다. 그는 1919년 스위스 정신분석학회를 창설하였다. 그는 프로이트를 옹호하며 정신분석 이론(오이디푸스 콤플렉스, 거세공포, 유아성욕론 등)을 신학과 교육학에 적용하였다.

2. 정신분석이란

정신분석은 애초 노이로제(히스테리)를 위한 치료법으로 개발되었으며, 이제 역동정신치료로 진화하여 널리 정신장애 치료에 응용된다. 이제 정신분석은 인간행동에 대한 이론인 동시에, 연구방법이기도 하다.

정신분석 이론은 인간 마음에 대한 하나의 가설로서 기본적으로, 마음을 의식과 무의식으로 구분하고(마음의 구조적 이론), 자아, 초자아, 이드로 설명하고(마음의 지형적 이론), 인격은 어린 아이로부터 어른으로 성숙 발달하고(정신성발달이론), 현재 행동의 기원이 과거에 있다고 보고(정신결정론), 과거와 무의식(이드와 과거) 및 사회의 자극으로부터 최소의 노력으로 최대한 자신을 방어하고자 (마음의 경제적 이론) 한다고 본다.

정신분석의 가장 유명한 공헌은 무의식을 발견하였다는 것이다. 무의식에는 의식적 마음이 용납할 수 없는, 성욕(리비도)과 공격적 충동과 감정 및 기억 등이 자리 잡고 있어, 인간 행동에 지배적인 영향을 미친다고 본다. 우리는 무의식을 기본적으로 알 수 없으나, 그 파생물, 즉 꿈, 실수로 하는 언동, 그리고 정신과적 증상 등을 통해 추정할 수 있다. 두 번째로 중요한 이론은 정신결정론(psychic determinism)이다. 이는 어린 시절의 경험이 이후 성인의 건강한 또는 병적 행동에 영향을 미친다는 것이다. 프로이트는 어린 시절의 경험을 나이별로 구분하여 구강기, 항문기, 남근기, 잠재기, 사춘기로 나누고, 각 단계에서 쾌락을 경험하는 방식과 그것이 성인의 행동이나 정신장애(노이로제) 발생에 미치는 영향을 이론화하였다. 구강기, 항문기, 남근기에서의 쾌락추구를 소아성욕론이라 한다.

정통정신분석은 주로 성욕(리비도)과 공격성(타나토스)의 본능이론, 정신성 발달(psychosexual development), 갈등과 불안이론 등을 강조한다. 또한 무의식의 충동은 방어기제를 통해 조정되어 사회적 적응행동으로 표현된다는 것, 인격의 발달 수준에 따라 선택되는 방어기제의 성숙도가 다르다는 것, 스트레스 상황에서 미숙한 방어기제를 사용하는 수준(소아수준)으로 퇴행하게 되면, 정신장애가 나타난다는 것 등을 말한다. 치료에서도 철저한 자유연상과 꿈 분석을 강조한다. 따라서 무의식과 과거를 깨닫게 함(통찰)으로 억압에서 벗어나 자유로워지고 노이로제에서 해방된다고 본다. 그 과거란 주로 어린 시절 부모와의 관계에서 비롯된 트라우마와 그에 관련된 부정적 감정으로 무의식의 내용을 이루고 있다. 그 무의식과 과거의 진실을 알게 하는 기법은 "대화"이다. 즉 대화로 하는 치료(talk therapy)이다. 구체적 방법은 자유연상(free association), 꿈의 해석, 전이와 저항의 해석이다. 자유연상(free association)이란 환자가 편안한 가운데 마음에 떠오르는 모든 생각을 억제하지 않고 모두 진술하는 것이다. 꿈의 해석도 기억하는 꿈 내용에 대해 자유연상에 기초하며, 꿈에 나타난 상징들을 해석한다. 또한 치료적 대화 중에 발생하는 전이(transference—환자가 분석가를 과거의 중요한 인물처럼 생각하게 됨으로 무의식의 진실을 밝히는 것이 방해된다)와 저항(resistance—무의식을 밝히는 것에 저항하는 것으로, 기억이 안 난다고 한다서나 침묵하거나 치료시간을 지키지 않는 것 등)을 해석(interpretation)하는 것이다. 이로서 환자는 자신의 무의식을 통찰(insight)하게 된다. 기본적으로 이성으로 내면(무의식)의 진실을 통찰하고자 하는 것이다. 이런 정통 정신분석과정은 시간도 오래 걸리고 비용도 많으며, 힘든 과정이어서, 끝내 분석이 성공하려면 피분석자가 신중하게 선택되어야 한다.

프로이트 이후 여러 제자들에 의해 여러 형태의 정신분석이 분화, 발전하였다. 학파에 따라 강조점은 조금씩 다르다. 그 중에 아들러(Alfred Adler, 1870－1937)와 융(Carl Gustav Jung, 1875－1961)이 중요한 선구자 중에 속한다.

아들러는 성(sex)이 아니라 열등의식이 인간행동과 정신장애를 일으키는 핵심요소라는 것과, 열등감 또는 무력감과 이를 보상 또는 극복하려는 "권력에의 의지"(will to power) 등의 이론을 제시하면서, 프로이트와 결별하였다. 그는 개인심리학(individual psychology)을 창설하였다. 매우 실제적이어서 이해하기 쉬운 편이다.

융 분석은 성욕으로서의 리비도 개념을 삶의 에너지를 의미하는 것으로 확대하였다. 무의식도 개인 무의식과 집단무의식(collective unconscious)으로 구분하였다. 융 정신분석은, 프로이트와 달리, 무의식에 이미 자기(the Self)라는 원형(archetype)이 있어 이를 발견하는 것을 치료목표로 삼았다. 즉 무의식을 발견하여 이를 의식과 통합하여 하나의 전체가 되는 것을 소위 자기실현(self－realization)이라 하였다. 융은 이 과정을 모든 종교적 구원의 과정과 공통적이라 하였다. 그러나 융 정신분석이 기독교적인가 하는 것에 대해서는 비판도 있다.

그 외에도 많은 정신분석의 분파들이 있다. 성욕보다 환경과 문화의 영향을 강조하는 분파도 있고, 대인관계에 초점을 두는 분파도 있고, 무의식보다 자아를 강조하는 분파도 있고, 인간실존을 강조하는 분파도 있다. 소아를 대상으로 하는 소아정신분석도 있는데, 대화보다 주로 놀이(play)의 기법을 사용한다.

에릭 에릭슨(Erik Erikson, 1902-1994)은 정신성발달단계에 기초하여 사회적 발달과 정체성에 대해 연구하였다. 에릭슨은 이러한 기본적 모자 관계가 만족스러우면 이후 모든 인간관계에서 기본적 신뢰(basic trust)라는 덕목을 획득하는데, 만족스럽지 못하면 성장한 후 모든 인간관계에서 기본적 불신(basic mistrust)을 갖게 된다고 하였다. 기본적 불신을 가진 사람은 하나님 아버지의 아들이 인간 개인에 대한 사랑으로 대신 죽었다는 말을 믿을 수 없다.

알렉산더(F. Alexander)는 통찰을 통한 변화보다 치료자-환자의 관계를 통해 교정적인 감정을 경험(corrective emotional experience)함으로써 감정문제를 개선할 수 있다고 하였다. 예를 들어 어릴 때 환자의 부모가 너무 엄하고 폭력적이었기 때문에 문제가 되었다면, 치료자가 그와 반대로 따뜻하며 융통성 있는 비권위적 태도 그리고 때에 따라 단호하고 한계를 짓는 태도를 보인다면 환자는 이러한 새로운 부모상에 적응하고 치료자를 자신과 동일시하게 된다. 이를 치료적 닮기(therapeutic modeling)라고도 한다.

이 모든 학파들은 모두 이후 정신의학뿐 아니라 정신치료, 상담, 교육 나아가 사회학, 종교 등에 깊은 영향을 끼쳤다.

(1) 역동이론

정신분석 이론에 근거한 현대 정신의학을 역동정신의학(dynamic psychiatry)이라 한다. 쉽게 말하면 심리학적 정신의학인데, 뇌과학에 근거한 생물학적 정신의학(신경정신의학)에 대비된다. 역동정신의학에서의 정신치료(psychotherapy)는 정통 정신분석과 기타 발전한 정신분석의 분파들의 이론을 포괄적으로 종합하여 환자에게 가능한 짧은 시간에 효과적인 통찰을 얻게 하려 한다. 통찰 능력이 부족하거나 통찰이 오히려 위협이 되는 사람에게는 지지적 정신치료(supportive psycho therapy)를 통해 환자를 분석해 주기보다 지지해주고 기존의 방어기제 중 건강한 부분을 강화해 준다(지지적이라 하더라도 치료는 정신분석적 이해에 근거한다).

(2) 가장 최근의 발달은 정신화 기법이다.

정신화(精神化 mentalizing)는 포나기(Peter Fonagy, 1952~   )가 말하는 기법으로, 암묵적으로 또는 표현적으로 자신과 타인의 행동을 지각하고 해석하여, 내적 정신강태(욕구, 동기, 느낌, 신념 등)와 연결, 통합하는 인간의 자연스런 능력을 말한다. 이와 유사한 개념으로, 공감, 사회적 지능, 감정지능, 등이 있다. 이는 정통 정신분석과 정신분석가 John Bowlby의 애착이론, 그리고 인지이론도 다소 포함한 이론으로 어떤 종류의 정신치료를 하든 간에 정신병리를 이해하고 치료하는 데 유용한 이론이다(반면 "마음챙김"으로 번역되고 있는 mindfulness라는 개념은 자타의 "현재"의 정신상태에 주의를 준다는 의미이다. 정신화는 자서전적 이야기(narrative)에 기반한다는 점에서 마음챙김과 다르다). 정신화 능력은 아기-엄마간의 애착(attachment)에서 발달한다.

3. 성경과 정신분석 이론

예술, 종교, 일상 행동 등이 정신분석과 만나는 상황은 매우 흥미를 끄는 일이다. 정신분석이 가려져 있는 "이면"에 있는 뜻밖의 양상을 깨닫게 해 주기 때문이다.

정신분석 이론은 인간행동을 연구하는 "방법"이므로, 신의 개념과 종교적 인간관 그리고 신앙의 의미를 연구하는 데 도움이 될 수 있다. 정신분석은 신학에서 다루는 인간의 근본 문제, 의미, 삶의 목적 등에서 관심의 영역이 겹치기 때문에 정신분석 이론과 기법은 목회상담에서 사용하는 경우가 많다(특히 융 정신분석은 기독교에서 많이 활용하고 있으며 여러 종교들과 대화의 폭이 넓다. 그러나 융 정신분석이론은 엄밀히 말하면 신에 대한 것이 아니라 신에 대한 심리적 현상을 말하는 것으로 경계해야 한다고 본다).

기독교에 관련하여서는 정통 정신분석 이론은 기독교의 교훈과 일치하지 않는 것은 아니라고 본다. 사실 성경을 잘 살펴보면, 정신분석에서 말하는, 무의식, 성적 본능과 공격성과 쾌락, 투사, 대치, 억압, 등등 인간 마음의 정신역동(psychodynamic)의 이론이 여기저기에 암시되고 있음을 알 수 있다. 정신분석과 기독교가 대화한다면, 그런 점에서 충분히 공감할 수 있는 부분들이 많다.

그러나 필자가 신학자가 아니어서, 평신도 수준에서 정신분석 이론을 우리에게 익숙한 성경말씀에 비추어 보고자 한다.

무의식은 기독교에서 말하는 "미처 깨닫지 못하고 있는 것", "굳이 마음으로 부인하고 거부하는 것"과 유사하다. 예를 들어 "마음은 원이로되 육신이 약하도다"(마태복음 26:41)라는 말씀은 의식적 자아(ego)는 원하지만, 나도 모르게 자신이 원하는 대로 행동하는 것을 방해하는 자신도 미처 모르는 무언가가 있다는 것을 의미한다. 즉 나도 모르는 육체적 내지 생물학적 본능(성욕, 식욕, 공격본능 등)의 힘이 너무 강하다는 의미로 해석될 수 있는데, 이것이 바로 무의식이며, 이드(id)라고 할 수 있다. 따라서 성경은 그런 이드의 속성은 죄와 악으로 보는 것 같다(갈라디아서 5:16~23). 여기서 육체의 일, 육체의 소욕 또는 육체의 욕심은 무의식과 이드의 힘이다.

자아(ego)는 현실과 상호작용하는 마음의 부분으로, 하나님의 일반계시를 아는 일도 포함될 것이다(로마서 1:2).

초자아(superego)는 양심, 완전함, 죄의식의 장소, 이상(ideal)을 의미히는데, 기독교에서 말하는 죄를 저각히는 미움, 양심, 그리고 "너희는 완전하라"(창세기 17:10)는 말씀과 유사하다. 프로이트는 초자아가 부모/사회의 영향에 의해 만들어진 것이라 하였으나, 기독교인은 도덕, 양심, 완전함 등은 하나님께로부터 온다고 믿는다.

"가족이 네 원수니라"는 말씀(마태복음 10:34~37)은, 정신분석에서 말하는 어릴 때의 가족(부모)과의 (긍정적이든 부정적이든) 경험이 이후 어른이 되었을 때 갈등과 노이로제의 원인(즉 죄를 짓는 원인)이 된다는 의미로 볼 수 있다. 즉 부모의 사랑은 자식을 의존적으로 만들 수 있고, 부모의 배척은 자식을 분노하고 반항하게 만들 수 있다. 두 가지 다 성인이 된 후 사회생활과 대인관계에서 그리고 "하나님 아버지"와의 관계에서 갈등을 만들어 낼 수 있다.

"욕심이 잉태한즉 죄를 낳고 죄가 장성한즉 사망을 낳느니라"(야고보서 1:15)이라는 말씀은 정신분석적으로도 옳다. 본능적 욕망을 자아가 통제하지 못하면 계속 갈등하게 되고 우울증이 오거나 스트레스로 당뇨병이나 고혈압이 생길 수 있으며, 그 결과 자살이든 병사로 죽음에 이를 수 있다. "내가 어렸을 때에는 말하는 것이 어린 아이와 같고 깨닫는 것이 어린 아이와 같고 생각하는 것이 어린 아이와 같다가 장성한 사람이 되어서는 어린 아이의 일을 버렸노라"라는 말씀(고린도전서 1:11)은 인격발달의 의미와 일치한다. 정신분석에서, 어른이 어릴 때의 마음을 가지고 행동한다는 것은 노이로제에 해당된다. 즉 의존심, 자기애(narcissism), 본능의 표현 등은 대인관계나 사회관계에서 병적인 것으로 간주된다(프로이트는 자기애에 대한 이해를 엄청나게 넓혔다). 한편, "너희가 돌이켜 어린아이들과 같이 되지 아니하면 결단코 천국에 들어가지 못하리라"는 말씀(마태복음 18:2)의 "어린 아이" 마음이란 노이로제(갈등과 괴로움) 이전의 순수한 상태를 의미한다고 본다.

"사람이 혼자 사는 것이 좋지 아니하다"(창세기 2:18)는 사실에 대한 하나님의 제안은 남녀의 결합, 즉 결혼이다. "남자가 부모를 떠나 그의 아내와 합하여 둘이 한 몸을 이룰지로다"라는 말씀(창세기 2장 23-24)은 정신분석적 교훈과 일치한다. 이는 정신성발달과 성 기능의 발달과, 독립, 성 정체성, 건강한 남녀간 성교와 오르가즘의 원리를 설명해 주는 것이기도 하다. 부모를 떠난다는 것은 부모와 같이 살던 집을 떠나는 것이기도 하고, 부모와의 이차적 탯줄을 끊고 정신적으로나 경제적으로 한 사람의 완전한 독립된 성인이 되어 결혼하는 것을 의미한다. 부모에게 의존하는 것은 어릴 때의 일을 버리지 못하는 것으로 노이로제 현상이기도 하다. 이런 노이로제가 있으면, 사랑에서 완전한 한 몸을 이루지 못하고, 자타의 경계가 없어지는 진정한 오르가즘을 경험하기 어렵다.

"진리를 알찌니 진리가 너희를 자유케 하리라"라는 말씀(요한복음 8:32)은 정신분석적으로는 내면의 감추어진 마음, 억압된 욕망, 잊혀진 과거 등을 알게 되면(통찰하면) 노이로제로부터 벗어난다라는 의미로 볼 수 있다(성경적으로는 여기서의 진리는 예수님을 의미한다).

이러한 공통적인 예는 수없이 많다. 그 이유는 성경이나 정신분석은 일차적으로 사람이 어떻게 생각하고 행동하여야 하는지, 그리고 고통과 병을 피하기 위해서 무엇을 해야 하는지에 대해 가르치기 때문이다. 단지 궁극적인 목적이 다르다. 정신분석은 노이로제를 치료하고 정신건강을 획득하는 것이고, 기독교 신앙은 구원과 영원한 행복과 영생을 지향한다.

유아 성욕론도 오해할 필요가 없다. 어린 아기가 어머니의 젖을 먹을 때 입술과 혀와 구강의 점막의 느낌이 생명을 유지하게 되었다는 행복감을 느끼는데, 이는 결코 성적 쾌락이 아니다. 그런데 이 생명유지의 행복감이 성인이 된 후 남녀가 키스로 경험하면 에로틱하게 느껴진다. 프로이트는 어릴 때 무슨 이유로 엄마-아기 간의 젖 빠는 쾌감이 기부된 이이는 기시도 여성괴의 성 관계가 원민히지 않게 된다는 임상적 관찰을 했다. 그래서 유아성욕론과 정신성발달이론이 나온 것이다.

정신분석 이론뿐 아니라, 실제 체험을 통해, 사람들이 자신의 죄를 남에게 감추기 위해서만 아니라, 스스로에게 부인하기 위해 사람들이 어떤 행동을 하는지 이해할 수 있다. 자신의 죄를 감추기 위해 인간은 남을 비판하고, 자선을 베풀고, 성취하려 한다. 이런 행동은 투사, 대치, 보상, 등 방어기제를 통하여서이다. 아예 죄가 없다고 하는 행동에는 죄의식 없음, 순진성, 기억하지 못함 등이 있고, 그 방어기제는 억압, 부인 등이다.

정신분석으로 이룰 수 있는 최고의 가능한 경지는 마음이 평온한 상태이다(불교에서 말하는 열반(nirvana)과 유사하다고 하는 학자가 있다). 그러나 정신분석으로는 이 땅 위에서 성령의 열매를 맺을 수 없다.

(1) 성경의 교훈과 다른 정신분석 이론

엄밀한 의미에서 기독교(성경)와 정신분석은 공통적이지 않다. 예를 들면 "진리와 자유"에서 진리는 마음속의 비밀이 아니라 또한 학문에서의 진리가 아니라, 예수님을 말하는 것이고, 자유는 "억압"의 제거가 아니라 죄와 사망으로부터의 자유를 의미하기 때문이다. 죄와 사망으로부터의 자유는 이론적으로는 정신분석의 최고 목표이기는 하나 실제적으로 거의 불가능하다. 프로이트 그 자신 노이로제가 있었고 그자신의 노이로제와 꿈의 분석으로 정신분석 이론 구성에 기여하였다. 그가 죽음에 임박하였을 때 마음에 자유함과 평화가 있었는지 궁금하다.

프로이트는 정신분석에서 환자들이 신을 말할 때 그 신에 대한 이미지는 그들의 환상(illusion)이었음을 간파하였다. 그는 이 통찰을 확대 적용하여, 『환상의 미래』라는 저술에서 "신이라는 것은 종교인들이 이야기하는 실재하는 초월적 존재도 아니며 이성의 최종 결과로 나온 산물도 아닌, 가장 오래되고 간절한 인류의 소원이 투사된 환상이다"라고 말한다. 그러나 이러한 무신론 역시 프로이트 자신의 환상이다. 프로이트 같은 천재들은 신을 인정하기 어렵다. 인본주의(humanism)는 인간들의 자기애(narcissism)같아 보인다.

또한 정신분석의 "이론"은 개개 환자의 "치료"와는 상관없는 것이다. 정신분석은 한 환자의 내면을 드러내어 환자에게 보여주는 치료기법일 뿐이다. 정신분석이라는 기술 자체가 종교의 정당성을 인정하거나 부정할 수 없다. 만일 어떤 환자가 이혼하고 싶지만 하나님 때문에 이혼하지 못하겠다고 할 때 정신분석가는 "그 환자가 말하는 하나님"이 과거 자신에게 부당하게 대하였던 아버지에 대한 부정적 감정에 의한 것이 아닌지 통찰하도록 도와주는 것이지, 하나님의 존재를 부정하고 이혼하라고 조언하지 않는다. 즉 프로이트의 무신론은 실제 신의 존재와는 상관없다. 신의 존재가 정신분석으로 입증되거나 부정될 일도 아니다. 그래도 정신분석가들에게 남는 문제는 왜 인간은 그런 신에 의한 구원의 소원을 가지는가 하는 것이다. 생존 때문이라면, 생명의 기원과 죽음 이후의 일도 같이 고려되어야 한다.

정신분석은 우리의 과거 경험이 현재를 결정한다고 말한다. 이는 성경과 다르다(정신분석적 결정론은 또한 기독교의 예정론과도 다르다고 보는데, 필자는 신학자가 아니어서 말하기에 한계가 있다). 성경은 우리의 삶은 하나님께서 뜻이 있어 예정하시고 인도하시며, 예수님이 우리의 구주로서 그와의 관계를 통해 우리가 변화한다고 말씀하신다.

정신분석의 목표는 무의식(이드)을 의식화, 즉 본인이 알게 함으로써(통찰) 완료된다. 이후 그 발견된 바를 어떻게 처리하는가에 대해서는 정신분석의 교훈은 별로 없다. 프로이트는 내면을 알게 되면 억압에서 벗어나 자유롭게 되고 문제가 해결된다고만 말한다. 그러나 현실은 그렇게 단순하지 않다. 어떤 환자는 자신의 내면을 통찰함으로써(진실을 알게 되어) 더 괴로워질 수도 있고, 현실적으로 해결하지 못해 힘들어 할 수 있다. 그래서 그럴 가능성이 있는 사람은 정신분석을 하지 않도록 말리거나(그래서 3회 정도 진단적 분석을 하고 정신분석의 적합성을 판단하여 그만 두든지 계속하든지 한다), 환자 수준에 따라 내면을 드러내기보다 감추어 주는 쪽으로 정신치료 할 수 있다(이럴 경우를 지지적 정신치료 또는 억압적 정신치료라 한다). 충분히 자아가 강건한 사람은 정신분석을 통해 발견된 내면의 고통스러운 비밀을 현실적으로 다룰 수 있다. 프로이트는 이 과정을 분석이 끝난 후의 훈습(work-through)이라 이름하였다. 그래서 훈습까지 포함하면 정신분석은 시간이 오래 걸린다.

프로이트의 충고 중 하나는 인간의 이성으로 무의식의 힘을 성숙한 방어기제인 승화(sublimation)를 통해 생산적이고 창조적인 일을 하는 것이라고 말해 주는 정도였다. 예를 들어 성적 욕망은 문학이나 예술로 승화시킬 수 있다. 공격본능(타나토스)은 스포츠나 경쟁이나 투쟁에 의한 사회적 성공으로 승화시킬 수 있다. 가혹한 초자아에 대해 유머(humor)라는 성숙한 방어기제를 사용할 것을 권한다.

꿈은 정신분석에서는 무의식의 표현으로 보지만 기독교에서는 꿈을 계시로 볼 때가 있다.

치료에서 자유연상은 하나의 고전적인 정화작용(catharsis)이 될 수 있고, 기독교의 회개과정과 유사해 보인다. 그러나 자유연상은 특별한 의도가 없는 무엇이든 생각나는 대로 말하는 것이고, 회개는 생각하고 체계적으로 하나님께 말하는(고백하는) 의도적인 행동이다.

삶의 문제를 해결하는데 기독교와 정신분석은 이론과 방법에서 모두 다르다. 정신분석은 삶의 문제를 정신병리라고 본다. 임상적으로는 "노이로제"이다. 기독교는 삶의 문제를 "죄"로 본다. 이 삶의 문제를 해결하기 위해 정신분석은 노이로제를 치료하려 한다. 기독교의 방법은 죄를 회개하고 믿음을 회복하는 것이다. 정신분석의 목표는 건강이고, 기독교의 목표는 구원이다.

정신분석은 세속적 휴머니즘과 인간이성에 대한 믿음에 뿌리를 두고 있다. 이 사상의 이상은, 인간은 창조된 바가 아닌, 자연의 일부로서의 영원함이다. 휴머니즘에서의 인간의 목표는, 하나님의 도움 없이 개인의 잠재력으로 성취하는, 인간의 자기−개선이다. 이는 18세기 계몽주의와 19세기 자유사상에 기초한다. 따라서 정신분석은 하나님 말씀의 충분함을 부인하려 한다. 그러나 예수께서는 말씀하시었다. "그러므로 예수께서 자기를 믿은 유대인들에게 이르시되 너희가 내 말에 거하면 참으로 내 제자가 되고 진리를 알지니 진리가 너희를 자유롭게 하리라"(요한복음 8:31−32) 하시었다.

4. 정신분석과 성경적 방법의 차이

통찰은 정신분석을 통해 무의식을 의식하는 것이다. 그 목표는 마치 미처 모르고 있는 죄를 깨닫는 회개하는 것과 비슷해 보인다. 프로이트는 자기를 알고(self−awareness)(통찰하고) 자아의 힘(ego strength)이 있으면, 노이로제를 극복하고 건강해진다고 말한다. 그러나 기독교인은 단순히 과거를 회상함으로써 정신건강이 얻어지는 것이 아니라고 생각한다. 기독교인은 진실한 건강은 그리스도와 그의 말씀에서 온다고 믿는다. 진정한 자유는 자기 앎(self−awareness)으로부터 오는 것이 아니라 그리스도를 통해 온다(히브리서 4:12).

프로이트는 정신건강을 논할 때, 자아 중심적(ego−centric)이었고, 적응과 평온와 생존이 목표였다. 타인을 사랑하는 것에 대해서는 강조하지 않았다. "이웃을 사랑함"은 기독교인의 영적 건강에 기본이다(요

히브리 13:34.).

진정으로 건강하기 위해서는 예수께서 우리의 과거 상처를 고치시고, 기능을 변하게 해 주셔야 한다. 우리 안에 있는 성령의 권능이 우리를 건강하게 하신다(요한복음 8:32). 성령은 그 일을 정신분석가에게 맡기시지 않으실 것이다.

기독교인이 볼 때, 정신분석은 인간의 고통을 해결하는 데 있어, 하나님의 말씀을 회피하게 하고, 죄의 개념을 무시하도록 하고, 개인에게 책임을 묻지 않는 것 같다. 성경은, 죄인은 전문가(목사나 신부)가 아니라 하나님의 은총과 용서를 받아야 한다고 말한다. 그러면 (인간 스스로가 아니라) 하나님께서 인간의 마음을 변화시켜 주신다. 죄는 하나님으로부터의 소외이며, 죄의 치유는 그리스도 안에서의 회개와 믿음이다(로마서 12:2).

예수께서는 "놀라운 상담가"(Wonderful Counsellor)이시다(이사야 9:6). 이런 신령한 상담가가 있기 때문에 우리는 프로이트니 정신분석가 융, 또는 아들러, 그리고 상담가 칼 로저스(Carl Rogers, 1902~1987) 또는 기타 기독교를 부인하는 전문지식인들의 조언을 들을 필요가 없다. 하나님께서는 말씀으로 우리의 길을 밝히 비추시며, 그것으로 충분하다고 하신다(시편 119:105).

성경은, 성경이 다음 네 가지에 유용하시다 말씀하신다(디모데후서 3:16). 즉 모든 성경은 하나님의 감동으로 된 것으로 교훈(teaching)과 책망(rebuking)과 바르게 함(correcting)과 의로 교육(징계)하기(training in righteousness)에 유익하다. 성경의 목적은 하나님의 종으로 선한 일을 하기 위해 철저히 준비시키는 것이다(디모데후서 3:17). 정신건강은 부산물로 우리에게 주어진다.

기독교에서 죄를 사하게 되는 회개(고백, 또는 고해성사)는 정신분석과 비슷해 보이지만 근본적으로 다르다. 정신분석은 고통받는 자가,

원치 않은 고통을 주는 정신장애에 대해, 자유연상으로 환상이나 꿈 등 무의식의 내용을 통찰하는 과정이며, 그 치료과정에서 과거력이나 환경의 영향을 고려한다. 그러나 원죄개념은 없다. 정신분석은 "죄"보다 죄의식을 문제 삼는다.

반면 기독교는 고통의 원인에는 개인적 행동에 의한 죄뿐 아니라 기본적으로 원죄가 있으며, 모든 죄는, 깨닫고 하나님 아버지에게 고백하고 용서를 구하면, 하나님께서 과거력이나 환경은 문제 삼지 않고, 은총으로 죄를 사하고 구원해 준다고 약속하시었다. 단 고백 이후 죄와 악에 대해 의지(will)로 다시 그러지 않겠다는 결단을 하고 고통스런 투쟁적 자제심을 발휘해야 한다.

기독교에서는, 죄 문제에 있어 정신의학이 "의지의 힘"을 고려하지 않는 것이 과학으로서 약점이라고 본다. 그러나 정신분석도, 죄의 고백과 비슷하게, 정신장애에 대한 치유 효과가 있다. 그러나 기독교에서는 분석가 앞에서 자유연상을 통해 죄와 악을 통찰한다고 해서 영적으로 개선된다고 생각하지 않는다. 또한 기독교는 이전보다 정신건강이 좋아졌다고 해서 무죄가 되는 것으로 착각하면 안 된다고 말한다. 죄는 하나님 앞에서 속죄함을 받아야 해결되는 것이다. 정신분석에서는 병은 자기 책임의 문제가 아니라고 보기 때문에, 속죄를 요구하지 않고 벌도 주지 않는다.

5. 정신분석의 쇠퇴와 변신

현재 정신분석은, 과학적 내지 임상적(empirical) 증거부족으로 신경과학과 인지과학 등에 의해 의학의 주변으로 밀려나고 있다. 즉, 정신분석이 과학이라고 주장되었지만, 과학 같지는 않다는 비판도 많이 받는다. 그 이유는 정신분석은 그 가설을 작동 가능한 상태로 만드는 데(operationalize), 또는 경험적 방법으로 검증하는데, 또는 과학적 근기를 얻는데 실패하고 있기 때문이다. 임상에서도 정신분석 치료를 하는 전문 분석가들도 줄어들고 있다. 소비자들 편에서도 정신분석은 오래 걸리고 치료비도 비싸서 관심을 갖는 사람들이 줄어들고 있다.

정신분석이 효과적이라는 증거를 찾았다고 말하는 연구자도 있다. 정신화를 주장하는 Peter Fonagy 같은 정신분석가는 고전적 정신분석이 과학적이라는 임상적 증거를 제시하고 못하고 있지만, 단기 정신치료가 효과적이라는 증거를 찾았다고 한다.

그리하여 의학에서 치료기술로서 정신분석이 차지하는 비중은 점차 낮아져 왔다. 대신 정신분석에 기초하되 단기간의 "역동적" 정신치료가 개발되고 있다. 정신분석가 Aaron Beck는 인지치료(cognitive therapy)를 개발하였다. 행동주의 심리학은 행동치료(behavior therapy)라는 정신치료적 방법을 제시하고 있다. 임상심리학자들이 정신분석에 근거하여 싱딤학을 발진시켰다. 인지치료와 행동치료를 통합한 인지행동치료(cognitive-behavioral treatment. CBT)가 개발되어, 정신과 의사들도 이 CBT를 많이 사용한다. 그러나 정신과의사가 되기 위한 수련 중에는 아직 전통적 정신분석을 경험한다. 정신분석은 아직도 정신의학의 중요한 전통의 하나이기 때문이다.

(1) 변화에의 시도

이제 정신분석가들 중에서, 정신분석이 살아남기 위해 변화가 있어야 한다고 보기 시작하였다. 그중 첫째는 정신분석에 근거하지만, 임상적 증거들이 어느 정도 확보되어 있는 애착이론(attachment theory)으로 발달하는 길이 있다.

둘째 발달하는 최첨단 신경과학(neuroscience)과 통합하는 신경정신분석(neuropsychoanalysis)으로의 발달이 있다. 즉 프로이트의 이론이 뇌영상으로 확인될 수 있으며, 꿈 현상도 뇌파상으로 나타나는 REM 수면으로 뒷받침된다는 것이다. 즉 신경정신분석가는 신경과학의 발견이 정신분석이론을 "과학적으로" 입증해 줄 것으로 기대한다. 그러나 이 이론은 이제 초기 단계이다. 한편 전통주의자들은 프로이트의 포도주가 신경과학의 물로 희석되는 것을 달가워하지 않는다. 한편 신경과학자들은 정신분석을 심리학으로 보고 인지과학으로 접근하기를 선호한다. 그러나 기억의 화학으로 노벨상을 수상한 콜럼비아대학 정신과 의사 Eric Kandel은 정신분석이론을 생물학적으로 연구하는 것에 동조적이다(그는 신경과학자가 되기 전에 정신분석가가 되려고 하였다). 한편으로는 정신분석은 전통적인 정신현상의 적절한 해석을 제공하는 것으로 충분하다는 견해도 있다.

(2) 현대 사조와의 관계

초기부터 정신분석의 지적 세계는 인문학(humanities)과 비슷했다. 예를 들어 정신분석이 대화로 진행되며, 환자의 과거 경험이 현재의 노이로제 발생에 미친 영향을 밝히는 것이 역사연구와 비슷하며, 상징이나 의미를 해석하는 것이 문예비평과 비슷하다. 이런 일은 요즘 말로는 나레이티브(이야기) 연구이며, 역사, 문학 그리고 비평과 매우 공통적이다. 즉 매우 인문학적이다. 프로이트도 초창기부터 정신분석 이론을 토템, 타부, 종교현상 등 문화인류학이나 예술과 문학 비평에 사용하였다. 그런 의미에서 정신분석은 hermeneutics(성경인 문학 텍스트의 해석에 대한 학문)의 방법과 유사하다. 즉 가설과 관찰에 대한 경험적 증명보다, 현상의 의미 있는 해석에 포커스를 둔다. 프로이트 이후 전형적 정신분석 논문은 예시와 더불어 추론(speculation)으로 되어 있는데, 이는 문학이론(literary theory)과 비판(criticism)의 방법과 유사하다. 그리하여 현재는 정신분석연구소들은 그 수련과정이나 세미나에 정신과의사나 심리학자 이외 다른 인문학자들과 기타 다른 학파의 사람들에게도 문을 열어놓고 있다.

정신분석과 현대 인문학과의 관련성은, 빌헬름 라이히의 성혁명 이론, 에리히 프롬과 마르쿠제 같은 프랑크푸르트학파의 비판이론(critical theory)과 신맑스주의(neo-marxism), 그리고 포스트모더니즘과 미셸 푸코의 철학 등에서 엿볼 수 있다(이 책의 제 2부 1장 『프로이트, 성혁명 그리고 기독교』 참조). 즉 거의 모든 현대 사상가들은 프로이트의 억압이론, 특히 성을 억압하여 노이로제가 생기므로, 정신분석을 통해 억압을 통찰하여야 한다는 것을 성의 억압에서 해방하여야 한다는 것으로 확대 해석하였다. 프로이트를 계승하였다고 하는 프랑스 정신분석가 자크 라캉(Jacques Lacan, 1901~1981)은 독특하고 난해한 그래서 논란이 많은 정신분석 이론을 말하고 있다. 그의 이론은 의학의 정신치료 분야보다, 인문학 전문가나 문학예술가들 또는 후기 구조주의적 지식인들에게 인기를 얻고 있다. 그의 정신분석은 치료라는 본래의 의학에서 더욱 멀어져 있다. 이런 현대 사조들의 출발점으로서 정신분석은 여전히 빛을 발하고 있다.

프로이트는 무의식과 이드의 충동을 승화같은 성숙한 방어기제를 사용하여 창조적이고 생산적으로 나아가도록 "이성적으로" 충고하였다고 보아야 한다. 즉 프로이트는 남편이 바람을 피운다면 부인은 성욕을 참지 말고 맞바람을 피우라고 권고하지 않았다. 그러나 현대의 성혁명 사상이나 비판이론이나 푸코의 주장은 프로이트를 핑계로 모든 종류의 성적 욕망을 해방시키라는 것이다. 이런 현대 사조들은 반 이성적이며, 반 과학적이며 또한 당연히 반 기독교적이다.

거꾸로 정신분석적으로 보면, 현대 사회문화에 대한 이론이나 비판이론은, 스스로의 문제를 감추기 위한, 방어기제의 산물이라 할 수 있다. 그런 방어기제는 지능화(intellectualization), 또는 합리화(rationalization)라

고 한다. 그 사회적 문제란 개인의 경우와 다를 바 없다. 즉 인류의 욕
망과 죄와 멸망의 문제이다. 기독교적으로 보면 인류의 문제는 그런
인간적인 통찰과 방어기제로 해결할 수 없다. 예를 들어 성혁명과 프
리섹스 이론은 합리적으로 보이지만, 결국 인류사회를 윤리적으로 타
락시키고 정신장애와 신체질병을 만연케 함으로써 문명을 붕괴시킬 가
능성을 높일 뿐이라 생각된다(지금 우리를 괴롭히는 자동차 미세먼지도 현
대 인간 이성의 산물이다).

6. 맺는말 – 정신분석은 하나의 도구이다

최근 기독교와 정신분석간의 상호이해와 대화를 강조하고, 심지
어 통합을 말하는 사람들이 많아지고 있지만, 이는 어려운 작업이 될
것이다. 아마도 그 이유는 정신분석의 기초가 자연과학, 신경생리학 및
계몽주의에 있고, 인본주의적 관점에서 발전된 것으로 기본적으로 유
물론적이기 때문이다. 대화는 몰라도, 통합은 어려울 것으로 보인다.
즉 기독교와 정신분석은 차원이 다르다. 회개를 요하는 죄 문제와 정
신분석을 요하는 신경증적 장애를 분별해야 한다.

기독교인은 과학, 특히 정신의학이나 정신분석을 신앙과 갈등시
키기보다, 또는 통합하려 하기보다, 사람을 돕는 하나의 도구로 생각하
면 된다고 본다. 목회나 기독상담을 위해, 정신분석 이론이나 기법은
우리가 도움이 될 만한 것을 발견할 수 있는 하나의 기법적 도구
(technical instrument)이다. 이는 마치 의사가 수술칼로서 몸의 종기를
치료하는 것에 비유된다. 칼로 종기를 째고 그 속에 갇혀있는 고름을
빼내고 다시 봉합하면, 하나님께서 창조하신 몸은 스스로를 치유하는
것이다. 따라서 목회상담 또는 기독교적 상담은 인본주의적 내지 인간
이성에 기반하는 정신분석 이상이 되어야 한다.

예수님의 비유 중에 정신분석과 관련된 것으로 생각되는 흥미 있는 비유가 있다. 한 사람이 집안의 귀신들을 다 쫓아내고 집을 깨끗이 한 후 여행을 떠났다. 쫓겨난 귀신이 다시 이전 집에 와본즉, 집안이 깨끗이 청소되어 있어, 잘 되었다 싶어 다른 귀신들을 불러 그 집으로 다시 들어왔다. 상황이 더 나빠진 것이다. 그러나 기독교 신앙은 인간의 마음에서 이드를 청소한 후 대신 성령을 모시어 들이는 것이다.

정신분석에 성경의 진리에 맞지 않는 것이 있다면, 이를 분별하고, 사용하지 않으면 된다. 그러기 위해서는 기독교 상담가들은 다양한 심리학 이론들뿐 아니라 성경을 공부하여 알고 있어야 한다. 알아야 분별할 수 있기 때문이다.

사람들이 미혹당하지 않게 하기 위해 교회는 정신분석에 기초하여 발달하고 있는 반기독교적 현대 사상들과 사조에 대한 경계와 연구가 필요하다.

이상은 임상가로서의 필자 개인의 소견이다. 잘못된 부분이나 부족한 부분이 있을 수 있어 정신분석 전문가와 기독교학자들과의 토론이 요청된다.

프로이트와 기독교

: 기독교적 시각에서의 고찰

전우택 _연세의대 정신건강의학교실/의학교육학교실 교수

'프로이트와 기독교'라는 주제는 논의하기가 쉽지 않다. 무신론에 근거를 두고 있는 프로이트(Sigmund Frued)의 정신분석 이론과 유신론에 근거를 두고 있는 기독교를 연결하여 논의하여야 하기 때문이다. 이것은 양쪽 이론의 논리성이나 타당성을 넘어서는 근본적인 차이와 간격을 넘어서는 문제이다. 사실, 그동안 기독교 안에는 프로이트에 대한 논의 자체를 금기시 하는 분위기가 있어왔고, 프로이트 학파의 학자들은 종교 자체에 대하여 프로이트만큼 적극적으로 논의하려 하지 않는 흐름이 있어왔다.[1] 이 글은 기독교적 배경을 가지고 있는 정신과 의사인 필자가 기독교적 배경을 가지고 정신의학이나 정신분석에 대한 공부를 시작하려는 젊은 학도들과 연구자들을 위하여 쓴 글이다. 그러나 기독교적 배경을 가지지 않은 분들에게도 프로이트가 이야기하였던 종교나 기독교에 대한 시각을 이해하는데 이 글이 도움이 되기를 바란다.

1. 시작하는 말

(1) 프로이트에 대한 논의에 앞서 하는 네 가지 생각

그것이 긍정적이든 부정적이든 20세기 인류에게 가장 큰 영향을 끼친 두 사람의 사상기기 있다면 이미도 칼 미르그스의 프로이드기 될 것이다. 이 두 사람은 인류에게 사회와 인간을 바라보는 눈을 새롭게 제공하였다. 두 사람이 의식하였든 의식하지 못하였든, 그리고 의도하였든 의도하지 않았든, 이 두 사람은 서로의 영향력에 상승작용을 일으킨 측면이 있다. 두 사람 모두 기독교에 토대를 두고 있던 유럽 서구 사회의 모순과 갈등에 대한 관찰과 그 해결책을 제시하고자 하는 시도를 하였고, 따라서 공통적으로 반기독교적 입장에서 그들의 사상을 폈기 때문이다. 기독교인들은 프로이트를 논의함에 앞서 다음과 같은 네 가지의 점을 인식할 필요가 있다.

첫째, 프로이트에 대하여 생각하는 것이 필요하다.

프로이트는 20세기의 대표적인 무신론자이자 반(反)기독교적 이론가이다. 따라서 그에 대한 어떤 이야기를 한다는 것, 때로는 그의 이름 그 자체가 기독교 일각에서는 금기시 되어 있는 것도 사실이다. 그러나 그의 사상과 이론은 현대 철학, 문학, 인류학, 종교학, 사회학, 교육학, 예술 등 모든 인문사회과학 분야와 학문 영역에서 어떤 형태로든 큰 영향을 끼쳤고 지금도 끼치고 있다. 그리고 무엇보다도 그가 인간 내면세계에 대하여 실제적인 성찰을 하였었다는 점에서, 인간과 인간의 정신에 대한 연구를 하는 사람들로서 그에 대한 생각과 논의를 회피하는 것은 정직하지 못한 일이 될 것이다. 그것이 프로이트에 대하여 생각하는 이유이다.

둘째, 프로이트에 대하여 공부하고 생각하는 것이 곧 프로이트 학파의 추종자가 되는 것을 의미하는 것은 아니다.

일부 기독교인들이 가지고 있는 오해와 편견 중 하나는 프로이트에 대하여 공부하고 그에 대하여 언급하는 것 자체가 반기독교적이고, 기독교를 떠나는 행동이며, 프로이트 학파의 일원이 되는 것을 의미한다는 생각을 하는 것이다. 그러나 기독교인으로서 불교나 이슬람과 같은 타 종교의 교리를 깊이 공부하고 연구하는 것이 선교를 위하여 꼭 필요한 것이라면, 현대 사회의 가장 대표적 사상으로서 역할을 하고 있는 것 중 하나인 정신분석을 공부하고 연구하는 것은 얼마든지 기독교인으로서 해야 할 필요가 있는 것임을 인정하여야 한다.

셋째, 프로이트에 대하여 지나치게 무겁게도, 가볍게도 생각하지 않는 것이 필요하다.

어떤 사람들은 프로이트의 그 방대한 저술과 그의 이론이 현대 사회에 끼친 영향으로 인하여 그에 대하여 지나친 경외감과 두려움을 가지고 있는 것을 본다. 반대로 어떤 사람들은 프로이트를 '리비도', '오이디푸스 콤플렉스' 등 몇 가지 용어로만 바라보면서 매우 왜곡된 의식을 가졌던, 성(性)적으로 이상한, 그리고 결국 무시할 만한 사람으로 지나치게 가볍게 보는 시각이 있다. 이러한 두 가지 극단적인 시각은 극복되어야 한다. 즉 균형 잡힌 시각으로 그를 바라볼 필요가 있는 것이다. 프로이트는 인간들이 미처 선명하게 의식하지 못하고 있었던 인간 내면의 심층 세계를 분명하게 드러내 보여 주었던 사람이었다. 동시에 그의 많은 후배들과 제자들이 지적하였듯이[2] 그는 많은 모순과 잘못을 가지고 있는 이론가이기도 하였다. 따라서 그에 대한 균형 잡힌 판단을 해 나가는 것이 사실은 그를 통하여 인간에 대한 통찰을 더 깊게 만들어 갈 수 있는 효과적인 방법이 될 것이다. 다른 모든 인간에 대한 이론을 이야기한 학자들에 대한 것과 마찬가지로 프로이트에 대하여도 꼼꼼히고 객관적으로 공부하면 되는 것이고, 그 이상도 그 이하도 아니게 그를 다루는 것이 바람직할 것이다.

넷째, 프로이트의 이론들을 통하여 인간에 대한 이해와 신앙 및 종교의 성숙을 이루도록 목표를 잡는 것이 필요하다.

우리가 무엇인가에 대한 생각을 하고 공부를 하는 것은 그것을 통하여 발전과 성숙을 이루려는 데 목적이 있다. 프로이트에 대하여 공부하고 생각하는 것도 마찬가지이다. 그것을 통하여 인간에 대한 이해와 종교에 대한 이해, 그리고 신앙적 성숙이 더 이루어질 수 있다면 그 생각과 공부는 의미를 가질 것이다. 그러나 그 반대의 결과가 나타난다면 그 생각과 공부는 하지 않으니 못한 것이 될 것이다. 그런데 그러한 결과의 차이를 만드는 것은 사실, 프로이트의 이론 자체에 달린 것이 아니다. 그것은 공부하는 사람이 가지고 있는 인간에 대한 통찰력과 신앙의 깊이 및 넓이에 연관된다. 그런 의미에서 프로이트에 대한 공부와 생각은 신앙적이고 지적인 측면에서 도전적 성격을 가진다.

(2) 프로이트의 종교 이론

이 글은 프로이트의 종교이론 자체를 자세히 설명하는 것을 목표로 하지 않는다. 그리고 프로이드의 종교이론은 이미 프로이트의 생존 시기부터 많은 논란 가운데 다양한 분파로 나뉘기도 하였다. 따라서 프로이트 및 아들러(Adler)[3-5]와 융(Jung)[6-7] 등의 종교와 정신분석 이론들은 그것을 다룬 책들을 참조하여 주시기 바란다. 이 주제를 명확하고 깊이 있게 정리한 저서로 로빈슨(Lillian H. Robinson)이 편집한 '정신의학과 종교'(Psychiatry and Religion: Overlapping Concern)[8]와 한스 큉(Hans Küng)의 '프로이드와 신의 문제(Freud and The Problem of God;

1987)(손진욱 역)9)를 추천한다. 또한 손진욱10)과 권수영11-13)의 글들은 프로이트가 가진 기독교에 대한 시각과 기독교의 프로이트에 대한 시각을 정리한 글들이다. 존스(James William Jones)가 쓴 Contemporary Psychoanalysis and Religion - Transference and Transcendence (1991)(유영권 역)도 이와 연관된 좋은 자료이다.14) 다만 앞으로의 글의 전개를 위하여 프로이트가 말한 종교에 대한 그의 생각을 간단히 정리하면 다음과 같다.

프로이트는 무신론자의 입장에서 그의 환자들과의 면담을 지속하면서 인간이 가지고 있는 종교 심리의 본질을 나름대로 해석하기 시작하였다. 그리고 종교란 단지 인간의 어린 시절의 심리가 성인 시절에까지 남아있는 것이라고 보았다. 그는 이것을 그의 종교에 관한 두 주요 저서에서 서술하였는데, 그것을 간략히 요약하면 다음과 같다. 그의 저서 '토템과 타부'(Totem and Taboo)15)에서 그는 종교를 반복적으로 죄에서 벗어나려는 시도, 즉 강박신경증으로 보았다. 그는 이 책에서 그의 유명한 종교의 기원을 다음과 같이 설명하였다. 즉 첫 원시 부족의 족장은 자신의 아들들이 부족 내 족장의 여인들과 성관계를 가지는 것을 금지하였다는 것이다. 족장의 아들들은 이에 대하여 반발을 하였고 아버지에 대한 적대감을 가진 아들들은 힘을 합하여 결국 아버지 족장을 살해하게 된다. 그러나 그 후 아들들은 아버지를 그렇게 죽인 것에 대하여 죄책감과 두려움을 가지고 그것을 해결하기 위하여 아버지를 신격화하였다는 것이다. 그리고 그 아버지 신과의 화해를 상징하는 의식(ritual)을 반복적으로 하여 죄책감을 극복하여 간 것이 바로 종교의 기원이라는 것이다. 이런 아버지를 죽이려는 욕망은 프로이트의 오이디푸스 콤플렉스와 연결되어 프로이트는 결국 오이디푸스 콤플렉스로서의 종교를 이야기하게 된다. 그 이후 저서인 '환상의 미래'(The

Future of Illusion)16)에서 프로이트는 종교 현상에 대한 그의 더 분명한 생각을 정리하여 내놓게 된다. 종교는 환상을 통하여 자연의 질서를 의인화함으로써 무서운 자연에 대한 인간의 공포를 감소시키고, 불멸의 환상을 제공함으로써 죽음의 두려움을 제거하고, 인간에게 내세의 보상을 약속함으로써 자기를 부인하도록 하는 사회적 필요성에 인간을 조화시키는 현상이라고 프로이트는 보았다. 그러면서 프로이트는 미래에는 인간의 종교적인 환상이 약화될 것이라고 보았다. 보호, 위로, 보상, 죄책감의 감소와 같은 것은 어린 아이들의 세계에는 필요한 것이지만, 어린아이들이 자라나면 그것은 더 이상 필요하지 않다고 보았기 때문이다. 인간 정신의 근간을 이루고 있는 종교를 부인하면서 프로이트는 도덕적 책임감, 특히 진리에 대한 욕구를 인간 성숙의 극치로 보았다. 그리고 초자아 형태인 양심이란 단지 어린아이의 오이디푸스적 욕망의 잔재, 그리고 인간의 본능을 억제하려고 하는 사회적 필요성, 그 두 개가 결합된 것으로 보았다. 분명히 프로이트의 종교 이론은 전통적인 종교에 대한 시각과는 다르다. 프로이트는 그의 저서에서 다음과 같이 말한 바 있다.

"만약 종교가 대부분의 인류에게 행복을 가져다주고 위안을 주고 삶을 화해하도록 하고, 문명의 매체가 된다면, 아무도 현재의 상태를 바꾸려는 시도를 하지는 않을 것이다."16)

그러나 그가 보기에 종교에게는 그런 기능이 없으며, 동시에 현재의 상황은 반드시 바뀌어야 하므로, 종교는 인류를 구원할 수 없다고 본 것이다. 프로이트는 종교에 대비하여 자신의 정신분석을 "현실교육"(Education to reality)이라고 부름으로써 그와는 대비되는 종교를 현실과 동떨어진, 믿기 어렵고 불필요한 것으로 만들었다. 즉 인간은 신앙을 포기하고 도덕을 취하여야 한다고 본 것이다. 이것이 프로이트가 본 기독교였다.

2. 본론

(1) 프로이트란 인물에 대한 이해

프로이트의 이론은 프로이트라는 한 인간이 가진 배경을 정확히 이해하는 것으로 시작되어야 한다. 그래야만 프로이트의 이론을 정확히 볼 수 있기 때문이다. 프로이트라는 한 인간이 가지고 있던 특징은 다음과 같은 세 가지로 정리해 볼 수 있다.

첫째, 프로이트는 유태인이었다.

프로이트가 가지고 있는 가장 큰 특징은 그가 유태인이었다는 사실이다. 이것은 그가 인종적으로 유태인이었다는 점이 중요하다는 것을 의미하는 말은 아니다. 그가 태어나 살았던 사회가 철저히 반유대주의적 사상을 가지고 있었고, 그 역시 그런 배경과 상황 속에서 일생을 살았다는 것이다. 그가 마지막 숨을 거둔 곳도 나치의 유태인들에 대한 심한 박해를 피하여 망명하였던 영국이었다. 그것은 그의 일생이 가진 배경을 가장 잘 보여주는 것 중 하나이다.

"부모와 나는 유태인이었다. 친가는 오랫동안 라인강 연안(쾰른)에서 살다가 15세기경에 유태인 박해를 피하여 동쪽으로 이주했으며, 그리고 나서는 리투아니아에서 갈라시아를 거쳐 독일어 사용국인 오스트리아로 들어갔다"[17]

기독교회는 4세기에 로마 제국 콘스탄티누스 치하에서 권력을 잡자마자 유대교를 응징하기 시작하였다. 교회 공의회들은 유태인을 탄압하는 성명서와 판결들을 반포하기 시작하였고, 반유대주의가 기독교 삶의 일상적인 부분이 되었다. 유태인들은 신을 죽인 종족으로 비판받았고, 유태인은 하나님의 저주를 받은 종족이라는 것이 통념으로 자리 잡았다. 따라서 실제로 유럽에서 유태인으로 살아간다는 것은 늘 거대한 편견과 차별을 받아야 한다는 것을 의미하였다. 프로이트 역시 어린 시절부터 그의 유태인 조상들이 어떤 핍박을 받으며 살아왔는가를 끊임없이 이야기 들었을 것이다. 그 내용은 주로 유태인에 대한 강제적인 기독교식 세례와 회심 요구, 십자군 원정, 종교 재판, 루터의 반유대적 저서들, 그리고 프로이트가 성인이 된 이후인 19세기 후반 집중적으로 이루어졌던 러시아의 유태인 학살 같은 것들이었을 것이다.[18]

프로이트가 태어난 지역인 오스트리아—헝가리 연합제국의 모라비아주 프리이메르크는 96%의 카톨릭과 2%의 개신교, 그리고 2%의 유대교의 종교 분포를 가지고 있던 곳이었다. 그곳 역시 반유대주의가 압도적인 곳이었고, 그곳에서는 프로이트가 태어나기 겨우 8년 전인 1848년에야 비로소 유태인들에게 결혼과 주거지 선택의 자유가 주어졌다. 즉 그 이전까지 유태인들은 자신의 돈을 가지고도 자기가 거주할 집을 구입할 수 없었던 것이다. 그리고 프로이트가 태어나고 10년 뒤인 1866년이 되어서야 유태인들은 그 곳에서 직업의 선택과 여행의 자유를 정부로부터 받게 된다. 프로이트는 그런 곳에서 그런 상황 속에서 태어나고 자라난 사람이었다.[19] 프로이트는 평생을 유태인이라는 그 사실에서 벗어날 수 없었다. 그런 의미에서 그의 많은 사상과 이론은 그가 유태인이었다는 사실에서 출발한다. 그가 종교에 대하여 특히 서구 사회의 기독교에 대하여 가진 생각과 태도는 그가 그런 핍박을 받았던 유태인이었다는 것과 깊은 연관을 가졌을 것으로 생각할 수 있는 측면이 있다. 이러한 삶의 조건은 그의 이론을 객관적으로 이해할 수 있게 하는 첫 번째 열쇠가 된다.

둘째, 프로이트는 무신론자였다.

물론 그런 상황에서 태어나 자라난 유태인이 프로이트 한 사람뿐은 아니었다. 그러나 인간의 내면세계에 대한 예민함과 통찰력을 가지고 있었던 프로이트에게, 주위를 둘러싸고 있는 그 모든 반유대적 문화와 사회의 분위기는 프로이트로 하여금 많은 생각을 하게 만들었을 것이다. 무엇보다도 그는 왜 기독교인들이 유태인들을 그렇게까지 증오하고 핍박하는가에 대하여 의문을 가졌을 것이다. 그리스도의 사랑을 이야기하는 종교를 가진 사람들의 그런 증오적 행동들은 종교 자체에 대한 회의를 가지게 하였을 것이다. 프로이트는 그것에 단순한 분노로 반응하지 않는다. 그는 기독교도들의 내면세계를 한 번 선명하게 들여다보고 싶었을 것이다. 그래서 그는 젊은 시절부터 인간과 인간의 내면세계를 응시한다. 그리고 인간과 종교에 대한 자신의 이론을 만들어 갔다.

그는 인간 내면세계에 대한 분석을 정신과 의사로서 자신의 환자들을 통하여 접근해 간다. 그리고 그 환자들은 프로이트에게 그들의 신경증적 내면세계에 대하여 이야기하였다. 그런데 프로이트는 그 환자들로부터 숨겨져 있던 성적(性的) 이야기들을 듣는다. 그것은 성(性)을 외면적으로 억압하는 특징을 가졌던 그 당시 종교에 대한 그의 사고를 자극한다. 그는 그것을 통하여 인간이 미처 의식하지 못하고 있는 거대한 무의식의 세계가 존재하며, 그 안에서 사실은 종교적 가르침과는 전혀 다른 인간의 원초적 본능과 욕구가 꿈틀대고 있다고 보았다. 그리고 그것이 그가 해답을 찾기 원했던 기독교도들의 모순된 행동의 선명한 의미라고 보았다. 그는 리비도외 종교의 문제에 집중하고 집착한다. 그가 자신의 학문적 동료들과 큰 갈등을 빚으면서도 결코 포기하지 않은 것은 두 가지, 즉 리비도와 종교에 대한 그의 이론이었는데, 사실 그 두 가지는 그에게 있어 결국 하나의 주제였던 것으로 보인다. 즉 프로이트는 기독교적 위선을 걷어치우면 인간 내면세계 속에서 발견할 수 있는 것은 인간들의 '성에 대한 집착' 정도뿐이라고 이야기한 것이다. 프로이트는 종교가 그 기원에 있어 한 집안 안에서의 친부살해적 측면의 성적인 현상이라 이야기함으로써 유태민족을 핍박한 서구 사회를 통렬히 비판한다. 그는 그런 기독교의 신을 부정하였고, 동시에 그의 민족이 가지고 있는 유대교의 신도 부정한다. 무신론자가 된 것이다.

그가 왜 무신론자가 되었는가 하는 것의 배경에 대한 여러 가지 이야기들이 전해 온다. 그의 어린 시절 그를 돌보아 주었던 유모는 그를 늘 가톨릭 성당에 데리고 가서 그곳의 예식을 체험하게 하곤 하였는데, 결국 그녀가 집안에서 도둑질을 한 것이 발각되어 쫓겨나게 되었고, 그녀는 그 후 10개월 징역형을 살게 되었다는 것이 프로이트에게는 가톨릭 신앙의 의미를 인정하지 않게 한 중요한 어린 시절의 체험이라는 이야기가 있다. 또한 유대교를 상징하던 그의 아버지가 젊은 불량배들에 의하여 벗겨지고 땅에 던져진 모자를 아무런 반항도 못하고 집어 들었다는 이야기를 듣는 순간, 그의 아버지에 대한 존경과 그의 유대교에 대한 믿음이 사라졌다는 이야기도 남아 있다. 과학의 발전이 급속히 이루어지고 있었고 다윈의 진화론이 급속하게 퍼져나가고 있던 그 시절에, 전통적 종교를 받아들이지 않던 당시 지식인들과 젊은이들의 분위기가 그를 휩쓸었을 수도 있다. 이유가 무엇이었든 간에 그가 무신론자가 되었다는 사실은 그의 중요한 특징이 된다. 그리고 그것은 그의 이론을 이해하는 데 있어 중요한 요소를 이룬다. 즉 그의

이론은 무신론적 이론이라는 것이다.[20]

프로이트는 자신을 매우 자세하게 분석한 기록들을 남겼으나, 종교적 체험, 영적 체험을 한 기록은 전혀 남아있지 않다.[21] 그는 자신에 대한 기록에서 자신이 성경에 정통해 있었다고 증언하였으나 그 '정통'이란 문헌학적 차원에서의 정통이지 그가 자신의 영적 문제를 가지고 종교적 의미에서 성서 앞에 섰었다고 보이지는 않는다. 그는 그런 점에서 영적으로 닫힌 세계를 가지고 있었던 사람이었다. 즉 기독교적 시각에서 볼 때, 그는 소위 '종교적 영적 체험'을 하지 못한 사람이었다. 따라서 그가 지적하고 묘사한 종교의 일그러진 모습들은 종교의 본질에 접근한 내용들은 아니었다. 종교적이고 영적인 차원의 세계를 보지 못하고 있는 인간이 종교의 사회적 현상의 일부분, 특히 그 중에서도 객관적으로 미성숙하고 잘못된 왜곡을 가지고 있는 종교와 종교인들의 모습을 가지고 전체 기독교와 종교에 대한 논의를 한 것이라고 할 수 있다. 그는 종교에 대한 전체적이고 통합적 통찰을 하기에 근본적인 한계를 가진 무신론자였던 것이다.

셋째, 프로이트는 정신병리를 가지고 있던 환자들을 통하여 자신의 이론을 개발한 사람이었다.

프로이트는 평생을 정신과 의사로서 살았다. 정신과 의사로서 그는 일반인들이 상상 하기 어려운 특이한 내면적 어려움을 가진 사람들을 만나 그들을 치료하기 위하여 노력하였다. 그의 이론은 전적으로 그의 상상물이기 이전에 그의 임상 경험과 관찰의 결과였다. 그런데 그의 문제점 중 하나는 그의 이론이 극단적인 상태에 놓였던 환자들에 대한 경험과 분석에서만 나왔지, 건강하고 성숙한 사람들로부터는 나

소지 못하였다는 점이었다. 정신분석 이론에서는 심리적 방어 기제 (defense mechanism)를 이야기한다. 이것은 인간의 억눌린 무의식이 의식 밖으로 표출되지 않도록 막아주는 기능을 하는 기제를 말한다. 이것이 일반인들에게는 너무도 단단히 있어 인간이 인간의 무의식 내면세계를 들여다보는 것을 불가능하게 만든다고 본다. 그러나 정신질환이나 신경증을 가진 사람들은 그 방어기제가 약화되어 그들의 무의식의 세계를 들여다보고 알 수 있게 하는 기회를 제공한다고 본다. 따라서 정신분석 이론을 만들어 내는 데 있어 정신질환자나 신경증환자를 이용하는 것은 불가피하다고 이야기할 수도 있다. 그러나 프로이트는 인간의 정신세계를 탐구해 나가는 데 있어 지나치게 병적인 인간들만을 사용하였다. 그에 따라 그가 발견한 인간의 내면세계는 음습한 무의식과 리비도만으로 가득 찼고, 인간의 더 성숙하고 건강하고 초월적인 측면을 이론화 시키지 못한 한계를 가지게 된다. 물론 그는 환자들을 통하여 얻은 정신분석의 이론을 그 후 많은 저술을 통하여 예술, 집단심리, 종교 영역까지 일반화시키려 시도하였다. 그러나 연구 방법론적 측면에서 보아 그는 일종의 표본 선택에서의 치우침(sampling bias)을 가진 측면이 있다. 그는 인간 내면세계의 몇몇 측면을 분명히 잘 서술해 내었다. 그러나 그것이 인간의 내면세계 전부를 그려내었다고 말할 수는 없다. 물론 그가 겪은 유태인으로서의 극심한 고통과, 그로 인한 인간 정신의 선(善)에 대한 회의를 무시하는 것은 아니다. 그러나 그는 더 깊은 인간의 모습을 좀 더 통합적으로 볼 수 있어야 하였던 것이 아니었을까?

(2) 프로이트의 기독교에 대한 기여

그러나 프로이트는 인간에 대한 이해와 그 문제 해결 접근을 하는 데 있어 분명한 기여를 한 사람이다. 한스 큉(Hans Küng)은 그의 저서에서 프로이트의 기여를 다음과 같이 말한 바 있다.[22] 첫째, 여러 세기 동안 이어져 내려온 교회의 권력 남용, 그리고 도덕주의와 교조주의라는 병적인 초자아 영역에 대한 프로이트의 비판은 의미가 있다는 것이다. 둘째, 프로이트가 종교의 사기성과 사악함을 경고하면서 종교의 정직성을 요구하고, 이성(理性)에 대한 종교의 적대감 및 스스로 종교의 교리 및 가정된 철학에 무리한 도덕성을 부여하는 행위 등에 대하여 항의한 것도 정당했다는 것이다. 셋째, 정신역동적인 무의식적 요인들이 종교, 더 분명하게는 신의 이미지, 그리고 선과 악을 구별하는 것에 끼친 영향은 프로이트의 이전의 시기로 다시 돌아가는 것을 사실상 불가능하게 만들었다는 것이다. 필자는 큉의 이러한 의견에 동의한다. 그리고 프로이트가 종교, 특히 기독교에 끼친 긍정적인 의미를 다음과 같이 정리해 보고자 한다.

첫째, 프로이트는 인간의 본성에 대한 설명을 분명히 한 사람이다.

프로이트는 인간의 본성을 새롭게 발견한 사람이 아니라, 그 본성을 정확하고도 새로운 용어로 다시 설명한 사람이었다. 그 이전에도 인간의 심리 세계를 깊이 통찰하고 그에 대한 묘사를 하였던 스티븐슨(Robert Louis Stevenson)의 '지킬박사와 하이드'와 같은 예술 작품들이 있었다. 그러나 프로이트는 그것을 체계적으로 분석하고 서술하려 시도한 최초의 사람이었다. 그런데 그가 발견한 인간의 내면세계는 사실, 새로운 것이 아니었다. 성경적 시각에서의 인간관은 "하나님의 형상대로 지음 받은 존재, 그러나 동시에 죄로 타락한 존재"라는 것이다. 19세기의 무신론적 철학 사조와 과학의 발전은 인간에 대하여 나름대로 "하나님 없이도 살아가고 발전해 갈 수 있는 선한 존재" 또는 선한 존재까지는 아니더라도 "선하게 잘 살아갈 수 있는 잠재적 가능성을 가지고 있는 존재"라는 인식을 인간 스스로에게 주고 있었다. 그러니 프로이트는 인간이 가진 거대한 무의식의 세계는 파괴적이고 쾌락 추구의 본능으로 가득 차 있음을 이야기하였다. 즉 인간 정신의 거대한 타락의 모습을 선명하게 인간들에게 드러내 준 것이다. 인간이 아무리 안정되게 잘 살고 있는 것처럼 보여도 결국 인간 내면에는 근본적으로 숨겨진 욕망과 탐욕과 갈등을 가지고 있고, 인간은 스스로 그 문제들을 해결하기가 어렵다는 것을 보여주었던 것이다. 이것은 기독교적으로도 매우 정확한 인간 내면세계에 대한 지적이었다. 사실 기독교는 그것을 분명하게 이야기하는 종교이다. 그런 의미에서 프로이트의 이론을 통하여 오히려 기독교적 교리와 사고가 지지를 받을 수 있는 측면이 있다. 프로이트는 종교의 실체가 아닌, 인간의 실체를 인간에게 보여준 측면을 가진다는 것이다.

둘째, 프로이트는 종교가 그 역할을 제대로 하지 못하고 있음을 분명히 고발한 사람이다.

프로이트가 본 서구 사회와 그 서구 사회를 움직이고 있던 기독교는 인간의 악과 모순, 악행을 해결하지 못하고 있었다. 그는 성숙하지 못한, 아니 본질적으로 하나님 앞에 제대로 서지 못한 종교와 종교인에 대하여 분명한 고발을 한 사람이었다. 그가 종교를 집단적인 강박신경증이라고 지적하였을 때, 교회는 분노하기 앞서 그가 그런 지적을 하고 있는 이유를 분명하게 생각할 필요가 있다. 이것은 마치 타 종교를 가지고 있는 사람들로부터 교회가 비판을 받을 때 교회가 가져야 하는 바람직한 태도와 동일하다. 즉 본질적인 교리적 측면을 제외한 나머지 영역에서의 지적은 언제나 마음을 겸허히 하고 들어야 하기 때문이다. 프로이트는 종교가 그 역할을 제대로 하고 있지 못한 사회 속에서 파생되는 현상들을 보면서 자신의 이론들을 만들어 간 사람이었다. 우리는 그에 대한 비난에 앞서 그러한 종교의 미성숙과 무능에 대하여 생각하고 그에 대한 해결을 위하여 노력하는 자세가 먼저 있어야할 것이다.

그가 한 기여는 일종의 '비평'이었다. 이것은 마치 문학가와 비평가 간의 관계를 연상시킨다. 작품을 창조하고 독자들에게 감동을 주는 것은 문학가들의 역할이다. 그러나 그러한 문학 작품이 가지는 문제점은 비평가가 지적한다. 비평가는 문학작품의 문제에 더 민감하고, 실제적으로 문제를 정확히 지적해 낸다. 그러나 '좋은 비평'이 '문학'을 대체하는 것은 아니다. 그것은 전혀 별개의 문제이다. 프로이트는 자신의 비평을 새로운 문학이라고 생각한 측면이 있었다. 그것은 나름대로의 문학작품을 스스로 써 보고 싶어 한 비평가의 모습을 연상시킨다. 그는 과학과 지성, 이성이 인간의 구원을 이룰 수 있다고 생각하였다. 그리고 자신의 정신분석이 그것을 도울 수 있다고 생각하였다. 물론 기독교에서는 그런 그의 의견을 받아들이지 않는다. 그러나 그럼에도 불구하고 기독교인들은 프로이트로부터 정직한 질문을 받아야 한다. 그리고 그것에 대하여 정직한 대답을 할 수 있어야 한다.

실제로 프로이트가 집단강박증이라 불렀던 종교로 인한 종교적 신경증(ecclesiogenic neurosis)의 모습은 그가 살았던 19세기 말, 20세기 전반부 시대의 빈과 유럽의 국가들 뿐 아니라, 우리 시대, 우리의 공간 속에서도 그대로 나타나고 있다. 그 예를 보면 다음과 같을 것이다.

- 물질적 성공, 건강, 만사형통 등을 하나님을 통하여 소유하려는 강렬한 열망을 믿음이라 생각하는 착각이 있다. 물론 그런

것을 버리는 마음 자체는 자연스러운 것일 수 있다. 그러니 하나님이 아닌 그런 물질적인 것에 대한 열망에 매달리는 것은 믿음이 아니라 일종의 자기기만이다.

- 자신의 내적 열망과 그것을 이루지 못할 것에 대한 불안감을 해결하기 위하여 강박적으로 종교적 행위에 집착하는 것은 지금도 존재한다. 신이 인간을 움직이도록 겸허히 자신의 마음을 여는 것이 아니라, 반대로 예배 의식을 통하여 자신이 신을 움직이려는 시도는 종교의 본질에서 벗어난 것이다. 즉 종교 예식이 강박이 아닌 진정한 예배가 될 수 있는 깨달음과 노력이 부족한 것이다.

- 자신이 마치 하나님의 대리자로서의 특권을 가진 특수한 존재인 것처럼 생각하고 행동하는 종교지도자들이 존재하고 있다. 그들은 종교를 특권과 혜택의 근거로 이용하려 하는 강렬한 의지를 가지고 있을 때도 있다. 성경은 그런 사람들에 대한 비판으로 가득 차 있는데도 말이다.

- 자신과 자신의 작은 주변에 대한 관심과 집착만 있고, 더 넓은 세상의 문제와 타인들의 고통에 대한 철저한 무관심이 있다. 이것이 곧 하나님과 하나님의 나라에 대한 무관심일 수 있다는 사실을 인식하지 못하는 것이다.

- 자신이 종교를 믿는다고 주장은 하지만, 무엇을 믿는 것인지에 대하여 진지하게 성찰하고 묵상하는 태도가 없는 것의 문제가 있다. 의문과 고통을 품지 않은 믿음은 진정한 믿음으로 성숙해 나가지 못함을 알지 못하는 것이다.

- 신앙은 언제나 머리 속에서만 존재하고, 그에 따른 행동들이 동반되지 못하는 문제가 있다. 그러기에 믿음이 아닌 현실의 돈과 권력, 명예에 대한 욕망이 행동을 지배하는 것이다.

프로이트는 지금도 질문하고 있다. 당신의 신앙이 병적 강박관념 인지 아닌지를.

(3) 정신분석과 종교의 유사점

정신분석과 기독교가 가지는 갈등의 원인은 그 두 가지가 서로 매우 다르다기보다는 의외로 많은 점에서 유사하다는 데 있을 것이다. 종교에 대하여 익숙하지 않은 정신분석가나, 정신분석에 익숙하지 않은 기독교인 모두, 서로 상대방에 대하여 처음 알게 되었을 때 당황하는 것은 그런 점에 기인한다. 그 유사성을 로빈슨(Robinson)과 베크만 (Werkmann)의 글을 참조하여 정리하면 다음과 같다.

1) 로빈슨의 의견에 따른 정리[23]

① 표면적 목표의 유사성

종교와 정신분석 모두 다 관계의 회복을 목표로 한다. 기독교는 인간의 구원을 목표로 한다. 기독교적 구원에 대한 정의는 매우 길게 서술되어야 할 주제일 수 있으나 가장 짧은 형태로 요약한다면 그것은 '하나님과의 관계 회복'을 의미한다. 그리고 하나님과의 관계가 회복되었을 때 비로소 인간과의 관계도 회복될 수 있다고 본다. 그에 비하여 정신분석은 많은 경우, '인간관계의 회복'을 목표로 한다. 그리고 그러한 관계 회복에 하나님과의 관계 회복은 포함되지 않는다. 그에 따라 하나님과의 관계 회복에 대한 내용은 두 개가 완전히 다른 이야기를 하게 되지만, "인간관계의 회복"이라는 점에서 두 개는 서로 표면적으로 유사한 면을 가지는 것이다. 예를 들어 타인에 대한 이해, 관심, 존중, 책임, 그리고 타인의 성장에 대한 강렬한 욕구 등은 그러한 관계 회복의 결과로 볼 수 있는데, 에리히 프롬(Fromm)도 정신분석의 목표는 한계로 히어금 사랑할 수 있는 능력을 획득하기나 재획득할 수 있도록 돕는 데 있다고 하였다.[24] 이와 같이 정신분석이나 종교나 모두 관계 회복적 성격을 가진다고 할 수 있다.

② 형식의 유사성

프로이트는 종교를 강박적 의식 행동이라고 설명하였으나, 사실, 프로이트가 창시한 정신분석 역시 그런 "의식"(ritial)적인 성격과 형식을 강하게 가지고 있다는 것은 흥미 있는 일이다. 반하우스(Barnhaus)[25]는 전통적인 종교는 이미 정신분석에서 사용하고 있는 기법을 사용해 왔었다고 이야기한다. 예를 들어 예수회 창시자 로욜라는 영적 지도자가 그에게 도움을 요청하는 사람과 좋은 관계를 가지고 있어야 효과적인 도움을 줄 수 있다는 것을 인식하고 있었다고 이야기된다. 이것은 좋은 관계, 즉 라포(rapport)의 형성, 그리고 일종의 전이 현상까지를 포함한 개념이었다는 것이다. 또한 그가 지적한 것 중 하나는 가톨릭의 고해성사의 형식이었다. 고해성사는 신부가 고해자의 눈에 보이지 않는 상태로 진행되는 형식을 가지고 있다. 이것은 마치 정통적인 정신분석에서 환자가 누워서 이야기함으로써 치료자가 환자의 눈에 보이지 않는 가운데 이야기를 하게 하는 것과 유사하다고 그는 지적한다. 우드(Wood)[26]는 의식(ritual)이 가진 건설적인 측면과 신경증적인 측면을 이야기 하였다. 그리고 의식(ritual)은 삶이 가지고 있는 불안정, 갈등, 모순을 일정한 컨텍스트(context) 안에서 안전하게 탐색하는 것을 제공한다고 하였다. 그런데 실제로 종교와 정신분석은 모두 의식(ritual)을 사용한다. 종교에서 매주 일요일 예배를 드리기 위하여 사람들이 모여 만나는 것과 마찬가지로, 정신분석에서도 약속된 일정한 시간에 치료자와 환자의 만남이 형성된다. 종교 의식에서 종교적 상징물과 도구들이 사용되는 것처럼 정신분석에서는 긴 의자(couch)가 사용된다. 종교의식에서 예배 시간이 정해진 순서에 의하여 진행되는 것처럼, 정신분석에서는 각 면담당 주어지는 정해진 시간 동안 정해진 순서의 과정을 가지도록 하는 것 등은 종교와 정신분석이 가진 의식(ritual)으로서의 형식의 유사성을 보이는 것이다.

③ 관심 분야의 유사성

정신분석은 유대－기독교와 공통적인 목표와 가치를 추구하는 측면이 일부 있다. 예를 들어 일, 사랑, 놀이, 새로운 상황에 대한 적응 등에서, 성숙한 종교의 결과로 나타나는 성공적 효율성 등은 정신분석의 성공적 결과와 같을 수 있는 것이다. 또한 종교와 정신분석은 모두 인간의 궁극적인 불안에 관심을 가진다. 틸리히(Tillich)는 인간의 세 가지 실존적 불안을 이야기하였다.[27] 즉 죽음에 대한 불안, 무의미성에 대한 불안, 죄와 처벌에 대한 불안이 그것이다. 이것은 종교의 주된 관심사항인 동시에 정신분석의 주요 관심사항이기도 하였다. 물론 이러한 불안의 근본적 원인과 그 해결 방안에 대하여 유신론적 종교와 무신론적 정신분석은 전혀 다른 이해와 접근을 한다 할지라도 그러한 관심 분야의 공통성은 두 가지를 매우 유사한 것으로 만드는 결과를 가진다.

④ 변화 가능성의 인정에 대한 유사성

종교와 정신분석이 가지는 공통성 중 하나는 둘 다 모두 '인간은 변할 수 있다'는 강력한 전제 조건을 가지고 있다는 것이다. 정신분석은 인간이 변할 수 있다는 믿음에 그 근거를 두고 있다. 정신분석가인 아리에띠(Arieti)는 인간은 그 삶의 마지막 순간까지 과거의 잘못을 수정해 갈 수 있으며 때로는 타인의 도움을 받아서 그것을 할 수 있다고 보았다.[28] 종교도 같은 믿음을 가지고 있다. 인간은 신으로부터 받은 은총을 가지고 회개할 수 있고, 삶을 바꿀 수 있는 능력을 가지고 있다고 본다. 다만 기독교는 근본적으로 인간이 하나님 앞에서 변화되어야만 행동적 변화가 뒤따라올 수 있다고 보는 반면에, 정신분석은 신과의 관계 변화 없이도 인간은 나름대로 변화해 갈 수 있다고 본다. 그러나 기독교에서는 이러한 정신분석에 의한 행동의 변화를 근본적이고 궁극적인 인간의 변화, 문제 해결이라고 보지 않는다.

2) 베크만의 의견에 따른 정리[29]

이상과 같은 종교와 정신분석의 유사성에 대하여 베크만(Werkmann)은 좀 다른 각도에서 다음과 같이 말한 바 있다.

① 신성한 경전(Sacred scripture)과 비의적 지식(esoteric knowledge)

둘 다 절대적 권위를 가지고 있는 경전을 가지고 있다는 것이다. 기독교에서 성경이 절대적 권위를 가지고 있는 것처럼, 정신분석에서 프로이트의 저서는 절대적 권위로 받아들여졌다. 프로이트의 저서는 모든 정신분석 문헌에서 성경처럼 인용되고, 성경처럼 프로이트 저서에 대한 주석들이 나왔다는 것이 매우 유사하게 보인다고 베크만은 지적한다. 또한 둘 다 인간의 깊은 정신적 상태를 일반인들이 접근할 수 없는 독특한 양식을 가지고 다루고 있다는 점에서도 유사성이 있다고 하였다. 예를 들어 명상, 묵상, 몽환 상태(trance), 의식의 변화, 모양의 변화와 같은 것들이 종교에서만 있는 것이 아니라 정신분석에서도 최면, 분석 등의 형식으로 있다는 것이다. 그리고 이런 인간 정신의 신비적인 측면을 다루는 것이 전이 현상(transference)과 같은 특수한 현상들로 나타난다는 것이다. 그리고 이런 것들이 일반인들에게 공개되지 않고 특수한 집단 안에서 그 집단의 특수한 방법만으로 다루어진다는 점에서 두 개는 공통점을 가지고 있다는 것이다.

② 창시자와의 관계 (Relationship with Founder)

종교의 창시자는 그가 그것을 원하였든 아니든 신격화된다. 종교의 창시자는 당연히 신격화되지만, 정신분석에서도 프로이트에 대하여 그런 신격화 경향이 나타난다는 것이다. 많은 경우 정통 프로이트 학파 분석가들의 방에는 프로이트의 사진이 걸려 있는 것이 그 한 가지 예라고 이야기하였다.

③ 사제성 (Priesthood)

종교나 정신분석이나, 이것을 전문적으로 다루는 사람들은 따로 긴 교육 과정과 수련 과정을 통하여 내부적으로 인정받는 것을 요구받는다. 즉 개인적 관심을 가지고 있다는 것만이 아닌, 그 이상의 객관적 자격이 요구된다는 점에서 그것을 전문적으로 다루는 사람들은 일종의 사제성을 가진다는 공통점이 있다.

④ 삶의 이행기 주제와 의식에 대한 집중
    (Focus on life-transition issues and rites)

직업 선택, 결혼, 갈등의 이해와 해결 시도, 죄의식의 해결, 질병에 대한 불안. 죽음의 현실과 같은 문제 등 삶의 이행 과정에서 발생하는 문제들을 가장 중요하게 다루는 것이 종교와 정신분석에서 모두 나타난다는 것이다.

⑤ 질서에 대한 관심: 신념과 믿음의 체계
    (Concern with cosmos: systems of belief and faith)

종교는 우주와 세계의 질서에 대한 오리엔테이션(orientation), 궁극적 의미와 같은 것을 제공한다. 그래서 이 우주와 세계가 질서와 조회 가운데 체계적으로 운영되고 있다고 믿게 한다. 믿음은 그런 체계와 의미를 부여하는 것이다. 그런데 정신분석도 유사한 특성을 가진다. 정신분석을 통하여 사람들로 하여금 세상과 인간을 바라보는 시각을 가지게 하고, 그들의 갈등을 극복하도록 만들기 때문에 종교와 유사한 성격을 가지게 되는 것이다.

(4) 종교와 정신분석의 차이

이상과 같은 유사성을 가지고 있음에도 불구하고 기독교와 정신분석은 큰 차이를 가지고 있다. 여기서는 그 차이에 대하여 정리를 해 보도록 한다.

1) 하나님의 존재에 대한 믿음의 차이

기독교는 우주를 창조하시고 역사를 이끌고 계시는 인격적인, 그리고 인간에게 무한한 사랑과 관심을 가지고 계시는 여호와 하나님에 대한 믿음을 그 기반으로 하고 있다. 그에 따라 인류의 역사와 개인의 삶 모두에서 일반 자연의 법칙과 동시에, 하나님의 의지에 따른 하나님의 직접적인 섭리가 개입해 들어오는 것을 믿는다. 즉 이 세상을 영적인 실제와 힘에 대하여 '열린 세계'로 보는 것이다. 따라서 그러한 외부의 힘이 개입하기를 열망하며 그에 대한 믿음을 가지고 하나님의 뜻대로 살아가려는 신앙생활을 하게 된다. 그에 반하여 프로이트의 정신분석은 그러한 하나님의 존재를 부정한다. 따라서 인류의 역사와 개인의 삶에는 오직 인간의 본능과 의지, 힘의 우열만이 작동한다고 본다. 즉 이 세상을 영적인 실제와 힘에 대하여 '닫힌 세계'로 보는 것이다. 여기서는 이 자연세계 밖에서 다른 힘과 의지가 개입하는 것을 인정하지 않는다. 따라서 인간의 문제와 갈등을 극복하기 위하여 인간 스스로 그 해결책을 찾고 만들어 가는 것이 강조된다.

2) 영적 환원주의와 심리적 환원주의의 차이

종교는 일반 물질세계 이상의 세계, 즉 '영적 세계'를 인정하고 강조한다. 그것은 믿음을 가진 사람들만이 알 수 있고 접할 수 있는, 하나님과의 직접적인 관계를 맺어가는 세계이다. 그런데 여기서 있을 수 있는 문제가 있다. 잘못하면 인간 세상에서 나타나는 모든 문제를 지나치게 영적으로만 해석하려는 경향을 가진다는 것이다. 즉 일종의 영적 환원주의의 함정이다. 그 함정에서는 인간의 내면세계에 갈등이 생겼을 때, 무조건 믿음이 부족하여 생긴 것으로만 단정한다. 그에 따라 인간이 왜 실수하며, 왜 고통스러워하고, 왜 무너져 가는지에 대한 섬세한 공감을 하지 못하는 위험이 발생할 수 있다. 또한 이것은 자칫 일종의 종교적 위선, 영적 폭력과 연관될 수도 있다. 그리고 오직 인간의 신앙적 의지력만을 강조하는 문제를 가지게 된다. 물론 신앙은 의지적 측면을 가진다. 그러나 그것이 인간에 대한 깊은 성찰 없이 외면적인 의지력만을 강조하는 것으로 나타날 때, 이것은 오히려 가장 반종교적 현상이 될 수 있다. 프로이트는 유태인으로서 기독교인들의 이런 점을 가장 심각하게 관찰한 사람 중 하나였을 것이다.

그에 비하여 정신분석은 영적 세계를 인정하지 않으면서 종교 현상 전체를 하나의 심리적 현상으로 간주한다. 즉 심리적 환원주의에 들어가는 것이다. 종교는 심리적, 정서적 측면을 가진다. 그러나 그것은 거대한 종교의 지극히 작은 한 부분에 불과하다. 종교 전체를 심리적 측면 하나만을 가지고 설명하려는 프로이트의 시도는 그러기에 한계를 가지게 된다. 종교에서는 신의 존재가 먼저이고, 그에 대한 인간의 반응, 즉 심리 현상은 종속적인 것으로 본다. 그러나 프로이트는 그것을 거꾸로 보았다. 즉 인간의 심리가 먼저 있어, 그 인간 심리가 신을 민들이 내있다고 본 깃이다. 이리힌 심리적 환원주의는 디음과 긑은 문제를 가지게 된다.

첫째, 어떤 현상을 심리적 차원에서만 분석하여 그 본질을 놓치는 것이다. 예를 들어 두 남녀가 깊이 사랑하고 있다고 하자. 그런데 그들을 관찰한 정신분석가가 그들의 사랑은 상대방을 사랑하는 것이 아니라, 상대방에게 투사한 자신의 모습을 사랑하는 것뿐이라고 해석하였다. 그래서 두 사람의 사랑은 존재하는 것이 아니라고 이야기 한다면 그것을 어떻게 보아야 할까? 한스 큉(Hans Küng)은 그에 대하여 다음과 같이 이야기 한 바 있다. "연인 사이도 이와 똑같다. 사랑하는 사람은 누구나 필연적으로 자신의 이미지를 상대방에게 투사한다. 그러나 그렇다고 상대방이 존재하지 않는다거나, 그가 상대방을 보거나 생각할 때 상대방이 실체적으로는 존재하는 것이 아니다 라고 할 수는 없을 것이다."[30] 실제로 사랑에는 자기 투사적 측면이 있을 수 있다. 그러나 그것이 사랑의 전부는 아니다. 그런데 프로이트는 그런 착각을 종교에 대하여 가진 것이다.

둘째, 심리적 환원주의로는 '건강한 종교 심리'와 '병적(신경증적) 종교심리'를 구분하지 못한다. 굳이 종교인이 아니더라도 인류의 역사를 이끌어 온 가장 근본적 힘 중 하나가 종교라는 것을 인류학자들은 지적한다. 그러나 프로이트는 도덕과 사랑, 정의의 근거가 되어왔던 종교의 거대한 영적 실체를 알 수가 없었다. 그래서 그는 건강한 종교 심리가 한 인간의 삶과 인류 역사에 어떤 의미를 가지고 어떤 역할을 하였는지를 명확히 파악하지 못하였다. 그가 그의 말년에 종교에 대한 연구에 집착하였던 것은 결국 그 스스로도 종교의 거대한 실체를 자신이 모르고 있다는 것을 나름대로 인식하고 있었기 때문이 아니었을까

하는 생각을 한다.

셋째, 심리적 환원주의는 심리간의 또 다른 충돌들을 해결하지 못한다. 프로이트는 인간의 성욕이 인간 내면에서는 초자아에 의하여, 그리고 제도적으로는 종교에 의하여 억압되어 있다는 주장을 하였다. 그러나 한스 큉은 역으로 인간을 리비도적 측면에서만 해석하려는 집착이 인간의 종교성을 억압하고 있는 것은 아닌가 하는 질문을 던진다. 또한 인간의 과학과 이성을 절대적으로 중시하는 심리가 인간의 삶에 대한 의미를 추구하려는 욕구를 억압하고 있는 것이 아닌가 하는 질문을 던진다.31) 빅터 프랭클(Viktor Emil Frankl) 역시 프로이트가 인간이 가진 성을 해방시키면서 종교성을 억압하였다는 지적을 하였다.32) 심리적 환원주의는 모든 현상을 심리적 현상으로 바꾸어 보면서, 사실은 인간의 전체적 실체 및 또 다른 심리들을 억압하는 도구가 되어가고 있음을 지적하는 것이다.

3) 정신분석의 과학성과 가치중립성에 대한 시각 차이

그러면 프로이트 그 스스로는 정신분석과 종교의 차이를 무엇이라 말하였을까?

첫째, 그는 종교와 달리 정신분석은 과학이라는 점을 강조하였다.

"…과학적 노력은 세상의 현실에 대한 어느 정도의 지식을 우리에게 가져다주고, 또 우리는 이를 통해 우리의 삶을 조화롭게 조정할 수 있는 힘을 키울 수 있으리라 믿는다. 만일 이런 믿음이 환상이라면 우리는 신을 믿는 당신들과 똑같은 처지에 놓이게 된다. 그러나 과학은 지금까지 수많은 중요한 성공들을 우리에게 보여줌으로써 그것이 결코 환싱이 아님을 입증해 있다."33)

프로이트는 종교를 인간의 집단 심리와 무의식의 결과, 즉 신화에 근거를 둔 허구라고 보았다. 그에 비하여 그가 제시한 정신분석은 인간의 신체적 증상과 심리적 갈등을 객관적으로 관찰하면서 알아낸 과학이라고 보았다. 그러나 정말 그럴까? 그가 이야기한 이드(id), 자아(ego), 초자아(superego) 등은 이론적 가설을 근거로 존재하는 것이지, 과학적으로 증명할 수 있는 것이 아니다. 즉 정신분석은 형이상학적 시스템(metaphysical system)에 속한 것이고, 그것은 바로 종교가 존재하고 있는 시스템이기도 하다는 점에서 프로이트는 어떤 형태로든 혼란을 가진다. 사실, 이러한 혼란은 오늘날의 정신의학에서도 나타나는 현상이라 할 수 있다. 즉 현대 생물정신의학은 그것이 순수과학이라는 점에서 종교보다 우위에 있다고 생각하는 사람들이 있다. 눈에 보이지 않는 형이상학적 논란들은 눈에 보이는 형이하학적 논란들보다 무력하다고 보는 현대인의 사고적 특징을 보여주는 것이다. 생물정신의학은 정신의학 내에서 눈으로 측정할 수 없는 것을 무시하도록 하는 경향을 만들었다. 그리고 그 무시하는 대상에는 정신분석도 포함된다. 프로이트가 종교에 대하여 비판하였던 그 논리가 그대로 현대 정신의학이 정신분석을 비판하는 논리가 된 것이다. 그러나 생물정신의학에서 다루는 신경전달물질과 신경 트랙이 설명할 수 있는 인간 정신의 본질적 부분은 얼마나 될까? 그리고 프로이트가 다루는 정신분석이론이 설명할 수 있는 인간 정신의 본질적 부분은 얼마나 될까? 프로이트가 정신분석을 위하여 강조하였던 그 '과학성'이 이제는 정신분석을 부정하는 도구가 되었다.

둘째, 그는 정신분석을 가치중립적인 도구라고 규정하였다.

프로이트는 개신교 목사이면서 자신의 친구이자 제자였던 피스터(Pfister)에게 보낸 편지에서 "정신분석은 종교적이거나 반종교적인 것이 아니며 일반적인(impersonal), 하나의 도구로서 목사나 평신도들을 도울 수 있을 것"이라고 이야기 하였다.[34] 그의 말은 맞기도 하고 틀리기도 한 것이었다. 인간 내면이 가진 갈등에 대한 이해와 그에 대한 해결 시도에 있어 정신분석이라는 도구는 분명히 도움을 줄 수 있는 측면을 가지고 있다. 그러나 정신분석이 가치중립적 도구라고 생각한 것은 틀린 것이었다. 융(Jung)은 정신분석이 가치중립적인 것이라는 것을 부정한 최초의 사람 중 하나였다. 그는 정신분석이 가지고 있는 가치체계를 정신분석을 추구하는 사람들 스스로 인식하는 것이 필요하다고 이야기 하였었다.[35] 즉 정신분석은 그 나름대로 종교를 대체하는 가치지향적 논리를 가지고 있다는 것이었다. 하트만(Hartman)은 정신분석이 도덕적 문제에 대하여 우리 문명에 거대한 영향을 끼쳤지만, 프로이트가 정신분석으로부터 삶의 철학을 유추해 내려고 한 것은 매우 부정적인 결과를 만들었다고 이야기하였다.[36] 앞에서 언급하였던 베크만(Werkman) 역시 프로이트의 정신분석은 우주와 세계를 해석하는 하나의 믿음 체계라고 지적하였다.[29] 결국 프로이트는 정신분석이 하나의 가치중립적 도구로서만 존재하기를 원하였으나 그것은 그 처음부터 강력한 하나의 가치관과 가치체계로 존재하였다는 것이었다. 프로이트도 이것을 몰랐을까? 아니면, 그도 알기는 하였으나, 그의 정신분석이 종교의 저항을 덜 받고 더 많이 확산되기를 원하여 일종의 트릭을 쓴 것이었을까? 그 어느 쪽이 되었든 그의 정신분석에 대한 가치중립 발언은 정확한 것이 아니었다.

4) 죄와 죄책감에 대한 차이

기독교가 보는 프로이트 정신분석의 가장 심각하고 중요한 문제 중 하나는 정신분석이 가지고 있는 죄와 죄책감에 대한 혼란일 것이다. 실제로 프로이트는 그의 임상 현장에서 환자들의 병적이고 신경증적인 죄의식을 관찰하였고, 그것이 환자들의 증상 원인이라고 판단하였다. 그에 따라 그러한 죄의식에서 환자들이 벗어나도록 도와주는 것이 치료의 과정이라 생각하였다. 그것은 실제로 많은 환자들에게 정확한 이야기이기도 하였고 도움을 주기도 하였다. 그것은 지금도 정신과와 정신분석 임상 현장에서 그대로 다시 경험되고 있다. 그러나 여기서 문제가 발생한다. 한 환자가 가지고 오는 죄의식 가운데 어디까지가 신경증적 죄의식이고 어디부터는 실제로 죄를 지은 것에 대한 진정한 죄의식인지를 구분할 수 없게 된 것이다. 프로이트의 정신분석이 임상 현장에서 가지게 된 이 혼란은 프로이트의 정신분석이 종교를 부인하였기 때문에 발생한 결과이기도 하였다. 종교만이 '죄'라는 것을 정할 수 있는 기준을 제시하는데, 그 종교를 부인하는 순간, 사실은 죄를 판단할 근거가 없어졌고, 그에 따라 죄란 사실 상 없어지게 된 것이다. 혹자는 인간에게는 양심이라는 것이 있지 않은가, 사회 공공의 이익이라는 기준이 존재하지 않는가 말할 수 있으나, 그것은 각 개인마다 다른 매우 상대적인 것이다. 그것은 인간에게 각자 자신의 결정을 합리화시킬 수 있는 근거를 제공하는 것이지, 사회와 삶을 지탱시킬 수 있는 절대적인 원칙을 제공하지 못한다는 근본적인 한계를 가지고 있다.

예를 들면 다음과 같다. 38세 된 두 자녀의 어머니 되는 여자가 정신과 치료를 받으러 왔다. 우울과 심한 죄의식이 환자의 주된 호소였다. 여러 정황을 물어 보자 환자는 1년 전부터 다른 유부남과 성적 관계를 맺고 있는 것으로 나타났다. 정신분석 치료자는 그녀가 왜 자신의 결혼을 위기에 빠뜨릴 수 있는 이런 불륜에 빠져 들어갔는지에 대하여 자세한 이야기를 듣는다. 남편에 대한 불만이 나왔다. 그리고 어린 시절, 환자가 경험한 아버지와의 갈등, 어머니와의 갈등, 그리고 사실은 그 사이에 들어가 있던 근친상간적인 환상 등에 대하여 자세히 이야기 듣는다. 그리고 지금 그녀가 다른 유부남과 사랑에 빠진 것은 사실은 그 유부남의 매력에 빠졌다기보다도, 과거 그녀가 가지고 있던 아버지와 어머니에 대한 복수 때문에 그렇다는 식의 해석을 환자 스스로 하게 되었다. 그렇게 되면서 환자는 자신이 가지고 있던 죄의식이 상당히 경감되었고 그에 따라 기분도 좋아지기 시작하였다는 이야기를 하였다. 환자는 자신의 불륜적 행동에 대한 일종의 정당화시키는 원인을 치료자로부터 제공받는 셈이 되었던 것이다. 일단 상황이 여기까지 오자, 환자는 이제 자신을 좀 더 객관적이고 냉정하게 바라보게 되었다고 이야기 한다. 그리고 유부남과 남편에 대하여도 좀 더 객관적이 될 수 있게 되었다고 이야기 한다. 그래서 이제는 스스로 앞으로의 과정에 대한 결정을 좀 더 잘 해 보겠다고 이야기한다. 그러면서 정신분석 치료는 종료된다.

일반적으로 이 정도의 상황이 벌어지면 정신분석은 성공적으로 이루어진 것으로 평가되곤 한다. 그 여자가 그 이후에 유부남과의 불륜을 버리고 다시 가정으로 돌아갈지, 아니면 가정을 버리고 유부남과 계속 불륜의 관계를 유지할지, 그것은 전적으로 그 개인의 문제가 된다. 정신분석은 그 여자가 자신을 객관적으로 돌아보게 하는 것까지로 자신의 역할을 다 한 것으로 생각한다. 그 여자는 자신의 본능이 시키는 대로 행동을 하였던 것이고, 그녀의 과거 경험들이 유도한 대로 행동을 한 것뿐이었다. 그녀는 본능과 기억의 피해자이지 스스로 책임 있는 행동을 할 수 있는 주체로서 자신의 행동에 책임을 지지 않는다. 그녀는 죄의식을 경감할 수 있었다. 그러나 거기까지가 정신분석이 그

너에게 해 줄 수 있는 전부인 경우들이 많다. 정신분석에는 끄리는 것의 실체가 없다. 그것을 판단할 기준이 없기 때문이다. 극단적으로 말한다면, 유부녀와 유부남의 만남도 얼마든지 가능하고 아름다운 것이 될 수 있다고 본다. 성인인 두 사람이 자신들이 지금 무엇을 하고 있는지 분명히 알고 있다면, 그것에 대하여 무엇이라 비판하고 판단할 근거는 이 세상 어디에도 없다고 보는 것이다.

이런 상황에서 실제로 그녀의 행동이 옳고 그른 것을 판단해 주고 자신의 행동을 책임 있게 하도록 지도해 주는 힘은 없다. 그것은 단순한 초자아(superego)의 역할이 아니다. 그 이상의 것이 그녀에게는 필요로 되지만 정신분석에서는 엄격한 초자아의 부작용으로서의 죄의식만을 강조할 뿐, 실제로 그 여자가 저지른 것은 '죄'라는 것을 이야기하지 못하는 것이 되는 것이다. 이러한 죄와 죄의식에 대한 명확한 구분을 정신분석은 정확히 내릴 수 있다. 종교를 한낱 엄격한 초자아의 잔영, 집단 무의식적 강박관념으로만 보기 때문이다. 기독교에서는 '죄'의 실제를 분명히 규정한다. 하나님으로부터 벗어나는 것, 하나님과의 관계에서 끊어지는 것, 하나님이 가지신 창조의 원래 뜻과 어긋나는 것을 죄로 분명히 규정한다. 그리고 그러한 죄를 지었을 경우 정상적인 인간은 반드시 그에 대한 죄의식을 가진다고 한다. 성경에서 가장 심각하게 보는 사람은 죄를 짓고도 죄의식을 가지지 않는 사람들의 모습이다. 성경은 분명한 죄의 개념과 죄의식의 존재를 강조한다. 병적 죄의식은 치료의 대상이지만 진정한 죄의식은 회개의 대상이 되어야 한다. 그러나 정신분석은 이 구분을 할 수 있는 능력을 사실 상 가지고 있지 못하다고 기독교는 이야기한다.

사실, 문제는 '죄'에 대한 정확한 규정이 없는 것에서 끝나지 않는다. 문제는 '죄'가 없으므로 '악(惡)'도 존재할 수 없고, '선(善)'도 존재할 수가 없는 것이다. 그때그때 자의적으로 기분 좋고 편안하고 나의 본능에 충실한 것을 '선'이라고 규정하는 수밖에 없다 보니, 진정으로 누군가 타인들에 대한 관심과 사랑을 가지는 것이 왜 필요하고 선한 일인가 하는 것을 설명할 수 없는 문제에 봉착하게 되는 것이다. 이러한 혼란을 가장 정확히 이야기 한 사람은 사실, 프로이트 자신이었다.

> "나는 내가 왜 언제나 다른 사람들을 배려하면서 가능하면 친절하게 행동하려고 애를 써왔는지, 어떤 사람이 다른 나쁜 사람들 때문에 스스로에게 해를 입히고 뭇매를 맞는 것을 보았을 때 이를 무심히 보아 넘기지 못했는지 그 이유를 알지 못합니다."[37]

프로이트도 자신의 그런 소위 선한 행동이 단순히 타인에게 인정을 받기 위한 행동이 아님을 스스로 관찰하고 있었다. 인간은 때로 분명히 자신의 본능에 역행하는 이타적 행동을 하고 죽기까지 한다는 것을 볼 수 있었기 때문이다. 그 자신도 자신의 이기적 본능에 역행하여, 자신의 이익과는 아무런 상관도 없는 상황에서, 타인들을 배려하고 고통 받는 사람들을 향하여 동정심을 가지는 것을 체험하면서 그 스스로 그 근본적 이유를 모르겠다는 이야기를 한 것이다.

기독교의 성경 창세기 1장에서 3장까지의 내용은 인간이 그것을 인정하든 인정하지 않든, 인간은 하나님의 형상대로 지음을 받은 존재라는 선언을 한다. 그리고 인간이 하나님의 뜻에 합당하게 살아갈 때는 하나님 앞에서 당당하고 자유롭고 기쁨을 누리며 살아가지만, 그가 하나님 앞에서 죄를 지었을 때 그는 하나님 앞에서 부끄러워하고 괴로워하며, 인간 사이의 모든 관계도 무너진다는 것을 이야기한다. 이 간

딘히고도 명료힌 신인을 벗이니는 순긴부디 인긴은 선괴 악의 혼란을 피할 수 없게 되고 진정한 죄의식과 병적 죄의식을 구분하지 못하게 되어 그 방향을 잃게 된다고 성경은 이야기하는 것이다.

(5) 그러면 무엇을 할 것인가?

지금까지 검토한 정신분석과 기독교의 유사성과 차이점을 토대로 하여, 기독정신과의사, 기독상담가, 목회자들이 이제부터 무엇을 해나가야 할지에 대하여 다음의 제안을 한다.

1) 기독교와 정신분석의 역할에 대한 이해

반하우스(Barnhaus)[38]는 비유를 위하여 칼릴 지브란의 시 한 구절을 인용한 바 있었다.

> 그 미친 사람은 당신이나 나보다 (진정한) 음악가에 더 가깝다.
> 그가 연주하는 악기가 약간 조율이 안 되어 있을 뿐이다.
> (The mad man is no less a musician than you or myself.
> only the instrument on which he plays is a little out of tune)

그러면서 반하우스는 정신분석가는 악기조율사이고 종교지도자는 음악 선생님의 역할과 같다는 이야기를 하였다. 조율사는 그 악기가 제대로 소리를 낼 수 있도록 만들어 주는 것이 역할이다. 그러나 그 악기로 무슨 음악을 어떻게 연주하여야 할지를 결정하고 가르쳐 주는 사람은 음악 선생님이라는 것이다. 아마 이러한 비유에 대하여 종교와 정신분석 양쪽은 모두 만족스럽기도 하고 동시에 불만족스럽기도 할 것이다. 두 개의 본질적 기능이 서로 다르다는 것을 인정하고 명확히 하였다는 것에 대하여 비교적 만족스럽게 느낄 수 있다. 그러나 동시에 불만이 있을 것이다. 정신분석의 입장에서 보면, 자신들은 악기의 조율을 완벽하게 하도록 도울 수 있을 뿐 아니라 사실은 그 악보와 음악의 기교까지도 다 가르칠 수 있다고 생각할 수 있기 때문이다. 반대로 종교는 스스로 악기의 조율까지 할 수 있는 기능이 분명히 있는데, 그리고 정신 분석이 100여 년 전에 개발되기 전까지는 수천 년 동안 당연히 그것도 종교의 역할로 규정되어 왔었는데, 이제 그 기능을 부정당하거나 축소되어 평가된다는 것이 불쾌하다고 말할 수 있을 것이다.

이러한 갈등에 대하여 우리는 어떤 생각을 하는 것이 필요할까? 필자의 생각은 다음과 같다. 정신분석은 인간의 정신과 정신건강 자체를 관찰하고 그것을 섬세하게 분석할 수 있는 능력을 개발하여 왔다. 사실 그것은 인류 역사상 완전히 새로운 현상도, 기법도 아니었다. 그러나 적어도 어떤 구체적 방법론을 제시하고 시행할 수 있도록 만든 현대적 성격의 도구임에 틀림없다. 종교는 굳이 정신분석적 용어를 이용하지 않아도, 전통적 종교적 방법을 사용하면서도 정신분석에서 이야기한 인간 내면세계를 탐색하고 이해해 나갈 수 있다. 그리고 그런 과정을 통하여 정신분석이 명확히 제시한 어떤 개념들과 일치되는 내용들을 밝히고 도울 수 있다. 그러나 그렇다고 정신분석 자체를 부정하는 것이 최선은 아닐 수 있다. 이것은 마치 선교사들이 오지 선교지에 들어가기 위하여 과거에는 걸어서 들어갔던 지역을 이제는 현대식 경비행기를 타고 들어가는 것과 유사하다. 걷는 것은 좀 더 선교적인 방법이고 경비행기는 덜 선교적인 방법이라고 생각할 이유는 없다. 그런 의미에서 종교인들은 정신분석의 이론을 포함한 더 넓고 다양한 인간 이해의 이론과 시도들을 공부할 필요가 있다. 동시에, 정신분석이 실제적으로 인간에게 표면적 문제 해결과 표면적 가치관을 제공할 힘이 있다는 것도 인정할 필요가 있다. 모든 사람이 다 신앙생활의 영역

속에 들어와 있지 않기 때문이다. 사랑, 겸손, 헌신의 인정, 타인에 대한 배려 등도 분명히 정신분석을 통하여 강조될 수 있는 가치이기도 하다. 그것은 기독교 이외의 다른 많은 종교들에서도 얼마든지 인간의 덕목으로 제시되는 것들이기도 하다. 종교는 정신분석이 그러한 가치관을 가지고 그런 활동을 할 수도 있음을 인정할 필요가 있다. 문제는 정신분석에 있는 것이 아니다. 사실은 기독교 자체에 있다. 그러한 표면적 가치관을 넘어서는 가치, 방향, 진리를 기독교가 과연 스스로 가지고 있고, 세상에 제시하고 있고, 그것을 가진 존재로 힘 있게 역사를 바꿔 나갈 수 있느냐를 보여줄 수 있는가가 사실은 더 중요한 것이다. 즉 정신분석에 대한 엄격한 조사보다도, 기독교 스스로에 대한 엄격한 조사와 내적 성찰이 더 중요한 것이다.

2) 인간의 물질적 특성과 영적 특성에 대한 균형 잡힌 시각 형성

최근 발진하고 있는 생물정신의학이나 신경과학은 인간의 정신 현상이 뇌의 신경전달물질과 뇌의 회로들에 의한 활동 결과라는 것을 분명히 보여주고 있다. 프로이트 자신도 신경생리학자 출신이었다. 그는 인간의 정신 활동이 분명히 물질적 기반을 가지고 있다는 것을 인식하고 있었다. 1858년과 1859년에 다윈의 진화론이 발표되면서 인간이 가지고 있던 독특한 정체성, 즉 인간은 신의 형상을 따라 지음받은 신의 창조물이라는 근본적 정체성은 큰 위협을 받게 되었다. 그러면서 만들어진 반종교적 분위기로 인하여 영적 세계에 대한 부정에 강력하게 있게 되었고, 그것은 프로이트의 정신분석 이론으로 연결되었다. 그에 따라 신도 부정되고, 인간의 독특성도 부정되면서 인간에 대한 설명을 할 수 있는 유일한 객관적이고도 과학적인 방법은 인간을 생물학적 관점에서 이해하고 설명하는 것이었다. 즉 원생동물이나 식물이나, 곤충, 파충류, 그리고 포유동물 모두에게 적용되는 원칙이 인간에게도

적용된다고 본 것이다. 생물의 생존 법칙은 두 가지로 구성된다. 바로 자기 보호와 증식이다. 자기 보호를 위하여는 주변과 싸워야 하고 (공격적 본능), 자기 증식을 위하여는 짝짓기를 통한 생식이 있어야 한다 (성 본능). 그것이 프로이트가 이야기한 인간 무의식의 내면세계에 존재하는 힘이었다. 프로이트는 그 내면세계를 '정신'이라 부르고 자신이 한 일을 '정신분석'이라 명명하였으나, 사실, 그가 생각한 인간이란 존재는 물질적 존재였고 (그런 의미에서 동물과 아무런 차이가 없다) 그는 그런 물질적 존재들의 행동하고 갈등하는 현상을 정신이라 명명한 것이었다. 즉 그는 물질의 보전과 증식을 위하여 물질적 노력을 하는 물질의 활동을 '정신'이라 부른 것이다. 그런 의미에서 사실 프로이트는 심리적 환원주의라고 하기보다도 물질 환원주의라고 부르는 것이 더 정확한 측면도 있다. 그는 인간의 영적 측면을 무시함으로써 자기 스스로는 새로운 세계를 열었다고 생각하였지만, 사실은 인간들의 더 높은 세계를 닫아버린 결과를 만들었다. 그러기에 그의 이론은 많은 사람들에게 동조를 받았으나, 또 다른 많은 사람들에게는 거부되었던 것이다.

그러나 그것은 그 당시 타락한 영성과 정신성을 가졌던 시대와 교회를 향한 일종의 강력한 도전이었다. 그렇다면 이러한 프로이트의 도전에 기독교는 어떻게 대답하여야 하는가? 인간은 정말로 물질적인 존재인가? 아니면 종교가 이야기하는 바와 같은 영적 존재인가? 사실, 인간은 영적인 존재라고 규정하기에는 너무도 그에 어긋나는 모습을 가지고 있다. 인간은 철저히 물질적인 육체에 제한받고 있으며, 본능과 돈, 권력 등에 집착하고 매료되는 존재이기 때문이다. 그리고 도저히 영적인 존재라고 이야기 할 수 없게, 자연과 다른 생물들, 타인들, 그리고 심지어 자기에 대하여 파괴적 행동을 스스럼없이 해치우고 있는 존재임에 분명하다. 그것이 프로이트로 하여금 그의 이론을 이야기 하게 만든 이유이기도 하였다. 그러나 동시에 인간은 물질적인 존재만이라고 규정하기에도 너무나 그에 어긋나는 측면도 가지고도 있다. 자기 자신이나 자기 종족의 보존과는 상관없는 다른 인간들, 때로는 다른 생물들의 고통에 마음아파 하기도 하고 때로는 그들을 위하여 자기희생까지도 감수하는 불합리한 행동을 하는 존재이기 때문이다. 그리고 소유나 자기 안전, 성적인 만족 등 물질적인 것이 만족된다 할지라도, 늘 자신의 삶에 대한 더 높은 의미와 목적을 생각하고 현실을 초월하기 원하는 의지를 가지는 존재이다. 즉 동물들과 마찬가지로 육체적인 본능만 만족시키면 그 상태에서 머무를 수 있는 존재가 아닌, 그 이상의 존재, 즉 영적인 존재로서의 특징을 보이는 것이다. 결국 인간에 대한 정확한 이해는 인간이 이 두 가지 측면을 모두 가지고 있는 존재라는 것을 균형 감각을 가지고 인식하는 것이다. 인간의 영적인 측면을 지나치게 강조하는 순간, 오히려 프로이트적 물질주의 인간관에 공격을 받을 가능성이 커진다. 반대로 프로이트처럼 인간을 지나치게 물질적 측면만으로 설명하는 순간, 인간의 실제적인 영적 특성은 모두 무시하여야 하는 무리한 상황이 벌어지면서 인간 삶의 모든 목적, 의미, 도덕을 잃게 만드는 것이다.

성경은 하나님이 흙(물질)으로 인간을 만들고 하나님의 생기(영)을 그 흙에 불어 넣어 인간이 '생령'이 되었다고 이야기 한다(창세기 2장 7절). 즉 인간이란 물질과 영이 합쳐져 제3의 독특한 성격을 가진 존재로 탄생되었다는 것이다. 사실, 그런 성경적 의미에서 프로이트의 논리, 즉 인간은 철저히 물질적 존재라는 것은 부분적으로만 맞는다. 그러나 동시에 지나치게 종교적으로 인간을 규정하여 인간은 오직 영적인 존재이기만 하고, 인간의 육체적 본능이나 물질적인 것은 매우 무의미한 것으로 평가절하하는 것도 비성경적이라는 것을 보게 된다. 하나님은 인간을 그 두 가지 요소를 가지고 지으시면서 제3의 독특한 존재, 하나님을 알아가며 하나님과 교제하며 하나님과 기쁨을 함께 만들어 갈 수 있는 존재로 만들었다고 성경은 이야기하는 것이다. 이러한 균형 잡힌 시각을 가지지 못하는 이론들은 언제나 인간을 파괴시켰다. 물질주의자, 무신론자들은 하나님을 부정함으로써 삶의 목적, 의미, 도덕을 상실하였다. 영적 측면에 대한 지나친 강조를 하였던 신비주의자, 율법주의자들 역시 성경에서 크게 문제가 되어 예수님으로부터 책망을 받았다. 따라서 인간에 대한 극단적 물질주의나 극단적인 종교주의 모두 인간의 참 모습에 대한 이해에서 멀어져 있다는 것을 인식하는 것이 필요하다. 인간을 어느 한 쪽으로만 바라보고 해석하려고 할 때, 오류가 발생하게 되고 인간을 잘못된 방향으로 이끌어 가게 된다. 프로이트는 인간의 물질적 측면과 정신적 측면, 그리고 불합리한 무의식 영역에 대하여 깊이 분석한 사람이었다. 그러나 유감스럽게도 그는 영적 균형을 잡을 능력은 없는 사람이었다.

3) 정신치료 현장에서의 인생의 목적, 의미성, 도덕성 제공

자살을 세 번째 시도하다가 응급실에서 응급조치를 받아 살아난 28세 여자 환자가 있었다. 그 다음 날 외래 진료실로 가족과 함께 온 환자가 정신과 의사에게 질문을 한다.

"(환자) … 왜 저를 살리셨어요? … 제가 무엇 때문에 더 살아야 하죠? … 이렇게 사는 것이 무슨 의미가 있는 거죠? … 저를 살린 것은 응급실에서 돈을 벌기 위하여 그런 거였나요? 죽으려고 그렇게 간절히 바란 사람을 무슨 권리로 살려 놓은 거죠? 법적으로 책임지지 않으려고 그런 것인가요? 이건 저에게 너무도 잔인하고 비도덕적인 것이 아닌가요?"

이런 질문을 단순히 우울증 환자의 자살시고 증상으로만 넘길 수도 있다. 그러나 그렇게 간단히 넘어갈 일이 아닐 수도 있다. 그렇다. 의사들은 왜 병원 응급실에서 자살 시도자들을 살려내려고 그리도 안간힘을 쓰는 것일까? 이런 질문을 하고 있는 사람들에게 의사들은 무엇이라 대답하여야 하는가? 무신론적 정신분석 치료자와 이 환자는 이런 대화를 나누기 시작할 수 있다.

"(의사) … 지금 기분이 어떠세요? … 다시 자살을 하고 싶으신가요? … 혹시 가족 중에 자살을 하신 분이 있나요? … 왜 자살을 하려고 하였습니까? … 어린 시절에 부모님의 사랑을 받지 못한 경험이 있나요? … 남들에게 이야기 하지 못한 무슨 큰 충격적인 일을 경험한 것이 있나요? … 다 이야기 하시죠"

"(환자) 저는 지금 저의 과거의 삶을 이야기 하려고 하는 것이 아니예요. 저는 지금 제가 왜 살아야 하는지, 앞으로 제가 왜 살아가야 하는지, 그것이 무슨 의미를 가지는지 그것을 이야기하기 원하는 거예요"

"(의사) 그건 매우 중요하고도 흥미 있는 이야기인데요. 왜 삶의 목적과 의미를 이야기 하고 싶으신 거죠?"

"(환자) 왜 삶의 목적과 의미를 이야기 하냐고요? 아니, 그것을 생각하고 이야기하는데도 이유가 있어야 하나요? 그러면 의사 선생님은 삶의 목적이 무엇이세요? 선생님은 삶에 어떤 의미를 느끼고 계세요?"

"(의사) 지금 이 자리는 환자분에 대하여 이야기 하는 자리입니다. 저에 대한 이야기를 나누는 자리는 아니죠. 그런데, 왜 저에 대한 그런 질문을 하시나요?"

　정신분석이 되었든, 정신과 외래 진료가 되었든, 일반 상담이나 또는 목회 상담이 되었든, 이런 대화는 사실 흔히 있는 대화이다. 치료자는 교과서적으로는 진행을 잘 하고 있는 것이다. 그러나 어떤 한계가 있음을 보게 된다. 환자가 정말 이야기 나누고 싶어 하는 본질적인 것, 환자가 정말로 이야기 듣고 싶어 하는 바로 그것을 다루지 못하고 있기 때문이다. 어떤 치료자들은 환자가 이런 식으로 이야기하는 것을 전형적인 저항 현상이라고 본다. 때로는 그런 측면이 있을 수도 있다. 그러나 그것만으로 해석하는 것은 틀린 것이 될 수 있다.

　프로이트의 이론이 가지고 있는 문제 중 하나는 그의 물질주의적이고 심리적 환원주의를 가지고는 인생의 목적, 의미성, 도덕성을 제시할 수 없다는 데 있었다. 이 문제를 세 가지로 나누어 생각해 본다.

　첫째, 인생의 목적이 오직 자기 보호와 증식(생식)에만 있다는 식의 이야기로는 인생을 살아가는 목적을 제대로 이야기 할 수 없는 문제를 가진다. 단지 안전한 가운데 풍부한 돈과 자원들을 소유하고 향유하는 것, 그리고 자신의 유전자를 더 많이 퍼뜨리는 것이 인생의 최종 목표라고 이야기 할 수 없다는 것이다. 사랑이라는 것도 단순히 생식의 환경을 더 좋게 만들기 위한 분위기나 의지 정도로 해석된다면, 그것은 인간에게 매우 불행한 일이 된다. 성경은 사랑이란 것의 기원을 하나님의 인간 창조 의지에서 본다. 즉 하나님 자신의 형상을 따라 자신의 모양대로 인간을 창조한 것은 그 인간과 함께 교제하고 사랑하면서 함께 더 아름답고 좋은 세상을 만들어 가시기 원하는 하나님의 소망에 따라 인간은 창조되었다고 본다.

둘째, 인간의 고통과 그 극복의 문제이다. 인간은 자기 보호와 증식에 실패하는 존재이다. 아니, 더 정확히 표현하면 결국 최종적으로는 죽음을 맞이한다는 면에서, 인간은 언제나 자기 보호와 증식에 궁극적으로 실패하는 운명을 가지고 있는 존재이다. 이런 실패에 대한 대답은 무엇인가? 그러한 사실, 그러한 인생을 있는 그대로 받아들이고 인정하는 가운데, 살아있는 기간 동안 서로 사랑하며 돕고 인정하며 즐겁게 살자고 이야기 할 수도 있다. 그러나 그 정도를 가지고는 인생의 그 절대적 무의미성을 극복하기가 너무도 힘들다는 문제를 가진다. 이런 삶의 무의미성과 고통의 무의미성을 극복할 수 있는 힘과 근거는 무엇인가?

셋째, 무도덕성의 문제를 극복하는 데 어려움을 가지게 된다. 앞부분에서 언급한 바와 같이 신이 존재하지 않는다면 선이란 매우 주관적인 것이 된다. 그에 따라 최종적으로는 각자가 자기 좋고 유리한 대로 기준들을 정하고 살아가게 되고 최종적으로는 오직 힘을 가진 사람의 의지가 곧 선이 되는 상황에 들어간다. 그에 따라 다음 세대들에게도 이것이 옳고 저것은 그르다고 이야기 할 수가 없는 것이다. 그것이 무신론이 가지게 되는 근본적인 한계가 된다. 프로이트의 무신론적 정신분석 이론은 이런 의미에서 인간에게 새로운 자유를 준 것 같았으나 사실은 동시에 더 큰 혼란을 주었다. 종교가 성숙한 건전성을 가지지 못할 때, 인간은 종교에 대하여 회의하게 된다. 그리고 무신론자가 된다. 결국 프로이트를 포함한 모든 무신론자들이 존재하는 것은 그들 스스로의 책임이 있는 동시에 잘못된 교회의 책임이 있게 된다. 기독교는 무신론자들의 혼란에 한탄하는 것만으로 그 역할이 끝나서는 안된다. 정확한 선과 악의 기준을 제시하기 위한 진지한 자기희생적 노력과 신앙인으로서의 삶을 보여 주어야 하는 것이다.

4) 기독교의 성숙을 목적으로 하는 활동

패티슨(Pattison)[39]은 종교적 믿음과 태도, 종교 활동은 선을 위하여 좋은 역할을 할 수도 있으나, 동시에 비인간적인 파괴성, 미성숙, 심각히 훼손된 인간성을 만들 수도 있다고 하였다. 미성숙한 초자아(primitive superego)에 종교적 시스템이 합쳐질 때(assimilated), 그것은 내면화된 종교적 가치와 연결되지 않고 수많은 문제들을 만들어 낸다는 것이다. 그러나 종교 시스템이 성숙한 자아(mature ego)와 합쳐지면 매우 높은 윤리적 행동을 만들 수 있다고 하였다. 실제로 종교의 믿음은 양날을 가진 칼과 같은 특성을 가진다. 이것이 성숙하게 사용될 때는 인간의 가장 아름다운 힘을 만들어 내지만, 이것이 미성숙하고 왜곡될 때는 인간의 가장 추악한 힘을 만들어 낼 수도 있는 것이다.

프란즈블라우(Flanzblau)[40]는 성숙한 종교의 특징을 다음과 같이 말하였다. 성숙한 종교는 종교인의 신경증적 기전(neurotic mechanism)을 강화시키는 것이 아니라 마음, 영, 가치의 건전성을 강화시킨다. 인간을 채찍질하는 것이 아니라 인간의 힘을 더욱 북돋아 준다. 인간의 근원적 죄가 아닌 인간의 궁극적 가치에 관심을 가진다. 금욕주의적 신조에 매달리는 것이 아니라 성적(sexual) 영역에서의 강력한 도덕성을 주장한다. 윤리가 신조 중심적이지 않고 행동 중심적이다. 악을 무관심한 수동성으로 대하지 않고, 적극적으로 직면하는 공격성을 가진다. 죄의 개념이 교회 안에서만 묶여 유래하지 않고 인간 현실과 연관되어 존재한다. 선한 행동을 하는 이유가 이생이나 내생에서의 처벌에 대한 두려움이나 보상에 대한 약속 때문이 아니다. 주 강조점이 저 세상이 아닌, 이 세상이 된다. 중점이 완벽주의적 태도가 아닌 변화와 개선의 과정에 두어진다는 것이다.

실제로 기독교는 정신분석에 대하여 자신을 방어하는 것이 중요한 것이 아니다. 기독교는 모두 수단을 다 동원하여서라도 겸손하게 성숙하기 위한 노력을 다 하여야 한다. 그리고 그 방법 중 하나로 정신분석의 지적과 도전을 받아들일 필요가 있는 것이다. 나이트(Knight)는 정신분석과 종교의 협력이 인간의 핵심적 문제에 대한 답을 줄 수 있다고 생각하였다.41) 실제로 종교지도자들은 정신역동에 대한 이론을 통하여 사람들의 신경증적 죄의식에 대한 역동을 더 깊이 이해할 수 있게 되었다. 그리고 정신분석자들은 그들의 임상 현장에서 체험하고 있는 혼란들을 정직하게 인정할 때 기독교를 통하여 제시되는 죄의 본질, 그리고 신경증적 죄의식과 진정한 죄의식의 구분을 배울 수 있을 것이다. 인간 고통에 대한 관심을 가지고 인간을 분석하는 능력을 가진 정신분석과 기독교는 사실 서로에게 필요한 측면이 많이 있다. 그리고 인간의 역사 속에서 그 차지하는 비중과 규모에서 정신분석과는 비교가 되지 않을 만큼 거대한 종교이기에, 불안해 할 것 없이 기독교가 먼저 정신분석의 이야기를 들을 필요가 있다. 교회의 역사는 언제나 새로운 개념과 기술을 흡수하고 소화시키면서 발전하고 성숙하여 왔기 때문이다.

5) 종교 심리를 다루는 일반론과 특수론의 균형

종교에 대한 연구와 언급이 가지는 양 극단의 입장이 있다. 첫째는 철저한 일반론적 입장이다. 즉 종교 역시, 정치, 경제, 사회, 문화 현상과 똑같은 인간의 현상 중 하나일 뿐이기에, 그런 것들을 분석하고 논의하는 일반적 틀에 종교를 갖다 놓는 것은 당연하고 아무런 문제도 없다는 시각이다. 둘째는 철저한 특수론적 입장이다. 여기서는 종교에 대하여 일종의 거룩하고 신비한 특수성이 선언된다. 이것은 하나님에 속한 비밀을 다루고 있어, 인간적인 그 어떤 것도 감히 여기를 범

접할 수도, 모욕할 수도 없다는 사고이다. 프로이트는 그 시대의 종교에 대한 특수론적 시각을 부정하고 일반론적 시각을 소개한 사람이었다. 그러면 종교를 바라보는 그 시각은 어떤 것이 되어야 할까?

아무리 위대한 정신을 가졌던 철학자라 할지라도 해부학자의 눈에는 그저 모든 다른 인간과 다른 것이 하나도 없는 육체적 존재라고 할 수 있다. 그러나 후대 철학자들에게 그는 철학적으로 영웅이고 천재이다. 누가 맞는 것인가? 당연히 둘 다 맞는다. 따라서 한 현상을 어떤 각도에서 보느냐에 따라 모든 것은 다르게 평가될 수 있다는 그 사실 자체를 인정하는 것이 필요하다. 그러므로 전체적인 모습을 파악하고, 자신이 지금 어떤 각도에서 보고 있는지를 분명히 인식하고, 그리고 그것에 정직하게 인정할 수 있다면, 문제는 해결되어 갈 수 있다. 프로이트가 제시한 종교에 대한 이론은 그의 시대에 그가 관찰한, 많은 문제를 가졌던 미성숙한 종교의 심리적 한 측면이었다. 그 이상도 그 이하도 아니다. 그리고 종교와 인간에 대한 일반론과 특수론적 시각을 균형 있게 가지는 것이 매우 중요한 의미를 가진다 할 것이다.

그러면 프로이트 이전에는 종교에 대한 심리학적 이해의 시도가 없었을까? 그렇지 않았다. 일반적으로 이야기되는 종교심리학에 관한 최초의 저서는 스타벅(Starbuck)의 'Psychology of Religion'로서 1899년에 출판되었고[42] 비슷한 시기인 1902년에 제임스(James)의 "The Varieties of Religious Experience"[43]가 출간된다. 이러한 책들은 프로이트의 이론이 발표되기 이전, 또는 충분히 알려지기 이전에 만들어진 저서들이다. 즉 종교 현상에 대한 심리적 차원에서의 연구들이 프로이트 이전에도 존재하였다는 것이다. 물론 그러한 연구들은 무신론적 시각이 아닌, 종교 현상 자체에 대한 심리적 연구를 시도하였다는 점에

시 프로이트의 치이를 기지고 있디. 그러면 우리는 왜 종교의 종교 심리를 연구하여야 하는가? 그것은 종교를 가진 사람들을 이해하고 그들의 행동을 예측하며, 그들의 신앙을 더 성숙하게 돕기 위해서이다. 프로이트가 그리도 종교에 대하여 연구하고 싶어 하였던 것도 그가 유태인으로서 늘 기독교인들의 심리와 그들의 행동에 대한 예측이 그 자신과 그의 민족의 생존과 연관되었다고 생각하였기 때문이었을 것이다. 기독인들은 그러하였던 프로이트보다도 더 진지하고 심각하게 프로이트가 하였던 고민과 그가 던진 질문에 대한 답을 만들어 가기 위하여 노력하여야 한다. 그런 의미에서 기독인이기 때문이라도 프로이트는 한 번 깊이 공부하여야 할 대상이다. 그러나 그것이, 앞에서 언급한 바와 같이, 굳이 프로이트 학파의 사람이 되어야 한다는 것을 의미하는 것은 아니다. 그렇게 하지 않고서도 좋은 기독 정신치료자가 얼마든지 될 수 있다. 대표적인 예는 폴 투르니에(Paul Tournier)이다.[44] 그는 기독교적 시각을 가지고 좋은 정신치료자로서 살아가는 모범을 보여 준 사람이었다. 굳이 프로이트의 용어로써 인간의 갈등과 모순을 설명하고 해결하려고 하지 않아도 된다. 문제는 인간의 고통에 대한 주의 깊은 관찰, 공감, 그리고 그 문제로부터 벗어나는 것을 도와주기 위한 진심어린 노력이다. 사실, 그러한 마음 상태를 가지기가 프로이트적 정신분석가가 되기보다도 훨씬 더 어렵다.

성경을 통하여는 알 수 없었던 인간의 내면세계를, 프로이트를 통해서만 알 수 있게 된 새로운 개념이 있었을까? 근본적으로 그런 것은 없다는 것이 필자의 의견이다. 물론 성경에 오이디푸스 콤플렉스와 같은 용어들은 없다. 그러나 인간에 대한 이해와 접근뿐만 아니라 그 해결을 위하여 성경은 분명히 충분한 (또는 유일한) 자료를 제시하고 있다고 기독교인으로서 필자는 생각한다. 그러나 그렇게 생각하는 것만으로는 불충분할 것이다. 실제로 성경을 통하여 인간의 고통과 그 문제의 해결을 해 나가는 구체적 현상이 나타나야만 할 것이다. 성경적 원리에 맞는 인간에 대한 이해와 분석(신학적 측면에서의 인간론), 그리고 그 해결이 있도록 정신의학과 정신분석을 포함한 인문, 사회, 자연 과학을 공부하는 기독인들은 더 열심히 성경에 대한 연구를 해 나가야 할 것이다. 프로이트뿐만 아니라 불교나 유교, 도교, 기타 서양과 동양의 모든 철학과 사상에 대한 관심과 연구에도 열려 있을 필요가 있다. 그것이 성경과 인간을 더 깊이 이해하고 공부할 수 있는 좋은 부교재의 역할을 하기 때문이다. 그런 것에 대한 연구와 공부들이 결코 성경의 유일성과 독특성을 해치지 않는다는 것은, 성경을 깊이 연구하고 이해할수록 알게 될 것이다. 실제로 정신치료자는 신학과의 만남을 회피하지 말고 영적인 문제, 특히 인생의 의미와 신에 대한 문제를 다루어야 할 것이다. 마치 신학자가 정신분석에 대하여 그러하듯이.

6) 문제 해결을 위한 공동체적 노력

기독 정신과 의사들과 기독 정신분석자들은 위와 같은 활동들을 해 나가기 위한 노력을 각자의 위치에서 다양한 방법을 가지고 적극적으로 시도하여야 한다. 그것은 학습과 연구, 환자들에 대한 치료와 상담, 교회 등에서의 강의, 학교와 수련병원에서의 교육, 저술 활동 등을 통하여 이루어지게 될 것이다. 이러한 활동을 지속성을 가지고 발전적으로 진행시키기 위하여 공동체가 필요하다. 그러한 모임을 통하여 서로의 경험과 생각을 나누고, 공부하며, 함께 기도하고, 격려하는 모임을 만들고 활동하는 것이 필요로 되는 것이다. 마치 프로이트가 초창기 그의 학문적 경험들을 모으고 다듬기 위하여 빈에서 소수의 학자들과 모였던 것처럼, 그런 기독정신과의사, 기독정신분석가들의 모임이 필요로 된다. 그리고 프로이트가 작게 시작한 그 모임이 전 세계에 영향을 끼쳤던 것처럼, 기독정신과의사, 기독정신분석가들의 모임은 이 세상을 하나님의 나라에 다 가깝게 나갈 수 있도록 도울 수 있을 것이다.

3. 마치는 말

　기독교가 프로이트의 이론에 의미를 부여하지 않는다 할지라도 기독교 자체에 어떤 근본적인 문제가 발생하지는 않을 것이다. 그러나 기독교가 프로이트의 이론에 관심을 두고, 그가 던진 질문과 지적에 귀를 기울일 때, 기독교의 생각은 더 넓어지고 깊어질 수 있을 것이다. 그런 의미에서 프로이트는 분명히 기독교적으로도 의미를 가진 존재이다. 이러한 태도와 원칙은 프로이트뿐만 아니라 현재 인류 사회에 영향을 끼치고 있는 모든 이론과 현상에 대한 기독교적 태도와 원칙이 될 수 있다. 인간과 인간의 고통, 그리고 인간의 구원에 대하여 관심을 가지고 공부하기를 원하는 사람들은 성경에 대한 더 깊은 이해를 위하여 노력하는 동시에, 프로이트를 포함한 다양한 인간에 대한 사상과 생각에 대하여 깊은 이해를 위하여 노력하여야 한다. 실제로, 성경의 기독교와 프로이트의 정신분석은, 인간이라는 공통의 대상에 대한 다른 영역의 문제를 다루고 있다고 할 수 있다. 그리고 그것이 어떤 모습으로 어떻게 다른지를 볼 수 있으려면 아마도 신앙의 눈이 필요할 것이다. 그것이 기독정신과의사들과 기독정신분석가들의 책임이 될 것이다.

참고 문헌

1) Küng H (1987) : Freud and The Problem of God. 손진욱 역 (2003) "프로이트와 신의 문제" 하나출판사, 서울, p.189.

2) Küng H (1987) : Freud and The Problem of God. 손진욱 역 (2003) "프로이트와 신의 문제" 하나출판사, 서울, 2003년 p.185.

3) Adler A (1921) : Über den Nervösen Charakter. Grundzüge einer vergleichenden Individual—Psychologie und Psychotherapie, Wiesbaden, 1921; 4th edition, 1928; reprinted Frankfürt, 1972. (English translation, The Neurotic Constitution. Outline of a Comparative Individualistic Psychology and Psychotherapy, Kegan Paul, London, 1917/Moffat—Yard, New York, 1917.)

4) Adler A (1907) : Studie über Minderwertigkeit von Organen, Vienna, 1907. (English translation, Study of Organ Inferiority and Its Psychical Compensation: a Contribution to Clinical Medicine, New York, 1917.)

5) Adler A (1912) : Uber den nervösen Charakter. Frankfürt, 1912, pp.38—57. (English translation, The Neurotic Constitution. London and New York, 1917.)

6) Jung CG. (1940—41) : "Das Wandlungssymbol in der Messe" (1940—41) in Psychologie und Religion, Studienausgabe, Olten, 1971, pp.163—267. (English translation, "Transformation Symbolism in the Mass" in Psychology and Religion: West and East, pp. 201—96 of vol. 11 of Collected Works.)

7) Jung CG (1939) : "Psychologie und Religion"(1939) in Psychologie und Religion, Studienausgabe, Olten, 1971, pp.11—127, quotation, p.12. (English translation, "Psychology and Religion", pp.3—105 of

Psycology and Religion: West and East, vol. 11 of Collected Works, quotation, p.6.)

8) Robinson LH(Ed.), Psychiatry and Religion: Overlapping Concerns. Washington, D.C., American Psychiatric Press, Inc., 1986.

9) Küng H (1987) : Freud and The Problem of God. 손진욱 역 (2003) "프로이트와 신의 문제" 하나출판사, 서울

10) 손진욱 (2006) : 프로이트의 종교론. 프로이트와 기독교. 연세의대 의학행동과학 연구소 프로이트 150주년 기념 심포지움. 서울. 2006년 9월 8일

11) 권수영 (2005) : 프로이트와 종교. 살림. 서울.

12) 권수영 (2006a) : 기독교가 본 프로이트 : 의심의 해석학을 거쳐 재통합으로. 연세의대 의학행동과학 연구소 프로이트 150주년 기념 심포지움. 서울. 2006년 9월 8일

13) 권수영 (2006b) : 누구를 위한 종교인가 – 종교와 심리학의 만남. 책세상. 서울

14) James William Jones (1991): Contemporary Psychoanalysis and Religion-Transference and Transcendence. Yale University. (현대 정신분석학과 종교. 유영권 역, 한국심리치료연구소, 1999)

15) Freud G (1913; 1952) : Totem and Taboo. New York, Norton

16) Freud G (1927; 1964) : The Future of an illusion. New York, Norton

17) Rabin, P (1987) : Freud. Gallimard Jeuness, Paris. 이재형 역 (1995) 프로이트-20세기의 해몽가. 시공사 p.14.

18) Fergeson S, Wright DF (1988) : IVP New Dictionary of Theology. 한 역, IVP 신학사전, 2001, 아가페 출판사, p.811.

19) Rabin, P (1987) : Freud. Gallimard Jeuness, Paris. 이재형 역 (1995) 프로이트 – 20세기의 해몽가. 시공사 pp.14–15.

20) Vitz PC, Sigmund Freud's Christian Unconscious. New York, The Guilford Press, 1988.

21) Freud S : "Selbstdarstellung" in I. Grubrich–Simitis (ed.), Schriften zur Geschichte der psychoanalyse, Frankfürt, 1971,

p.40. ("Autobiographical Study" in S. E. 20 〔1959〕 8.)

22) Küng H (1987) : Freud and The Problem of God. 손진욱 역 (2003) "프로이트와 신의 문제" 하나출판사, 서울, p.182 − 183.

23) Robinson LH, Psychoanalysis and Religion: A Comparison, in Robinson LH(ed.), Psychiatry and Religion: Overlapping Concerns. pp. 1 − 20. Washington, D.C.: American Psychiatric Press, Inc., 1986.

24) Fromm E, Psychoanalysis and Religion. New Haven, Yale University Press, 1950.

25) Barnhouse RT, Spiritual Direction and Psychotherapy. Trinity News 30: 6 − 7, 15, 1983.

26) Wood BG, The Religion of Psychoanalysis. Am J Psychoanal 40: 13 − 22, 1981.

27) Tillich P, The Courage to Be. New Haven, Yale University Press, 1952.

28) Areti S, Presidential address: Psychoanalytic therapy in a Cultual Climate of Pressimism. J AM Acad Psychoanal 9: 171 − 184, 1981.

29) Sidney Werkman, Religious Concepts in Psychotherapies, in Robinson LH(ed.), Psychiatry and Religion: Overlapping Concerns, pp.107 − 118. Washington, D.C.: American Psychiatric Press, Inc., 1986.

30) Küng H (1987) : Freud and The Problem of God. 손진욱 역 (2003) "프로이트와 신의 문제" 하나출판사, 서울, p.112.

31) Küng H (1987) : Freud and The Problem of God. 손진욱 역 (2003) "프로이트와 신의 문제" 하나출판사, 서울, p.122.

32) Frankl VE : Der Unbewusste Gott. pp.48 − 50. (English translation, The Unconscious God, pp.53 − 55.)

33) Küng H (1987) : Freud and The Problem of God. 손진욱 역 (2003) "프로이트와 신의 문제" 하나출판사, 서울, p.76에서 재인용

34) Meng H & Freud E, Psychoanalysis and Faith − The Letters of

Sigmund Freud and Oscar Pfister. New York, Basic Books, 1963.

35) Jung C, Psychology and Religion. New Haven, Yale University Press, 1938.

36) Hartmann H, Psychoanalysis and Moral Values. New York, Internation Universities Press, 1960.

37) Freud S (1915) : Letter to J. J. Putnam, 8 July 1915, quoted in Ernest Jones, Sigmund Freud 2: 465.

38) Barnhouse RT, Psyhiatry and Religion: Partners or Strangers? Paper presented at the Annual Meeting of the American Academy of Psychoanalysis. New York, December, 1981.

39) Pattison EM, Religion and Compliance, in Rosenbaum M(ed.), Compliant Behavior: Beyond Obedience to Authority. New York, Human Sciences Press, 1983.

40) Franzblau AN, Discussion of Apolito's "Psychoanalysis and Religion", Am J Psychoanal 30: 123−126, 1970.

41) Knight JA, A Psychiatrist Looks at Religion and Health, New York, Abingdon Press, 1964.

42) Starbuck ED (1899). The psychology of religion, London: Walter Scott.

43) James W (1902) : Varieties of religious experience. New York: Longmans. (Mentor ed., New American Library, 1958). (김재영 역 (2000). 종교적 경험의 다양성. 서울: 한길사)

44) Collins GR (1998) : The Christian Psychology of Paul Tournier. Baker Book House. 정동섭 역 (1998). 폴 투르니에의 기독교 심리학. IVP

영성과 정신건강*
: 임상현장에서 적용 방법과 근거 고찰

김도훈 _한림의대 정신건강의학교실 교수

1. 서론

많은 사람들이 종교, 영성 그리고 건강의 상호작용에 대해 흥미를 보여왔다. 하지만 많은 의료인들은 이에 대해 회의적이거나, 의학적 치료 과정에 종교/영성이 미치는 영향에 대한 지식과 확신이 부족하다. 종교와 의학은 가깝게 관련되어 있음에도 불구하고, 영성에 대한 관심은 과학적 진보에 있어서 장애물처럼 여겨져 왔고, 질병의 치료 과정에서 믿음은 미미한 정서적인 도움이 되는 요소로 여겨지고 있다.

최근 설문조사에 따르면,[1] 적어도 세계 인구의 90%가 다양한 형태의 종교적 또는 영적 수행을 하고 있다. 정신건강에 있어 종교와 영성이 중요한 역할을 한다는 일관된 보고들이 있다.[2]

이와 같은 연구 보고를 통해서, 미국의학협회, 미국간호협회 등의 많은 전문적 기관들은 종교/영성이 건강에 중요한 요소임을 인정하고 있다. 세계정신의학회, 미국심리학회,[3] 미국정신의학회,[4] 영국정신의학회[5] 등은 정신건강에 있어 영성과 종교의 관련성을 연구하는 위원회를 두고 있으며, 전문가들은 영성이 임상적 치료과정에 통합되어야

---

* 본 논문은 2020년도 사회문화정신의학회지에 수정·보완되어 투고되었음.

할 필요가 있다고 제시하고 있다.[6][7] 그러나, 연구 결과들을 임상현장에 적용하고 실행하는 것은 쉬운 일이 아니다. 치료기간 동안, 의료 전문가들의 영성 평가에 대한 중요성과 이것에 바탕을 둔 치료 행위를 실천하는 데는 다양한 견해가 존재한다.[8][9]

환자, 의사, 의대 학생 그리고 의대 교수들은 임상 현상에서 종교와 영성의 중요성을 충분히 인식하고 있지만, 임상 치료 및 교육 현장에서는 이에 대한 평가나 중요성이 치료 과정에 통합되어 실행되지 않고 있다.[10-12] 대부분의 치료자들은 임상 현장에서 종교와 영성에 대한 주제를 다루지 않으며,[11] 많은 환자에게 영성과 관련된 요구와 욕구가 있다는 점이 간과되고 있다.[13]

많은 의료 전문가들이 종교와 영적 주제를 다루는 것을 간과하는 데는 몇 가지 이유가 있다. 영성이 치료에 유용한 요소로 작용한다는 연구결과에 대한 인식 부족, 임상 실제에서 영성을 다루는 방법에 대한 교육과 훈련 부족,[12][14] 유물론적 사상의 영향과 영성을 무시하거나 병리적으로 보는 견해,[15] 과학/의학/종교 간의 아주 오랫동안 지속되어 온 갈등의 역사적 영향,[2][16] 종교성 차이(정신건강 전문의들은 일반적으로 타과 전문의에 비해 덜 종교적임),[17][18] 인간의 고통을 다루는 의학과 종교 간의 기관 경쟁 등이 있다. 이러한 어려움이 있지만, 환자의 건강과 관련된 종교 및 영성 문제에 대한 개방적인 대화를 통해 치료자는 환자에 대한 이해가 풍부해지고, 환자와의 관계가 개선되는 것을 경험할 수 있을 것이다. 여러 환자들에게 있어서, 종교와 영성은 환자의 정체성과 질병에 대한 반응을 결정하는 중요한 요소이다. 종교와 의학이 반드시 갈등을 겪을 필요는 없다. 좋은 의료 행위를 하기 위해서는 치료자가 환자의 가장 중요한 가치를 알아야 할 필요가 있다.[19] 진료 과정에서 종교와 영성의 역할에 대한 폭넓은 이해와 인식은 치료자와 환자가 치료적 목표를 달성하기 위해 함께 노력하는 데 큰 도움을 줄 수 있을 것이다.

　요약하면, 종교와 영성에 관한 많은 경험적 증거와 관련 전문가들의 권고가 있음에도 불구하고, 종교와 영성이 임상적 진료과정에 통합되어 실행되는 것은 큰 도전으로 남아 있다. 이와 같은 맥락에서, 종교와 영성에 관한 근거-기반의 실천적 지침(evidence-based guideline)은 정신건강 전문가들이 이를 더 잘 이해하고, 이러한 정보를 임상적 진료 과정에 통합하는데 도움을 줄 것이다. 따라서, 본 논문은 정신과 진료에 있어서 종교와 영성의 역할에 대한 연구 결과를 고찰하고, 종교/영적 평가를 하는 실용적 방법에 대한 근거-기반 지침들을 검토하여 치료현장에서 이러한 정보를 활용하는 데 도움을 주고자 한다.

2. 영성의 정의

　다양한 의료 현장에서 환자들과 종교나 영성과 관련된 주제들을 다룰 때, 임상가들은 이를 구분해야 한다. 어떤 사람들은 자신이 종교적인 믿음을 가지고 있거나 종교적 활동을 하지 않지만 '영성'을 가지고 있다고 말한다. 영성은 종교보다 넓은 의미의 용어이다.[20] 영성은 초월적인 존재와 개인 또는 집단의 관계이며 초월적인 의미를 찾아가는 것이다. 대부분의 사람들이 종교적 활동을 통해 영성을 표현하지만, 어떤 사람들은 자연, 음악, 예술작품, 일련의 철학적 신념들과의 관계에서 자신의 영성을 독창적으로 표현하기도 하고, 친구 또는 가족 간의 관계에서 표현하기도 한다. 이와 같이 영성은 다양한 방식을 통해 표현되기도 한다. 반면, 종교는 일련의 종교적 믿음과 활동으로, 신에 대한 믿음을 갖고, 특별한 방식으로 초월적인 의미를 찾아가는 공동체이다. 따라서, 종교는 누구나 가지고 있지 않지만, 궁극적이거나 초월적인 의미를 찾아가는 영성은 누구나 가지고 있다고 말할 수 있다. 의

시, 간호사, 기타 건강 관련 전문가들은 환자가 투병 중에 엎저 어정을
하고 있는 모습을 종종 볼 수 있다.

그동안 '영성'의 정의에 대해 많은 견해가 있어왔다.2)21-23) 일련
의 학자들은 '영성'은 평화, 조화, 의미, 목적, 삶의 만족과 같은 긍정적
인 심리적 구성 요소 중의 하나라고 하였다. 그러나 다른 부류의 전문
가들은 영성은 이와 같은 긍정적 심리적 구성 요소와 종종 관련이 있
기는 하지만, 이것과는 동일한 것은 아니라고 본다. 즉 영성은 초월적
이고 비물질적인 것과 관련이 있고, 존재와 우주의 신성한 측면에서
이해할 수 있는 별개의 개념이라고 정의하고 있다. 본문에서는 다음의
정의를 따를 것이다.24)

① 영성: 삶, 의미, 신성하거나 초월적인 존재와의 관계에 대한 궁
극적 물음에 대한 답을 이해하기 위한 개인적 탐색. 이는 종교
적 의식의 발달과 공동체 형성으로 이어지거나 또는 이로부터
발생했을 수 있음.

② 종교: 믿음, 수행, 의식의 조직화된 체계이며, 신성하거나 초월
적인 존재(신, 절대자, 궁극적 진리/본질)에 가까이 가도록 고안된
체계들.

③ 종교성: 개인적 종교적 믿음, 헌신, 종교적 활동의 정도

이렇듯 영성, 종교, 종교성의 용어는 정의에 있어 차이가 있고 주
의 깊게 사용되어야 할 필요가 있지만 현실에서 영성의 객관적인 측정
이 어렵기 때문에 많은 연구는 영성의 측정을 종교 유무나 종교성을
가지고 평가를 한다. 따라서 본 서에서 이런 용어는 대체로 혼용되어
사용되거나 명확한 구분이 없이 비슷한 맥락으로 종교/영성 등의 용어
로 사용하였다.

3. 종교와 정신의학의 역사적 배경

많은 사람들이 종교와 정신의학이 대립하고 있다고 생각하고 있다. 현대인들은 중세시대에 정신장애가 귀신들림으로 간주되었던 것으로 믿고 있으며, 진보적이며 용감한 정신의학자들이 그러한 종교적 미신으로부터 인류를 해방시켰다는 것은 정신의학계에서 잘 알려진 사실이다.25)26) 또한, 다수의 정신의학 교과서들은 정신이상자를 귀신들린 사람으로 간주해서 그들을 고문하고 화형에 처했던 중세시대를 인류의 암흑기로 기술하고 있다. 하지만 이러한 이야기들은 진실과는 다소 거리가 있다. 실제로 귀신론과 마녀사냥이 등장한 시기는 중세시대 이후이며, 중세시대에는 오히려 정신이상에 대한 자연적 원인론이 널리 제안되고 수용되었다.27) 하지만 19세기 중반 종교의 영향력에서 벗어나기를 원했던 과학자들과 정신건강 전문가들은 자신들이 이루어낸 과학적이고 인간중심적인 개혁을 강조하기 원했고, 그러한 목적을 이루기 위해 그들이 종교 중심적 미신으로부터 인류를 구원했다는 신화를 만들어냈다.26)28) 이와 다르게 Vandermeers와 같은 학자는 정신의학자의 출현이 종교에 반하는 것은 아니라고 하였으며,25) 자신이 쓴 책에서 "인도적인 의사와 잔혹한 성직자 간의 대립 및 계몽된 의학과 반계몽적 종교 사이의 대립은 부풀려진 신화에 불과하다"라고 기술하였다.

한편, 종교의 역사는 정신장애를 가진 사람들이 겪는 고통에 대한 치유와 밀접한 관련을 맺고 있다. 서구 문명에서 처음으로 정신병자들에 대한 극진한 보호를 제공한 곳이 바로 종교 단체였으며, 중세시대부터 최근까지 다수의 병원을 건설하고 유지해왔다. 또한, 기독교는 자선 사업의 일환으로 많은 병원을 설립하기도 하였다. 1409년 스페인에서, 처음으로 정신병 관리를 위해 특별하게 설계된 병원이 카톨릭 신부의 지시 아래 설립되었고, 종교인들은 미국과 브라질에 많은 정신병원들을 설립하고 후원히였다.29)30) 그렇지만, 교회에서 정신병자들에게 제공하는 돌봄이 항상 온정적이진 않았으며, 서유럽에서 행해진 종교재판은 르네상스 시대의 첫 두 세기 동안 수많은 정신병 환자들에게 마녀라는 혐의를 씌워서 그들을 죽음에 이르게 했다.27)29)

19세기 말에 정신의학계에서 종교에 대한 부정적인 태도가 태동하였고, 20세기에 이르러서는 이러한 태도가 현저히 강해졌다. 종교를 부정적이고 원시적인 사회적, 지적 상태로 간주하는 몇몇 반종교적 성향의 지식인들 및 J. M. Charcot과 Henry Maudsley와 같은 정신의학자들은 종교적 경험을 병리적인 것으로 설명하고자 시도하면서 종교에 대한 비판적 견해를 발전시켜 나갔다.26)31) 의학적, 정신의학적 집단에 매우 큰 영향을 미쳤던 Sigmund Freud는 가장 강한 반종교적 입장을 취했으며, Future of an Illusion(1927)32)에서 종교가 사람의 심리에 미치는 비논리적이고 신경증적인 영향에 대해 언급했다. Freud는 종교가 삶의 가치를 떨어뜨리고 망상적 태도를 주입시켜 결과적으로 현실을 왜곡하게 한다고 주장하였다. 비록 Carl G. Jung33)과 같이 종교/영성을 긍정적으로 바라보는 몇몇 정신의학자들이 있기는 했지만. 종교에 대한 정신의학계의 평가는 일반적으로 부정적인 편이었다. 1980년대에 합리적 정서적 치료의 창시자인 동시에 인지행동 치료에 큰 영향을 미친 정신의학자 Albert Ellis는34)35) "종교/영성은 많은 점에서 비논리적 사고 및 정서 장애와 연관되고 따라서 정서적 문제에 대한 적절한 해결책은 상당히 비종교적이며 신앙심이 적은 사람들이 정서적으로 더욱 건강한 경향이 있다"라고 기술하였다.34)

하지만 종교와 영성이 정신 건강에 미치는 영향에 대해 기술한 대부분의 문헌들은 실험적인 연구에 기초하지 않은 임상 경험이나 혹은 개인적인 견해에 기초해 작성된 것이었다. 종교/영성에 대한 부정적 태도에 영향을 끼친 요인 중 하나로 언급되는 것은 Lukoff 등이 언급한 '정신 건강 전문가와 환자 간 종교적 격차'이다.17) 정신과 의사와 심리학자들은 일반인들에 비해 종교/영성이 낮은 경향이 있고, 임상 현장에서 종교적 문제를 다루는 것에 대해 충분한 훈련을 받지 않는 다. 이러한 이유로 그들은 환자의 종교적 신념과 행동을 이해하고 공감하는 데 일반적으로 어려움을 겪는다. 만약 정신과 의사의 종교적 경험을 구성하는 요소들이 단지 환자를 통한 간접 경험이 대부분인 경우, 정신과 의사의 종교적 경험은 편향되게 구성될 가능성이 높을 것이다. 또한, 비록 정신과 환자들이 건강한 방식으로 종교적 대처를 사용한다고 하더라도,29)36)37) 치료 과정에서는 종교에 대한 여러 부정적인 관점을 우울, 불안, 정신병적 증세와 연관되어 표현할 가능성이 있고, 이러한 표현을 접하는 정신건강 전문가들은 자연스럽게 종교에 대한 부정적 관점을 가지게 될 것이다.38) 환자들이 표현하는 것은 일반적인 종교적 경험을 반영하는 것과는 거리가 멀지만, 전문가들에게는 종교가 가진 병리적 속성에 대한 확증으로 간주될 가능성이 높다.

종교에 대한 엄격한 과학적 연구가 이루어진 지는 불과 20년밖에 지나지 않았다. 주로 의학과 심리학 저널을 중심으로 연구의 성과가 발표되었는데, 의학계에 종교와 영성에 대한 과학적 연구의 새로운 장을 연 개척자는 David B. Larson, Jeffrey S. Levin과 Harold G. Koenig으로서,39) 그들은 종교적 참여와 정신건강 사이의 관계를 살펴보는 다수의 연구들을 발표했다. 그들 이후로 다른 연구자들의 참여가 활성화되었고, 종교적 참여와 정신 건강 사이의 정적 연관성을 보여주는 다량의 연구 결과들이 계속해서 발표되고 있다. 건강 관련 종교적 요인들에 대해 더욱 잘 이해하며, 보다 공감적이고 포괄적인 정신건강 서비스를 환자들에게 제공하기 위해서, 정신건강 전문가들은 기존의 연구 방식을 고수하기보다는 새로운 방식으로 종교와 정신의학에 대해 접근할 필요가 있다.40)41)

4. 영성이 정신건강에 미치는 영향에 대한 증거

종교와 건강을 포함하는 대부분 연구들이 종교를 연구의 초점으로 두지 않기 때문에 종교/영성 측정은 단일 문항―주로 종교 유무나 종파(religious denomination)에 대해 물어보는―만으로 이루어지는 경우가 많다. 하지만 어떤 종파에 속해있는지의 여부가 실제로 그 사람이 가진 종교/영성에 대해 알려주지는 않는다. 이러한 이유로 대상자들이 속한 종파 자료를 활용한 대부분의 연구들은 일관되지 않고 모순된 결과들을 보여준다.[29)42)] 가장 강력하고 일관된 결과를 산출한 자료는 종파의 종류가 아닌 종교적 참여의 정도이다. 일반적으로 종교적 참여의 수준을 조사하기 위해서 교회 참석, 즉 얼마나 자주 종교적인 모임에 참석하는지를 조사한다. 이 외에도 기도, 묵상 그리고 성경 읽기와 같은 개인적 종교 활동에 보내는 시간에 대해 묻는 질문들도 있는데 이러한 질문들은 주로 주관적인 신앙심(삶에서 종교의 중요성)과 관련되어 있다. 그런데 횡단적 연구를 통해 종교 활동과 건강 사이의 관계를 살펴볼 때는 주의할 필요가 있다. 왜냐하면 신체적 질병 혹은 스트레스 상황에 있는 사람들은 더욱 자주 기도할 가능성이 있고, 따라서 그러한 상황에서는 종교/영성과 낮은 수준의 건강 사이에서 일시적으로 정적인 관련성이 나타날 수 있다. 이와 반대로, 낮은 수준의 건강 상태는 종교적 모임에 참석하는 횟수가 감소하는 방향으로 영향을 미칠 수 있다.

비록 종교와 정신건강 간의 관계를 다룬 연구들은 다양한 결과(예로 정신병, 인격, 결혼 생활의 만족도와 불안, 범죄)를 포함하고 있지만, 본 논문에서는 긍정적인 정신 건강의 지표 한 가지 ― 심리적 안녕감―와 정신 장애의 지표 세 가지 ― 우울증, 자살, 약물 남용―에 초점을 맞추어 고찰해 보고자 한다.

(1) 심리적 안녕감(psychological well-being)

최근의 몇몇 연구들은 영성-주로 영적 안녕감(spiritual well-being) -을 측정치로 사용했고, 영적 안녕감이 다른 긍정적 정신건강의 지표 들과 정적 상관을 보인다는 것을 발견했다. 하지만 몇몇 연구에서 사 용된 SWBS(Spiritual Well-Being Scale)[43] 및 FACIT-Sp(Functional Assessment of Chronic Illness Therapy-Spirituality)[44]와 같은 측정 도구들 은 정신적 건강이나 안녕감에 대한 평가와 강하게 혼입되기 때문에 위 와 같은 결과가 나왔을 가능성이 상당히 높다.[2] 이러한 이유로 본 고 찰에서는 이러한 측정치를 사용한 연구들을 배제하였다.

종교적 훈련과 행동, 그리고 심리적 안녕감(삶의 만족, 행복, 긍정적 감정, 의욕증진)과의 관련성을 검증한 약 100개의 연구들 중에서 79개의 연구가 이러한 요인들 간 최소한 한 가지 이상의 정적 상관이 나타난 다고 보고하였으며,[29] 대학생 소규모 무작위 표본을 통한 단 한 개의 연구에서만 부적 상관이 나타났다.[45] 한편, 변인 간 상관들은 중간 정 도의 효과 크기를 나타내면서, 안녕감과 다른 심리 사회적 변인들-사 회적 지지, 결혼 상태, 수입 등-간의 상관과 비슷하거나 이들을 능가 하였다. 그리고 이러한 정적 상관은 상이한 국가, 종교, 인종 및 나이 에서도 일관되게 나타나는 경향을 보였다.[46] 비록 대부분의 연구들이 횡단적 조사였지만, 10여 개의 종단적 연구들에서도 비슷한 수준의 정 적 상관이 나타났으며,[47-57] 대부분의 연구가 나이, 성별, 사회경제적 지위 등을 통제한 이후에도 종교/영성과 안녕감 간 연관성이 있다고 보고하였다. 일부 연구에서는 고령자, 장애자, 의학적 질병을 가진 사 람들을 대상으로 했을 때 종교/영성과 안녕감이 더욱 강한 수준의 정 적 관련성이 있는 것으로 나타났다.[47][53][58] 이는 스트레스 상황에서 종교적 참여가 안녕감에 미치는 영향이 더 클 가능성이 있음을 의미한다. 233명의 은퇴힌 영국인들을 대상으로 힌 최근 연구에서,[57] 영적 믿음은 결혼 상태, 나이, 교육 정도, 건강 문제와 성별을 통제한 이후에도 심리적 안녕감을 유의하게 증가시키는 것으로 나타났다. 188명의 배우자와 사별한 캐나다 노인들을 대상으로 한 또 다른 연구에서, 종교/영성은 인구 통계학적 변인들을 통제한 상태에서 심리적 안녕감과 연관된 가장 중요한 요인 중 하나였다.[60]

몇몇 예외는 있지만, 대부분의 연구들은 종교/영성과 심리적 안녕감을 나타내는 요인들 간의 정적 상관이 있음을 보고했다. 심리적 안녕감에 대한 지표 중 낙천성과 희망은 연구 14개 중 12개에서 종교/영성과 정적 상관을 보였다. 그리고 자존감은 29개 중 16개 연구에서 정적 상관이 나타났고, 오직 한 개의 연구에서만 부적 상관이 나타났다. 삶의 의미와 목적은 16개 중 15개에서, 사회적 지지와 통제의 내적 소재는 20개 중 19개에서, 결혼 만족도는 38개 중 35개에서 정적 상관이 있었다. 상기 요인들은 종교/영성과 심리적 안녕감 사이의 매개요인일 가능성을 고려해 볼 필요가 있다.[61] 1,126명의 미국 노인들을 대상으로 한 연구에서 신과의 친숙감은 사회경제적 요인들을 통제한 이후에도 낙관성과 관련이 있는 것으로 나타났다. 이러한 낙관성은 자기 평정 건강 상태에 매우 강한 영향을 미친다.[62] 요약하면, 현존하는 연구들은 종교적 참여가 심리적 안녕감의 광범위한 측면에서 긍정적 영향을 미치고 있음을 나타내고 있다.[63]

(2) 우울

최근 출판된 메타분석을 이용한 체계적인 문헌 리뷰는, 종교/영성과 우울 증상 간 연관성에 대해 98,975명이 포함된 147개의 독립적 연구들을 조사했다.[64] 이 연구에서 저자들은 종교/영성이 비록 중간 정도의 효과크기를 가지긴 하지만, 상당한 일관성을 가지고 우울 증상과 부적으로 연관되는 것을 발견했다(효과크기 −0.096). 비록 이러한 효과의 수준이 크다고는 할 수 없지만, 성별과 우울 증상간 연관성과 비슷한 수준이며(약 0.10), 종교/영성과 우울의 연관성은 상이한 연령, 성별, 종교 집단 간에도 일정하게 나타났다. 그런데 리뷰에 포함된 연구들은 다양한 종교/영성 측정치를 사용했고, 다양한 스트레스 수준에 놓여있는 사람들을 포함하고 있다. 따라서 모든 연구들에 대한 동시적 분석을 수행하는 것은 특정한 상황에서 존재할 수 있는 연관성을 탐지할 가능성을 감소시킬 수 있다. 상기 연구에서 이러한 가설을 지지해주는 증거들을 제시하였다. 연구자들은 경미한 생활 스트레스 하에 놓여있을 때($r = -.071$)보다 심각한 스트레스 하에 놓여 있을 때($r = -.152$) 종교/영성과 우울증상 간 연관성이 더 높아지는 것을 보여주었으며, 우울 수준이 낮을 때($r = -.078$)보다 중간 수준일 때($r = .-151$) 이러한 연관성은 더욱 높아짐($p = .007$)을 보여주었다. 후자는 저자들이 채택한 엄격한 규준($p < .0035$) 때문에, 통계적으로 유의한 것으로 간주되지는 않았지만, 그럼에도 이러한 발견들은 심리사회적 스트레스에 놓인 사람들에게 나타나는 종교/영성의 보호효과를 보여준다는 측면에서 앞서 기술한 종교/영성의 효과와 일치한다.

　　Koenig 등은 병원에 입원했던 우울 장애 환자에게 종교/영성이 가지는 효과를 조사하는 전향적 종단 연구를 수행하였다.[65] 연구자들은 47주 간의 추후 관리 기간 동안, 내적인 종교적 동기(intrinsic religious motivation)을 가진 87명의 우울한 성인들이 그렇지 않은 사람들보다 더욱 빠른 회복을 보이는 것을 발견했다. 기능수준, 사회적 지지, 가족력을 통제한 이후, 내적 종교 동기 점수가 10점 증가할 때마다 우울 장애 회복속도가 70% 증가했다. 또한, 신체적 장애가 개선되지 않은 사람들을 대상으로 1년에 걸쳐 추후 관리를 수행한 연구에서는 내적 동기 점수가 10점 증가할 때마다, 우울 장애를 회복하는 속도가 106%

디 빨리졌디.

메타분석은[64] 종교/영성과 우울 증상 간 연관이 종교 유형에 따라 달라진다는 것을 보여주었다. 그 중에서 외적인 종교적 성향(extrinsic religious orientation)(r = .155)과 부정적 종교적 대처(negative religious coping)(r = .136)의 두 가지 측정치는 우울 증상의 높은 빈도와 정적 상관을 나타냈다. 다른 한편, 내적 종교적 성향(intrinsic religious orientation)은 낮은 수준의 우울과 연관되었다(r = −.175).

비록 종교/영성−우울 간의 관계에 대한 증거들이 강한 일관성을 보이고 있지만, 대부분 연구들이 본질적으로 횡단적 설계를 취했다는 한계점과 함께 높은 종교/영성 수준을 가진 미국인들을 대상으로 연구가 수행되었다는 한계점을 가지고 있다. 하지만 다른 국가에서 수행된 연구들도 유사한 결과가 나타났다. 브라질에서 수행된 두 개의 연구들은 상이한 두 종교 집단에서 정신장애들(우울, 불안, 신체화 장애)에 대한 연구를 수행했는데, Lotufo Neto는 207명의 성직자를 대상으로 한 연구에서,[66] 내적인 종교성(intrinsic religiousity)과 정신건강 간 정적 상관을 발견했으며, 115명의 브라질 토속 종교인들을 대상으로 수행된 다른 연구에서, 대상 집단은 일반인 집단보다 낮은 수준의 정신 의학적 증상을 나타냈다.[67]

이러한 주제를 다룬 연구 중에서 최초로 유럽인을 대상으로 하는 종단 연구가 최근 발표되었다.[68] 1,840명의 성인(55~85세) 네덜란드인들(51% vs. 77%로 미국인보다 종교/영성이 낮음)을 대상으로 6년 간의 종단 연구가 진행되었다. 연구 기간 동안, 인구 통계학적 변인들과 신체적 건강, 사회적 지지, 음주 등을 통제한 이후에도 최근 교회 참석 경험은 낮은 우울 증상들과 연관되었다. 이전의 연구들과 유사하게, 정기적으로 교회에 가는 사람과 그렇지 않은 사람 간의 우울 점수 차이가 큰 것으로 나타났다.

환자들의 종교적 믿음과 훈련에 적합화된 심리치료−주로 인지행동치료−는 불안과 우울의 치료에 성공적으로 적용되었다. 이러한 접근들은 최소한 비종교적인 접근만큼 효과가 있었던 것으로 보이며,[69] 종교를 가진 환자들 사이에서 더 빠른 개선을 나타낸 경우도 있었다.[70][71] 연구들은 환자의 종교적 가치에 맞춤화된 인지행동치료가 비종교적인 치료자에 의해 수행될 수 있다는 것을 발견해냈다는 점에서 의의가 있다고 하겠다.[72]

(3) 약물 남용

종교/영성과 알코올/약물의 사용/남용에 대해 조사한 120개의 연구 중 80% 이상이 이러한 변인들 간의 뚜렷한 역상관 관계를 발견했다. 대부분의 연구들은 약물 사용을 시작한지 얼마 되지 않은 청소년을 대상으로 수행되었지만, 성인들을 대상으로 한 연구에서도 유사한 결과가 도출되었다. 종교/영성이 강할수록, 알코올 및 약물의 사용 혹은 중독의 수준은 낮아진다.[29]

2,616명의 미국인 쌍둥이를 대상으로 한 최근 연구는 정신 의학적 장애 및 약물 남용 장애의 유병률과 종교/영성의 관계를 조사했다. 비록 종교/영성의 몇 가지 차원이 주요 우울, 불안장애, 반사회성 행동과 낮은 상관을 나타내긴 했지만, 거의 대부분의 차원이 니코틴, 알코올 및 약물 의존/남용의 낮은 유병률과 연관이 있었다.[73]

브라질에서는 대도시 거주 학생 2,287명을 포함한 연구가 수행되었는데, 사회 경제적 변인과 교육 정도를 통제한 이후에도, 종교적 요인이 약물 사용과 강한 상관을 나타냈다. 아동기에 종교적 교육을 받지 않은 학생들은 그렇지 않은 학생들에 비해 4.2배 정도 높은 황홀감(ecstasy)을 나타냈으며, 3.15배 높은 남용(abuse)을 나타냈다. 종교/영성의 부족은 2.9배 더 높은 코카인 사용 및 2.2배 더 높은 약물 남용과 언급되었다.[74] 브라질의 중소형 도시에 사는 2,410명의 학생들을 대상으로 수행된 또 다른 연구에서 혼란변인(confounding factor)들을 통제한후에 종교적 훈련의 부재는 종교적 훈련을 받는 학생들에 비해 1.31배 높은 약물 사용과 연관되었다.[75] 마지막으로 상파울루의 빈민가에 거주하는 청소년들을 대상으로 약물사용에 대한 보호효과를 조사한 양적 연구가 수행되었는데, 이 연구에서 종교/영성은 잘 구조화된 가족에 이어 두 번째로 중요한 보호요인으로 나타났다. 연구는 약물 비사용자의 81%가 종교적 훈련을 하며 약물 사용자 중에는 단지 13%만이 종교적 훈련을 한다고 밝혔다.[76]

(4) 자살

사후 세계에 대한 종교적 믿음의 심리적 효과 이외에 우울이나 약물 사용 등과의 연관성은 종교/영성과 자살 행동 간의 부적 관련성에 대한 적절한 설명을 제공해준다. 불행하게도 자살 행동에 대한 종교/영성의 효과는 의학이나 심리학 문헌에서 충분한 관심을 끌지 못했다. 비록 자살 행동이 대부분 종교에서 강하게 금지되고 있지만, 자살을 다룬 의학이나 심리학적 연구들은 종교적 요인을 충분히 고려하지 않고 있다.[77]

종교적 건강을 다룬 연구와 마찬가지로 대부분 초기 연구들은 종교적 개입보다는 특정 종교의 효과에 대해 조사하였다. 2,000명에 걸친 68개 연구의 84%에서 종교/영성이 상대적으로 높은 사람들에게서 자살 비율이 낮게 나타나는 것을 발견했다.[29] 이러한 연구들은 기본적으로 두 가지 상이한 접근 방식을 취하는데, 첫 번째 유형은 일반인들을 대상으로 자살률과 다른 변인 간 상관을 조사하는 방식이다. 이러한 연구의 대부분은 종교적 참여의 수준이 자살률과 부적인 연관을 가지는 것을 발견했다. 두 번째 유형은 자살했거나 자살 시도 혹은 자살

사고를 가진 사람들을 대상으로 하여 종교/영성과 다른 변인과의 상관을 살피는 방식이다.

　　50세 이상의 미국인 중에서 584명의 자살자와 4,279명의 자연사한 사람들을 대상으로 진행된 연구에서 종교 활동에 참여하지 않는 사람들의 자살률은 관련 변인들을 통제한 이후에도 종교 활동에 참여하는 사람에 비해 4배가 높았다.[78] 15세에서 34세에 사망한 청년 27,738명을 대상으로 한 미국의 연구에서, 종교/영성이 낮았던 사람들은 자살과 관련된 위험이 3.28에서 7.64에 달했다(높은 종교/영성을 가진 사람들의 위험은 1이었음).[79] 종교적 개입은 낮은 자살률 이외에도 자살에 대한 부정적 태도 및 낮은 자살 시도와 관련되었다. 371명의 우울증환자를 대상으로 한 최근 연구에서, 종교를 가지지 않은 사람은 우울증 수준이 동일함에도 불구하고 일생 동안 더 많은 자살 시도를 하며, 삶의 이유를 더 적게 느끼고, 자살에 대한 도덕적 거부감이 더 적은 것을 발견했다.[80] 16,306명의 미국 청소년 대상 연구에서 종교/영성은 더 낮은 수준의 자살사고나 자살시도와 연관이 있었다.[81] 터키에서 420명의 청소년을 대상으로 한 연구에서도 유사한 결과가 나타났다. 종교적 교육을 받은 집단은 그렇지 않은 집단에 비해 더 낮은 자살 사고와 자살시도를 보고했다. 그러나 자살한 친구에 대해서는 더욱 수용적이고 공감적이었다.[82] 마지막으로 835명의 African-American들을 대상으로 한 연구에서, 종교적 혹은 영적 믿음을 통해 지지와 편안한 느낌을 가지는 것은 사회적, 의학적 변인들을 통제한 이후에도 더 낮은 자살사고와 연관되었다.[83] 또한 일반 영국인들을 대상으로 한 연구와[84] 미국 성인들을 대상으로 한 연구,[85] 호주의 의사들을 대상으로 한 연구,[86] 미국에서 완화치료를 받는 암환자들을 대상으로 한 연구에서,[87] 종교/영성의 수준은 자살과 부적 상관을 보였다. 벨기에 사람 중 종교가 없는 의사들은 종교를 가진 의사들에 비해 환자의 동의 없이

죽음을 유도하는 치명적 약물을 처방힐 확률이 3배 정도 높았다.[88]

(5) 조현병 및 기타 정신증

조현병과 같은 심각한 정신증적 증상과 종교와의 관련성에 대한 연구는 그리 많지는 않은 편으로, 16개 정도의 관련 연구들이 보고되어 있다. 이러한 연구들의 절반 이상에서 종교/영성이 높을수록 조현병 증상이 낮은 것으로 나타났으며, 이 중에서 가장 대규모로 행해진 연구는 2년 동안, 386명의 조현병 환자를 대상으로 추적 관찰을 수행한 종단 연구이다. 이 연구 참여 후에 추적 조사에서 종교적 활동에 참여하는 빈도가 낮아진 환자는 조현병 증상 수준이 더욱 높아진 것으로 보고하였다.[89]

종교적 개입을 활용한 임상 연구들도 시도되었는데, 19명의 조현병 환자를 포함한 28명의 정신과 환자를 대상으로 자기 존중감을 강화시키는 데 있어서 영적 믿음을 활용하는 심리 교육 프로그램을 진행한 결과, 우울 증상 및 자기 존중감의 수준이 유의하게 개선되지 않았다.[90] 반면, 20명의 조현병 환자에게 매주마다 기도 및 성경구절 읽기를 시행한 연구에서는 정신적 상태 및 일상 기능의 정도가 현저하게 호전되는 결과가 나타났다.[91] 이러한 연구 결과는 정신증(psychosis) 환자의 정신 사회적 치료에 영적 접근이 포함되어야 한다는 최근의 보고를 지지한다.[92] 현재까지의 연구들을 종합해보면, 종교적 활동에의 참여 - 특히 주류 종교 - 는 조현병 증상과 무관하거나 혹은 긍정적 영향을 끼치는 것으로 보인다.[93]

5. 영성이 정신건강에 미치는 치료적 요인

비록 많은 연구들이 종교적 참여와 정신 건강의 관계를 보고하고 있지만, 이러한 관계에 대한 잠재적 매개요인에 대한 연구는 드물다. 건강에 대해 종교/영성이 미치는 영향을 설명해주는 요인 및 기제들에 대해 고찰해 보기로 한다.

(1) 건강한 행동과 생활 방식(Healthy behaviors and lifestyle)

몇 가지 질병들은 행동이나 생활 방식과 관련되어 있다. 먹고 마시고 운전하고 성행위를 하고 담배를 피고 약물을 사용하는 것은 우리의 건강에 중요한 영향을 미친다. 대부분의 종교는 건강에 영향을 주는 행동들을 제한하거나 장려한다.[94] 다이어트, 음식이나 청소 및 위생을 다루는 방식, 할례나 성행위에 대한 성경적 가르침은 질병을 예방하는 데 중요한 역할을 했다. 한편, 휴식이나 신체를 성소로 여기기, 일부일처주의 성관계, 식사나 음주에 대한 조절, 평화로운 대인관계 등은 현대인들의 건강문제(스트레스, 경쟁, 개인주의, 분노, 수치심, 자기애와 연관된)에 대해 더욱 유익하다. Thoresen 등의 연구는 현대인의 건강 문제에 대해 종교적 가르침을 적용한 좋은 임상적 사례로서, 영적 훈련을 포함한 프로그램을 통해 경쟁적이고 매사에 서두르는 것을 말하는 A타입 행동을 교정하는 데 성공하였다.[95]

어떤 종교적 훈련은 건강에 위험이 될 수도 있다. 특정 시간에 성지를 방문하는 것은 사고의 위험을 증가시킬 수 있다. 백신이나 수혈, 약물 치료에 대한 금지, 동족 결혼, 종교를 거부하는 자에 대한 폭력, 독사를 다루는 것, 시체를 다루는 방식 등은 건강에 문제를 가져오는 행동의 일례들이다.

(2) 사회적 지지(Social support)

심리사회적 지지를 제공하는 집단에 소속되는 것은 건강을 증진시킬 수 있다. 종교는 사회적 응집력, 자신을 지지해주는 집단에 소속

되는 느낌, 친구나 가족 혹은 기타 사회적 집단과의 관계에서 소속감을 제공할 가능성이 있다. 사회적 지지는 건강 증진 프로그램에 대한 친화력을 증진시켜 건강에 영향을 준다. 그러한 예로서 스트레스나 슬픔, 불안 등을 겪을 때 동료애가 도움이 되는 경우를 들 수 있을 것이다. 사회적 지지는 비록 중요하긴 하지만, 종교가 건강에 영향을 미치는 유일한 기제는 아니며, 또한 종교는 사회적 지지를 통제했을 때도 유익한 효과를 보인다.[51]

(3) 신념 체계, 인지적 틀(Belief systems, cognitive framework)

신념이나 인지적 과정은 사람들이 스트레스와 고통, 삶의 문제들을 다루는 방식에 영향을 끼친다. 특히 종교적 신념은 수용, 인내 그리고 탄력성을 증진시키는 것을 통해 개인에 대한 지지를 제공한다.[96] 종교적 신념은 평안, 자기 신뢰, 목적, 용서 등의 원천이 되지만, 다른 한편으로 죄의식과 의심, 불안 등을 가져오기도 한다.[97][98]

많은 환자들은 의료적/비의료적 문제에 대처하기 위해 종교적 대처를 사용한다. 긍정적 혹은 부정적 일수도 있는 종교적 대처는 유망한 연구 분야로 부각되고 있다. 긍정적인 종교적 대처는 건강에도 긍정적 효과를 나타내었고, 부정적 종교적 대처는 건강에 부정적 효과를 나타내는 것으로 나타났다. 또한, 종교를 가진 환자는 부정적·종교적 대처보다는 긍정적 대처를 보다 많이 사용하는 경향이 있는데, 긍정적 대처는 다음과 같은 것들을 포함한다. 스트레스 사건에서 신이 자신에게 던지는 메시지를 받는 것, 사람이 할 수 있는 부분은 노력을 하되 나머지는 신의 뜻에 맡기기, 목사나 다른 교인에게 지지를 구하기, 신의 뜻을 실현하는 삶을 살아가기 등이 그것이다. 부정적인 종교적 대처는 신이 상황을 통제해줄 것이라고 믿고 수동적으로 기다리기, 신의 징벌 혹은 악마의 행위로서 스트레스 사건을 재정의하거나 신의 사랑

에 대해 의문을 제기하는 것 등이 있다.29)37)99)

(4) 종교적 행위(Religious practices)

종교적 행위는 정신건강을 유지하며, 정신적 질병을 예방하도록 도울 수 있다. 또한, 그러한 훈련은 불안, 공포, 좌절, 분노, 혼란, 열등감, 의존성, 고립감 등에 대해 대처하도록 도울 수 있다.100)101)

가장 널리 알려진 종교적 행위는 다양한 형태의 명상(혹은 묵상)이다.102) 명상은 성격의 변화를 일으키고, 긴장과 불안 및 자기 비난을 감소시키며, 정서적 동요를 가라앉히고, 자신에 대한 통찰을 개선시킬 수 있다. 또한 공황 발작, 범불안장애, 우울, 불면증, 약물 사용, 스트레스, 만성 통증 및 기타 건강 문제의 개선이 보고된 바 있다. 후속 연구들은 이러한 기법이 이완 효과를 유발하며 건강에 긍정적 영향을 미친다고 보고하였다.103)104) 다른 종교적 행위들 − 개인적 기도, 고백, 용서, 악마를 쫓아내는 의식, 축복 등 − 또한 효과가 있는 것으로 보고되었으나, 이에 대해서는 더 많은 연구가 필요한 실정이다.

(5) 삶의 의미와 목적의 발견
(Discovery of spiritual meaning and purpose in life)

종교/영성의 목표는 자신과 신과의 관계를 계발하고 삶의 의미를 발견하며 개인적 성장을 증진시키는 것이다.105) 인생의 다양한 현장에서 겪는 내면적 환경적 어려움을 만날 때마다 이러한 고통과 어려움의 의미를 찾고 긍정적인 태도를 갖는 것은 심리적 탄력성(psychological resilience)을 증가시킬 수 있다.

(6) 스트레스나 갈등을 표현하는 통로

(Way to express stress or conflict)

스트레스나 사회적 곤경에 처할 때마다 마음의 상태를 변화시킬 수 있는 종교적 의식을 통해서 카타르시스를 가져오거나 괴로움을 표현할 수 있는 특별한 상황을 만들어낼 수 있다.[106) 이러한 특별한 종교적 의식이나 방법은 내면적 죄의식이나 갈등을 표현할 수 있는 통로가 됨으로써 안녕감을 증진시킬 수 있을 것이다.

(7) 다요인적 설명(Multifactorial explanation)

종교는 다차원적 현상이며, 단일 사실만으로 종교적 행위와 결과들을 설명하는 것은 쉽지 않다. 아마도 건강에 대한 종교적 효과는 종교와 관련된 신념, 행동, 그리고 환경 등이 상호 작용한 결과일 것이다.[94)107) 하지만 종교직 참여가 건강을 증진시키는 기제를 심리 사회적 요인으로 설명하려는 경험적 연구들의 시도는 아직 제한적인 성공만을 거두었다. 그러한 기제가 건강에 미치는 종교적 영향을 설명하는 것은 지적으로 그리고 방법론적으로 매우 제한적이기 때문에[108) 그 밖에 다양한 요인을 밝혀내는 것이 필요하다. 때론 임상 현장에서 심리 사회적 범주를 가지고 설명할 수 없는 치유나 고침의 보고 또는 사례가 있는데 이를 특별한 에너지의 교류나 초자연적인 힘의 존재로 설명하는 주장도 있다.

6. 진료 현장에서 영성의 적용

(1) 영적 개인력(spiritual history) 조사의 필요성

진료 현장에서 종교와 영성을 치료에 적용할 때, 환자의 영적 개인력(spiritual history) 조사가 필요하다는 일치된 의견이 있다.[6][23][109] 치료에 종교/영성을 적용할 때, 영적 개인력 조사는 환자의 생활에서 종교/영성의 중요성과 실질적 의미를 탐색할 수 있다.

영적 개인력 조사는 단순한 평가를 넘어 치료자가 전인적 인간에 관심을 갖는다는 메시지를 환자에게 전달함으로써 치료적 의미를 갖기도 한다.[110] 몇몇 연구에서 환자의 종교/영성의 평가는 환자의 의료 서비스 질에 대한 인식을 향상시킨다는 연구 결과들이 제시되고 있다. 118명의 암 환자를 대상으로 진행된 연구에서, 환자들은 통상적 치료 집단과 통상적 치료에 추가적으로 영적 개인력 조사(평균 6분 정도 소요)를 시행하는 집단에 선택적으로 할당되었다. 3주 후, 통상적 치료에 추가적으로 영적 개인력 조사를 시행한 집단은 통제 집단에 비해 낮은 수준의 우울 증상과 더 높은 수준의 삶의 질 및 치료 만족도의 결과를 보였다. 또 다른 연구에서는,[111] 우울증 또는 불안 증상이 있는 55세 이상의 내과 환자의 83%가 정신과 면담 시 영적 주제들에 관해 토론하는 것이 중요하다고 답하였고, 그것이 전혀 중요하지 않다고 답한 환자는 없었다. 치료 기간 동안에 종교/영성 주제에 대해 토론을 희망한 환자들은 그렇지 않은 환자들에 비해 긍정적인 종교적 대처를 하고 협력적인 문제해결을 하는 것으로 나타났다. 또한, 미국 대학병원 내과 입원 환자 3.141명을 대상으로 한 최근 연구[112]에서 41%가 입원 기간 동안 종교/영성에 관한 주제를 가지고 토론하기를 희망한다고 답하였지만, 이들의 절반만이 종교/영성에 관한 토론 시간을 가졌다. 종교/영성에 관한 토론 시간을 가졌던 환자들은 그렇지 않은 환자들에 비해 건강 관리 서비스에 대한 환자 만족도 조사에서 40~120% 더 높은 만족도를 보였다. 이와 같은 종교/영성 토론과 환자 만족도의 관련성은 환자가 종교/영성 토론을 원하는 여부와 상관없이 나타났다 점에서 주목할 만하다.

정신과 환자를 대상으로도 유사한 연구가 있었다. 정신분열증 외래 환자를 대상으로 통상적 치료 동안 영적 개인력 조사의 영향을 검증한 무작위 통제 연구(randomized controlled study)가 시행되었다.[113] 통상적 치료와 함께 종교/영성 평가를 시행하는 집단과 통상적 치료만을 시행하는 집단으로 설계되었으며, 전문의들은 영적 개인력 조사를 위해 훈련과 지도 감독을 받았다. 연구에 참여한 전문의들은 환자의 67%에서 종교/영성 평가의 잠재적인 임상적 유용성을 발견했다고 보고했다. 3개월 후의 평가에서 두 집단은 약물 순응도와 치료 만족도에서 유의한 차이를 보이지 않았지만, 영적 개인력 조사를 추가적으로 받았던 집단의 환자들은 더 높은 치료 참여율을 보였으며, 종교와 영성을 주제로 하는 토론에 높은 관심을 보였다.

이러한 연구 결과들은 간략한 영적 개인력 조사일지라도 이는 중요한 임상적 의의를 가지며, 환자의 치료 만족도와 임상적 결과에 영향을 미칠 수 있음을 시사한다.

(2) 영성의 문진방법

영적 개인력 조사는 면담 초기보다는 치료 동맹이 형성된 이후 시행되는 것이 이상적이며, '진심어린 겸손과 개방성',[114] '공손한 호기심'[115]을 가지고 이루어져야 한다. 면담자가 환자가 친숙한 종교/영적 영역에서 사용되는 언어를 사용하는 것은 환자를 존중하고 있다는 것을 보여주고, 신뢰를 형성하는 데 도움을 줄 수 있다.

종교/영성에 대한 탐색은 환자가 먼저 중요하게 생각하는 것을 언급한 이후에 (예를 들어, 종교적 언어의 사용, 종교 관련 물품의 사용, 종교/영성 서적을 다루는 것) 이루어지는 것이 좋으며, 좀 더 일반적이고 실존적인 질문들("당신의 삶에 의미를 주는 것은 무엇입니까", "어떤 문제들에 부딪혔을 때 위안을 주고 힘을 주는 원천은 무엇입니까?", "질병을 극복하는 데 어떤 것들이 도움이 됩니까?)116)117)을 하면서 시작할 수 있다. 이것이 환자의 삶에서 중요하다면, 이러한 실존적인 질문들은 종교/영성에 관한 이야기를 이끌어낼 수 있으며, 환자가 종교적이거나 영적이지 않다면 그의 세계관을 탐색하는 데 도움이 될 수 있다.118)

환자의 사회 문화적 배경이나 발달력을 평가할 때 간략히 영적 개인력 조사를 함께 할 수도 있다. 대부분의 리뷰논문이나 지침들은 영성 평가 시 다음의 기본적인 내용을 포함하는 것을 권장한다.118)

① 신앙(faith)과 일반적인 종교/영성에 관한 질문
: "당신은 종교적(또는 영적)인가요?" 또는 "신앙이 있습니까?"
: "당신의 삶에서 영성(혹은 종교)은 중요합니까?"

② 조직/공동체
: "종교 공동체에서 활동을 합니까?"
: "종교 모임에 참석합니까?"
: "어떤 활동들을 합니까?"
: "얼마나 자주 참석합니까?"

③ 개인적 종교활동
: "기도, 명상, 종교서적 읽기, 종교/영성 프로그램 시청, 종교관련 노래 듣기와 같은 개인적인 종교 활동들은 언제, 얼마나 자주 합니까?

④ 영향

: "종교/영성은 삶을 살아가는 방식과 현재의 문제들을 다루는 데 영향을 줍니까?"

: "종교/영성이 어떻게 영향을 주나요?"(어떤 사람들은 종교/영성이 어려움들을 대처하는 데 도움을 준다고 하고, 어떤 사람들은 종교/영성이 오히려 문제와 갈등을 일으킨다고 말하기도 한다.)

: "당신의 신앙과 종교 공동체는 당신이 당면한 문제들과 치료에 대해서 어떻게 보고 있나요?", "그들은 그 문제에 대해 지지하나요? 아니면 반대하나요?, 중립적인가요?"

⑤ 종교/영성에 대한 다른 관점 또는 요구에 대한 개방적 질문

: "종교/영성의 다른 측면에 대해 나누고 싶은 부분이 있나요?"

: "다루고 싶은 다른 영적 욕구들이 있나요?"

이와 같은 종교/영성의 초기 평가는 좀 더 깊이 있는 탐색의 필요성을 갖게 할 것이며, 다음의 내용들을 심도 있게 탐색하는 데 도움이 될 것이다.

- 종교적 대처의 유형, 신 또는 절대자와의 관계(예를 들어, 협력적인지, 수동적인지, 자기 지향적인지)[119]
- 어떤 결정을 내리거나 이미 한 행동에 대한 도덕적 문제에 대한 우려. 이것은 (자기) 용서와 관련된 물음을 가질 수도 있음.[116]
- 영적 고통을 가져올 수 있는 가능한 문제들 : 부정적인 종교적 대처(예를 들어, 문제들을 신에게 미루는 수동적인 태도, 모든 문제들을 악의 탓으로 돌림), 아내 또는 자식들의 학대를 정당화하는 종교적 계율.[115] 이것은 또한 종교적 다툼이 있을 때 원인(예: 지나치게 경직되고 편협

한 종교적 계율이 부적절한 죄책감을 유발) 또는 병리적 결과(예: 우울증에서 과도한 죄책감)를 구별하는 것은 중요하다.[14]

− 종교/영성은 현재의 당면한 문제들을 대처하는 데 유용할 수 있기 때문에 환자들은 생애를 통해 종교/영성의 자원을 사용하고 발달시킨다.

− 영적 체험들, 영적 체험들(신비 체험, 죽음에 가까웠던 경험, 유체 이탈, 신이나 영혼과의 의사소통)은 삶의 변화를 가져오기도 하며, 공포와 혼란을 가져오기도 한다. 영적 체험들은 정신병이나 해리장애와 유사할 수 있기 때문에 주의 깊은 감별이 요구된다.[120][121]

− 종교/영성과 관련한 긍정적·부정적인 경험들은 환자의 현재 세계관을 형성했을 것이다. 여기에는 외상 경험이나 또는 부모, 친척, 종교 지도자 및 기타 의미 있는 사람과의 양육 경험이 포함될 것이다. 따라서 환자의 초기 양육 환경에 대한 탐색과 생애에 걸쳐 종교/영성의 신념이나 실천에 있어 중요한 변화들에 중점을 두는 것은 중요하다.[113][117]

− 종교적 공동체와의 갈등, 혹은 특정한 종교적 가르침과의 갈등.

− 일반적인 종교적 신념. a) 신에 대한 신념. "신은 어떤 의미 있는 특성들을 지니고 있다고 생각하나요?(가혹한지 아니면 자애로운지, 멀리 떨어져 있는지 아니면 개인적인지),[116] b) 사후 세계,[122] c) 부활[123]

(3) 영성 문진을 위한 평가도구

최근 영적 평가도구에 대한 체계적인 연구가 진행되었다. 임상 현장에서 가장 보편적으로 사용되고 있는 영적 평가도구들을 비교한 이 연구는 16가지 속성(질문 항목에 대한 기억의 용이성, 영성이 삶에 미치는 영향, 영성이 질병에 미치는 영향 등)을 근거로 평가도구의 장단점에 대해 논의었다.[23] FICA는 가장 높은 점수의 평가를 받은 도구로 13개 문항으로 구성되어 있으며, 평가하는데 5분 정도 소요되어 시간이 부족한 정신과 진료 상황이나 일반적인 치료 장면에서 유용하다(Box1).[109] 또한, Royal College of Psychiatrists Assessment[124]는 정신건강과 관련하여 구체적으로 평가하는 도구이며, 20~25분 정도의 평가 시간이 소요된다(Box 2). 이 평가도구는 정신사회적 쟁점들을 체계적으로 탐색한다는 점에서 정신건강 관련 전문가들에게 유용하다. 이 외에도 SPIRITual History,[125] FAITH,[126] HOPE[127]가 상위 랭크로 분류되었다.

Box 1. Spiritual history tool-FICA[109]

FICA

F (*Faith and Belief*) : 신념과 믿음
   자신이 영적이거나 종교적이라고 생각합니까?
   스트레스 대처에 도움이 되는 영적인 믿음을 가지고 있습니까?
   만약 환자가 '아니오'라고 대답하면, 평가자는 다음과 같이 질문한다.
   "무엇이 당신의 삶을 의미 있게 해 줍니까?"
   (환자들은 종종 가족, 직업, 혹은 자연 등을 답한다.)

I (*Importance and influence*) : 의미와 영향
   당신의 신념과 믿음들은 삶에 어떤 의미를 가집니까?
   믿음은 질병으로부터 당신을 돌보는 데 어떻게 영향을 끼치고 있습니까?
   건강을 회복하는 데 있어 믿음은 어떤 역할을 합니까?

C (*Community*) : 공동체
   당신은 영적이거나 종교적인 공동체의 일원입니까?
   이 공동체는 당신을 어떻게 지지해 줍니까?
   당신을 진정으로 사랑하는 공동체가 있습니까?
   또는 "당신에게 의미 있는 공동체의 구성원은 누구입니까?

A (*Address in Care*) : 치료 장면에서 다루기
   이러한 주제들을 가지고 치료와 관련해 나와 어떻게 이야기를 나눌 수
   있을까요?

Box 2. Spiritual history tool- Royal College of Psychiatrists Assessment[124]

Royal College of Psychiatrists Assessment

쉽고 침투적이지 않게 다음의 질문들을 한다.

- 당신의 영적/종교적 배경은 무엇입니까?
- 당신의 영적/종교적 신념들은 지지적이고 긍정적입니까? 아니면 불안을 유발하거나 처벌적입니까?
- 당신이 유년기에 영성/종교는 어떤 역할을 했고, 지금은 그것에 대해 어떻게 느끼십니까?
- 영성/종교는 현재 당신의 삶에 어떤 역할을 합니까?
- 영성/종교는 스트레스 대처에 도움이 됩니까? 그렇다면, 어떻게 도움이 됩니까?
- 당신은 종교 공동체의 구성원입니까? 그 공동체는 지지적인가요?
- 성직자와의 관계는 어떠합니까?
- 치료 장면에서 다루고 싶은 영적/종교적 주제들이 있습니까?
- 당신의 영적/종교적 믿음들은 가장 위안을 느끼는 치료 유형에 영향을 미칩니까?
- 이러한 믿음들은 약물 치료에 대한 당신의 견해에 영향을 끼칩니까?

도입

당신에게 있어 인생은 무엇입니까? (What is your life all about?) 당신의 삶에 의미나 목적을 부여하는 것이 있습니까?

과거

정서적 스트레스는 대개 상실 혹은 상실에 대한 위협과 관련된 것들이 많습니다.
당신이 중요하게 생각하는 것에 대한 상실이나 사별의 경험이 있습니까? 어떤 영향을 끼쳤고, 어떤 대처를 시도했습니까?

현재

당신은 소속감, 가치감, 안전감, 존중감, 존귀함을 느끼고 있습니까?
다른 사람들과 마음을 터놓고 솔직한 의사소통을 하고 있습니까?
현재 문제가 영적인 측면이 있다고 생각합니까?
당신이 속해 있는 종교 공동체의 성직자나 다른 사람들과 관계를 맺는 것이 도움이 됩니까?

당신의 특정한 종교적 배경을 이해하는 데 무엇이 더 필요하다고
생각합니까?

미래

무엇이 바로 앞날의 미래를 쥐고 있다고 생각합니까?, 더 먼 미래는
어떻습니까?
죽음과 죽어가는 것 혹은 사후 세계의 가능성에 대해 관심이 있습니까?
이것에 관해 더 이야기 나누는 것이 도움이 됩니까?
미래와 관련해 주된 두려움은 무엇입니까?
어떠한 것에 대해서도 용서가 필요하다고 느끼십니까?
만약, 그렇다면 무엇이 당신에게 희망을 줍니까?

치료

어떤 종류의 지지가 당신에게 도움이 됩니까?
그것은 어떻게 도움을 받을 수 있고, 누구에게 도움을 받을 수 있습니까?
당신은 스스로 어려움을 극복하는 데 도움이 되는 다양한 방법들을 가지고
있습니까?

(4) 그 외 고려할 수 있는 접근 방법

1) 성직자에게 의뢰하기

치료자가 환자의 영적 갈등을 인정하고 지지하더라도, 환자의 영
적 관심의 깊이를 이해하는 데 전문적 한계가 있을 수 있다. 이 경우
치료자는 병원의 성직자에게 환자를 기꺼이 의뢰해야 한다. 외래 현장
에서는 이러한 역할을 편안하고 자연스럽게 할 수 있는 몇몇의 지역
성직자들과 밀접한 협력 관계를 갖기도 한다. 성직자들은 의사나 간호
사들이 가지고 있지 않은 전문성을 지니고 있다. 많은 성직자들은 임
상 목회교육이라고 불리는 의료 환경에서 행해지는 엄격한 훈련 프로
그램을 이수한다.[128] 성직자는 통합적인 건강관리 의료팀의 진정한 전
문가로서의 모습을 갖추고 있어야 한다.

건강 관련 전문가들 중 환자의 영적 관심을 다룰 수 있는 역량을

가진 사람이 효과적으로 환자의 영적 관심을 다룰 수 있다. 단, 이때 조심스러운 접근이 필요하며, 실행에 있어 자신의 한계를 솔직히 인정하는 것은 중요하다. 환자들은 성직자와 나누고 싶은 이야기의 주제가 있고, 나누고 싶지 않은 주제가 있다. 마찬가지로 의사들과도 나누고 싶은 이야기의 주제가 다를 수 있다. 따라서 치료자가 환자와 영적인 주제를 다룰 때, 성직자와 의사의 역할을 구분하는 것이 유익하다.

2) 환자와 기도하기

어떤 환자들은 치료자와 함께 기도하기를 바라기도 한다. 이러한 환자의 바람은 임상 현장(clinical setting)이나 환경, 환자와 치료자가 기도를 하는 데 있어 편안함을 느끼는 정도에 따라 가능하기도 하다. 치료자는 함께 기도를 하지 않고도, 환자의 기도하고 싶은 바람을 존중하고 있다는 것을 보여주는 몇 가지 방법이 있다. 예를 들어, 치료자(의사)가 진료실에 도착했을 때 환자와 성직자가 기도하고 있다면 성직자에게 나가주기를 요청하지 않고, 기도가 끝날 때까지 조용히 옆에서 기다리는 배려심을 갖는 것이다. 치료자들은 환자와 기도하는 것에 대해 의무감을 가질 필요는 없지만, 어떤 치료자들은 환자들과 함께 기도함으로써 편안함을 느끼기도 할 것이다. 몇몇 환자들은 그들과 함께 기도를 흔쾌히 하고자 하는 치료자들을 선택하기도 한다. 불편하지 않은 수준과 허용되는 믿음의 범위 내에서라면, 치료자는 이것을 불쾌하게 여겨서는 안 되며, 정당한 의료 행위의 범위를 벗어나서도 안 된다. 그러나 치료자는 환자에게 기도하는 것을 강요해서는 안 되며, 치료자의 기도 내용을 받아들이기를 강요해서도 안 된다. 그것은 환자를 불쾌하게 만들며, 적절한 의료 행위의 범위를 벗어나는 것이다.

3) 환자의 종교적 활동 격려하기

환자를 개종시키려 한다거나, 특히 환자가 치료자와 종교적 신념, 종교적 표현 및 종교적 활동이 다르다고 해서 의료 서비스의 범위를 벗어나는 일을 하는 것은 부적절하다. 종교 활동이 건강 증진에 도움이 된다는 많은 결과들이 있으므로, 치료자들은 환자에게 저지방 식사와 규칙적인 운동을 권장하는 것처럼 부분적으로 종교 활동을 적극적으로 권장할 수 있다. 치료자와 환자의 관계는 힘의 균형에 있어 대등하지 않다는 점에서, 좋은 의도일지라도 종교적 지지는 환자의 자율성을 침해할 수 있고, 경계를 넘어설 수도 있음을 인식해야 한다. 때론, 종교/영적 문제들로 갈등하고 있는 것처럼 보이는 환자들에게 내면에 자신의 질병에 관련되는 종교/영적 문제들이 있는지 묻고, 후에 의미 있고 지지적인 공동체에 소속될 의향이 있는지에 대해 질문이 필요할 수 있다. 이런 경우, 종교 공동체 또는 성직자의 지지는 도움이 될 수도 있다.

(5) 진료실에서 영적 접근시 고려해야 될 지침

종교/영성을 평가하고 정신건강 치료 과정에 통합하는 것과 관련해 다음과 같이 실천적 지침들이 제시된다. 먼저, 종교/영성을 평가하고 환자를 다루는 데 몇 가지 일반적 원칙들을 숙지해야 한다.

1) 윤리적 경계(Ethical Boundaries)

종교/영성에 대한 접근은 환자 중심적이어야 하고, 처방을 한다거나 강요해서는 안 되며, 환자의 영적 세계관 혹은 비영적인 세계관을 변화시키려 해서는 안 된다.[110)129)] 환자의 평가를 기초로 해서 내담자의 필요와 요구에 따라 영적 접근이 진행되어야 한다.

2) 인간 중심적 접근(Person-centered approach)

Cloninger[15]가 제안하듯이, 인간은 신체, 정신, 영적 영역을 가지고 있다. 이 세 가지 관점을 가지고 환자를 탐색하는 것은 질병의 원인을 이해하고 치료하는 데 도움이 될 것이다.

3) 역전이(Countertransference)

치료자들이 가진 영적인(혹은 비영적인) 가치, 신념, 그리고 개인력은 중요한 역전이 문제를 일으킬 수 있고, 임상적 실행(예를 들어, 강력한 반응 혹은 냉담한 반응, 종교/영성 주제들에 대한 회피 혹은 지나친 압박)에 영향을 끼칠 수 있다. 따라서 치료자들은 자신의 세계관과 종교/영성의 문제에 관해 탐색하는 것이 중요하다.

4) 내담자 중심의 접근와 이해
(Client-centered approach and understanding)

환자의 믿음, 가치, 경험들에 대해 진정한 관심과 존중심을 가지고 접근하는 개방적 태도가 필요하다. 환자가 지니고 있는 종교/영성에 대해 함께 나누는 것을 제안하는 것은 그들과 그들이 갖고 있는 가치들에 대해 진정한 관심을 보이는 좋은 방법이다. 치료자는 문화적 역량을 향상시키기 위해, 환자의 종교/영성의 전통에 대해 학습하는 것은 중요하다.[115]

5) 자기 노출(Self-disclosure)

치료자가 자신의 종교적/영적 관점을 환자에게 노출하는 것은 통상적으로 적절하지 않다. 치료자와 환자의 세계관이 다를 때, 갈등과 의견 불일치가 생길 수 있다. 반대로, 환자와 종교적/영적 관점이 같지

민, 공유하는 세계관이 다르다고 생각 될 때 그들은 지각하는 문제들에 대해 이야기하는 것을 피할 수 있다. 그러나 경우에 따라서 혹은 환자들이 치료자의 믿음들에 대해 함께 얘기 나누는 것을 요청한다면, 임상적 판단 하에 나눌 수 있으며, 이는 경험과 전통과 관련된 믿음들을 공유함으로써 환자에게 더 편안함을 갖게 할 수 있다.116)

(6) 영적 접근을 위해 극복해야 될 요소

1) 종교 및 영성에 대한 교육과 훈련

종교/영성에 관한 유용한 지식을 임상 실제에 적용하는 비율은 낮기 때문에, 실질적으로 적용할 수 있는 방법을 개발하고 이에 도전하는 것이 필요하다. 2003년 시행된 미국 의사들을 대상으로 한 설문 조사에서 정신과 의사들은 다른 전문의들이나 일반 의사들에 비해 종교/영성에 대해 더 많이 환자와 이야기를 나누는 것으로 나타났다. 그 의사들은 종교를 가진 사람들이거나, 서적이나 지속적인 의학 교육(continuing medical education; CME)을 통해 '종교/영성과 의학'에 관해 지속적인 교육과 훈련을 받은 사람들이었다.130) 또 다른 연구에서 의사의 종교성이 불안 치료에 미치는 영향을 조사한 바 있다. 896명의 의사와 312명의 정신과 의사를 대상으로 한 이 연구에서는 의사의 종교 유무에 따라 불안 증상이 있는 환자들을 정신 치료 또는 정신과로 의뢰하는 빈도에는 차이가 없었지만, 종교가 있는 의사들은 환자들에게 종교적 자원을 활용할 수 있도록 권장하는 경향이 있었다.131) 여기에서 제안하는 임상적 지침들을 실행하는 데 있어 장애들을 극복하는 가능한 방법은 임상가의 문화적 역량을 기르는 것이다. 이를 위해서는, 종교/영성이 정신 건강에 미치는 영향에 관한 유용한 증거에 대한 지식을 습득시키고 임상 실제에서 적용하는 방법을 교육하는 것이 필요하다. 지식의 전달과 관련해, 컨퍼런스, 논문, 책, 온라인 매체 등을 통한 의과대학생, 간호대생, 기타 건강관련 전문가들을 대상으로 한 교육 프로그램은 매우 중요하다.

지금까지 이루어진 종교/영성에 관한 연구를 바탕으로 많은 의과대학은 '영성과 건강'에 대한 주제를 교육 과정에 포함시키기 시작했다. 최근 설문조사에 따르면, 미국의 90%, 영국의 59%, 그리고 브라질의 40% 의과대학들에 종교/영성에 관한 교육 과정이 개설되어 있다.[7] ACGME(the Accreditation Council for Graduate Medical Education) 지침들은 정신과적 훈련에 있어 종교/영성의 주제를 다루는 것의 중요성을 강조하고 있다.[132] 실제로, 미국의 상당수 정신과 교육 프로그램은 종교/영성에 관한 커리큘럼을 의무화하고 있는 반면,[133] 최근 캐나다 정신과 전문의 교육 과정 조사에서 교육 프로그램의 72%가 종교/영성과 정신의학을 연결하는 훈련을 제공하고 있지 않는 것으로 나타났다.[134] 환자의 믿음 체계는 환자의 성장에 중요한 역할을 하고 현재의 질병과 삶의 요구에 대한 반응에 강력한 영향을 미치기 때문에, 정신과 의사들은 환자의 종교와 영적인 측면을 이해하는 것은 중요하다.[134]

2) 치료자의 영적인 삶

대부분의 의료 전문가들은 인생의 의미와 가치에 대한 질문과 이에 대한 개인적 추구를 하면서 질병을 치료하는 전문가로서 깊은 삶의 의미에 직면한다.[135] 치료자들은 자신의 직업의 의미와 가치를 진지하게 고민하고, 환자와의 공감적 관계를 구축하는 것은 매우 중요하다. 자신의 직업의 의미를 중요하게 생각하지 않거나 건강의 가치를 경제적 관점에서 보는 사람들, 혹은 동료들과 환자로부터 소외되는 사람들은 진정한 의미의 치료자라 할 수 없다.

전통적 종교들에서 영성의 힘과 회복의 근원을 찾을 수 있다. 이를대면, 영국의 중상학과 전공의들 중 종교적 믿음이 있는 의사들이 종교적 믿음이 없는 의사들에 비해 환자 치료 과정에서 비교적 덜 탈진되는 경험을 했다는 연구 결과가 있다.[136] 그러나 상당수의 의료 전문가들이 무신론자이거나 불가지론자이며, 종교에 대해 매우 회의적이다. 한 인간을 치료하기 위해 먼저 인간이 되어야 한다.[137] 환자를 위해서, 치료자 자신의 삶에서 이러한 문제들 고민하는 것은 질병과 치유의 본질을 이해하는 데 도움이 될 것이다.

7. 향후 연구과제

종교/영성과 정신 건강이 관련성이 있다는 경험적 연구들이 풍부함에도 불구하고, 아직 남아 있는 과제들이 많이 있다. 종교/영성과 건강 사이의 연관성에 대한 기제를 밝히고, 이를 치료적 개입에 적용하기 위한 모듈을 개발하는 것이 큰 도전 과제이다. 이러한 목표들에 도달하기 위해, 다음과 같은 연구 과제들이 제안되고 있다.[138]

① 종교성/영성이 건강에 미치는 기제에 관한 연구 가설을 이론적으로 이끌어내는 경험적 연구(이러한 기제들을 찾는 것은 새로운 예방 및 치료적 접근을 개발하는 데 중요할 것이다)

② 정신과 환자들을 대상으로 영적 개인력(spiritual history) 조사가 환자의 증상 및 치료에 미치는 영향에 대한 지속적인 추가 연구의 필요.

③ 무슬림, 힌두교, 불교와 같은 비 기독교적 맥락에서 종교/영적 평가를 하고 다루는 방법(이것은 같은 단어라도 다른 문화권에서 다양한 뜻과 사회적 의미를 가질 수 있기 때문에 매우 중요하다)[139]

④ 효과적인 영적 치료적 개입의 개발과 실험

⑤ 그동안의 연구 결과들은 정신 장애의 증상 개선에만 중점을

두어 왔지만, 앞으로는 정신장애 개선에 미치는 영향뿐만 아니라 환자의 삶의 질, 웰빙, 건강 관련 행동의 변화 등에 미치는 긍정적인 요소에 관한 폭넓은 연구가 이루어져야 함(영성은 병리적인 요인들을 감소시키는 것보다 건강 증진 요인의 발달을 촉진시키기 때문이다)

8. 결론

종교와 의학은 연결되어있다. 그러나 과학적 발전으로 의학이 발전함에 따라 둘 사이가 멀어졌다. 현대 의학은 신체와 질병에 초점을 두고 있기 때문에 전인적인 접근을 하기에는 부족한 면이 있다. 1990년대 이후에 의학에서 종교/영성이 치료에 중요한 요소 중 하나가 될 수 있다는 연구 결과가 축적되고 있다. 의료인은 질병 치료에서 과학에 기초한 의학의 중요한 가치를 희생하지 않고 환자를 존중하는 마음으로 환자의 영적인 관심을 다루는 것이 가능하다. 여기서 영적인 관심은 환자의 종교와 영성에 대한 개인력이 되어야 하며, 의료인은 개인력 조사를 통해서 환자의 영적 삶에 대한 정보를 이끌어내야 한다.

가장 널리 인식되고 합의된 종교와 영성의 임상 실제 적용은 치료 순응도, 치료에 대한 만족도, 그리고 치료 성과를 향상 시킬 수 있는 영적 개인력을 얻어야 하는 것이다. 개인력 조사를 통한 종교/영적 평가를 통해서 치료자는 환자 중심에 기초한 영적 개입을 계획하고 실행할 수 있다. 종교와 영성을 정신 건강 치료에 통합시키는 대부분의 영적인 개입들은 긍정적인 결과들을 보였으며 비용 효율이 매우 높은 것으로 보인다. 영성이 임상적 치료 과정에 효과적으로 통합되기 위해서는 전문 의료인 이수 과정에 종교와 영성에 대한 교육과 훈련이 포함되어야 할 필요가 있다. 임상 진료 과정에서 효과적인 영적 평가와 개입을 위해서는 의료인 자신이 영성이 치료에 유용한 요소로 작용한다는 이해와 인식이 중요하고, 환자 중심의 확고한 윤리성의 확립이 필요하며, 아울러 인간의 영적 측면에 대한 의료인 자신의 근원적인 탐구와 관심이 도움이 될 것이다.

참고문헌

1) Koenig HG. Research on religion, spirituality, and mental health: a review. Can J Psychiatry. 2009;54:283–291.

2) Moreira—Almeida A, Koenig HG. Retaining the meaning of the words religiousness and spirituality: A commentary on the WHOQOL SRPB group's "A cross—cultural study of spirituality, religion, and personal beliefs as components of quality of life"(62: 6, 2005, 1486- 1497). Soc Sci Med. 2006;63:843–845.

3) Vieten C, Scammell S, Pilato R, Ammondson I, Pargament KI, Lukoff D. Spiritual and religious competencies for psychologists. 2013.

4) Barnhouse M, Thurrelt RJ. Guidelines regarding possible conflict be— tween psychiatrists' religious commitments and psychiatric practice. Am J Psychiatry. 1990;147.

5) Psychiatrists RCo. Recommendations for psychiatrists on spirituality and religion[Internet]. 2011 Nov [cited 2013 Aug 5].

6) Meador KG, Koenig HG. Spirituality and religion in psychiatric prac— tice: parameters and implications.

7) Lucchetti G, Lucchetti ALG, Espinha DCM, de Oliveira LR, Leite JR, Koenig HG. Spirituality and health in the curricula of medical schools in Brazil. BMC Med Educ. 2012;12:78.

8) Kalish N. Evidence—based spiritual care: a literature review. Curr Opin Support Palliat Care. 2012;6:242–246.

9) Ellis MR, Vinson DC, Ewigman B. Addressing spiritual concerns of patients: family physicians' attitudes and practices. J fam Pract. 1999; 48: 105–109.

10) Ellman JW, Ott DD, Short TH, Ciampa RC, Hansen Flaschen J. Do patients want physicians to inquire about their spiritual or religious beliefs if they become gravely ill? Arch Intern Med. 1999; 159: 1803 — 1806.

11) Lucchetti G, Lucchetti AGL, Badan — Neto AM, Peres PT, Peres MF, Moreira — Almeida A, et al. Religiousness affects mental health, pain and quality of life in older people in an outpatient rehabilitation setting. J Rehabil Med. 2011; 43: 316 — 322.

12) Mariotti L, Lucchetti G, Dantas MF, Banin VB, Fumelli F, Padula N. Spirituality and medicine: views and opinions of teachers in a Brazilian medical school. Med Teach. 2010; 33: 339 — 340.

13) Clark PA, Drain M, Malone MP. Addressing patients' emotional and spiritual needs. Jt Comm J Qual Patient Saf. 2003; 29: 659 — 670.

14) Pargament KI, Lomax JW. Understanding and addressing religion among people with mental illness. World Psychiatry. 2013; 12: 26 — 32.

15) Cloninger CR. The importance of ternary awareness for overcoming the inadequacies of contemporary psychiatry. Revista de Psiquiatria Clínica. 2013;40:110 — 113.

16) Numbers RL. Galileo goes to jail and other myths about science and religion: Harvard University Press; 2009.

17) Lukoff D, Lu F, Turner R. Toward a more culturally sensitive DSM — IV: Psychoreligious and psychospiritual problems. J Nerv Ment Dis. 1992; 180: 673 — 682.

18) Baetz M, Griffin R, Marcoux R. Spirituality and psychiatry in Canada: psychiatric practice compared with patient expectations. Can J Psychiatry. 2004; 49: 265 — 271.

19) Cassell E. The nature of suffering and the goals of medicine. 2nd ed. New York: Oxford University Press; 1991.

20) Sulmasy DP. Is medicine a spiritual practice? Acad Med. 1999;

74:1002−1005.

21) Koenig HG. Concerns about measuring "spirituality" in research. J Nerv Ment Dis. 2008; 196: 349−355.

22) Puchalski CM. Spirituality and end−of−life care: a time for listening and caring. J Palliat Med. 2002; 5: 289−294.

23) Lucchetti G, Bassi RM, Lucchetti AL. Taking spiritual history in clin− ical practice: a systematic review of instruments. Explore(NY). 2013; 9: 159−170.

24) Dein S, Cook CC, Koenig H. Religion, spirituality, and mental health: current controversies and future directions. J Nerv Ment Dis. 2012; 200: 852−855.

25) Vandermeersch P. The victory of psychiatry over demonology: the origin of the nineteenth−century myth. Hist Psychiatry. 1991.

26) Hayward R. Demonology, neurology, and medicine in Edwardian Britain. Bulletin of the History of Medicine. 2004; 78: 37−58.

27) Kroll J. A reappraisal of psychiatry in the middle ages. Arch Gen Psychiatry. 1973; 29: 276−283.

28) Russell JB. The Myth of the Flat Earth. American Scientific Affiliation. Consultado el. 2007: 14−03.

29) Pargament KI, Koenig HG, Tarakeshwar N, Hahn J. Religious struggle as a predictor of mortality among medically ill elderly patients: a 2−year longitudinal study. Arch Intern Med. 2001; 161: 1881−1885.

30) Moreira−Almeida A, Neto FL. Spiritist views of mental disorders in Brazil. Transcult Psychiatry. 2005; 42: 570−595.

31) Moreira−Almeida A, de Almeida AAS, Neto FL. History of 'Spiritist madness' in Brazil. Hist Psychiatry. 2005; 16: 5−25.

32) Freud S. The future of an illusion: Broadview Press; 2012.

33) Jung CG. Modern man in search of a soul: Psychology Press; 2001.

34) Ellis A. Psychotherapy and atheistic values: A response to AE

Bergin's "Psychotherapy and religious values"; 1980.

35) Ellis A. Is religiosity pathological? 1988.

36) Koenig HG, Cohen HJ, Blazer DG, Pieper C, Meador KG, Shelp F, *et al.* Religious coping and depression among elderly, hospitalized medically ill men. Am J Psychiatry. 1992; 149: 1693−1700.

37) Tepper L, Rogers SA, Coleman EM, Malony HN. The prevalence of religious coping among persons with persistent mental illness. Psychiatr Serv.. 2001; 52: 660−665.

38) Witherspoon C, Feist F, Morris R, Feist R. Ocular self−mutilation. Ann OphthalMol. 1989; 21: 255−257, 259.

39) Swanson A. Remembering a fellow "wild cowboy": a conversation with Jeff Levin. Science & Theology News; 2003.

40) Larson DB, Lu FG, Swyers JP. Model curriculum for psychiatric resi−dency training programs: Religion and spirituality in clinical practice: A course outline: National Institute for Healthcare Research; 1997.

41) Puchalski CM, Larson DB. Developing curricula in spirituality and medicine. Acad Med. 1998; 73: 970−974.

42) Flannelly KJ, Ellison CG, Strock AL. Methodologic issues in research on religion and health. South Med J. 2004; 97: 1231−1241.

43) Miller JF. Assessment of loneliness and spiritual well−being in chronically ill and healthy adults. J Prof Nurs. 1985; 1: 79−85.

44) Brady MJ, Peterman AH, Fitchett G, Mo M, Cella D. A case for in−cluding spirituality in quality of life measurement in oncology. Psycho Oncology. 1999; 8: 417−428.

45) Maranell GM. Responses to religion: Studies in the social psychology of religious belief: University Press of Kansas; 1974.

46) Levin J, Chatters LM, Taylor RJ. Religion, health and medicine in African Americans: implications for physicians. J Natl Med Assoc. 2005; 97: 237−249.

47) Blazer D, Palmore E. Religion and aging in a longitudinal panel. Gerontologist. 1976; 16: 82−85.

48) Farakhan A, Lubin B, O'CONNOR WA. Life satisfaction and depres− sion among retired black persons. Psychol Reports. 1984; 55: 452−454.

49) Graney MJ. Happiness and social participation in aging. J Gerontol. 1975; 30: 701−706.

50) Kass JD, Friedman R, Leserman J, Zuttermeister PC, Benson H. Health outcomes and a new index of spiritual experience. J Sci Study of Relig. 1991: 203−211.

51) Levin JS, Markides KS, Ray LA. Religious attendance and psycho− logical well−being in Mexican Americans: a panel analysis of three−generations data. Gerontologist. 1996; 36: 454−463.

52) Maton KI. Patterns and psychological correlates of material support within a religious setting: The bidirectional support hypothesis. Am J Community Psychol. 1987; 15: 185−207.

53) Musick MA. Religion and subjective health among black and white elders. J Health Soc Behav. 1996: 221−237.

54) Ringdal G, Götestam K, Kaasa S, Kvinnsland S, Ringdal K. Prognostic factors and survival in a heterogeneous sample of cancer patients. Br J Cancer. 1996; 73: 1594.

55) Ringdal GI. Religiosity, quality of life, and survival in cancer patients. Soc Indic Res. 1996; 38: 193−211.

56) Tix AP, Frazier PA. The use of religious coping during stressful life events: main effects, moderation, and mediation. J Consult Clin Psychol. 1998; 66: 411.

57) Willits FK, Crider DM. Religion and well−being: Men and women in the middle years. Rev Relig Res. 1988: 281−294.

58) Koenig HG, Kvale JN, Ferrel C. Religion and well−being in later life.

Gerontologist. 1988; 28: 18 28.

59) Kirby SE, Coleman PG, Daley D. Spirituality and well−being in frail and nonfrail older adults. J Gerontol B Psychol Sci Soc Sci. 2004; 59: P123−P129.

60) Fry PS. The unique contribution of key existential factors to the prediction of psychological well−being of older adults following spousal loss. Gerontologist. 2001; 41: 69−81.

61) Salsman JM, Brown TL, Brechting EH, Carlson CR. The link between religion and spirituality and psychological adjustment: The mediating role of optimism and social support. Pers Soc Psychol Bull. 2005; 31: 522−535.

62) Krause N. Church−based social support and health in old age ex−ploring variations by race. J Gerontol B Psychol Sci Soc Sci. 2002; 57: S332−S347.

63) Levin JS, Chatters LM. Religion, Health, and Psychological Well−Being in Older Adults Findings from Three National Surveys. J Aging Health. 1998; 10: 504−531.

64) Smith TB, McCullough ME, Poll J. Religiousness and depression: evidence for a main effect and the moderating influence of stressful life events. Psychol Bull. 2003; 129: 614.

65) Koenig HG, George LK, Peterson BL. Religiosity and remission of depression in medically ill older patients. Am J Psychiatry. 1998; 155: 536−542.

66) Lotufo−Neto F. Psiquiatria e religião: a prevalência de transtornos mentais entre ministros religiosos. Rev Psiquiatr Clín.(São Paulo). 1997; 23: 32−33.

67) de Almeida AM. Fenomenologia das experiências mediúnicas, perfil e psicopatologia de médiuns espíritas, Universidade de São Paulo; 2004.

68) Braam AW, Hein E, Deeg DJ, Twisk JW, Beekman AT, van Tilburg W. Religious involvement and 6-year course of depressive symp-toms in older Dutch citizens: results from the Longitudinal Aging Study Amsterdam. J Aging Health. 2004; 16: 467-489.

69) McCullough ME. Research on religion-accomodative counseling: Review and meta-analysis. J Couns Psychol. 1999; 46: 92.

70) Azhar M, Varma S. Religious psychotherapy in depressive patients. Psychother Psychosomatics. 1995; 63: 165-168.

71) Razali S, Hasanah C, Aminah K, Subramaniam M. Religious-socio-cultural psychotherapy in patients with anxiety and depression. Australas Psychiatry. 1998; 32: 867-872.

72) Propst LR, Ostrom R, Watkins P, Dean T, Mashburn D. Comparative efficacy of religious and nonreligious cognitive-behavioral therapy for the treatment of clinical depression in religious individuals. J Consult Clin Psychol. 1992; 60: 94.

73) Kendler KS, Liu X-Q, Gardner CO, McCullough ME, Larson D, Prescott CA. Dimensions of religiosity and their relationship to life-time psychiatric and substance use disorders. Am J Psychiatry. 2003; 160: 496-503.

74) Dalgalarrondo P, Soldera MA, Corrêa Filho HR, Silva CAM. Religion and drug use by adolescents. Revista Brasileira de Psiquiatria. 2004; 26: 82-90.

75) Tavares BF, Béria JU, Lima MSd. Factors associated with drug use among adolescent students in southern Brazil. Revista de Saude Publica. 2004; 38: 787-796.

76) Van der Meer Sanchez Z, de Oliveira LG, Nappo SA. Fatores prote-tores de adolescentes contra o uso de drogas com ênfase na religiosidade. Ciência & Saúde Coletiva. 2004; 9: 43-55.

77) Almeida A, Lotufo Neto F. Religiao e comportamento suicida

[Religion and suicide behavior]. Suicídio: Estudos Fundamentais. São Paulo: Segmento Farma. 2004: 53-60.

78) Nisbet PA, Duberstein PR, Conwell Y, Seidlitz L. The effect of participation in religious activities on suicide versus natural death in adults 50 and older. J Nerv Ment Dis. 2000; 188: 543-546.

79) Hilton SC, Fellingham GW, Lyon JL. Suicide rates and religious commitment in young adult males in Utah. Am J Epidemiol. 2002; 155: 413-419.

80) Dervic K, Oquendo MA, Grunebaum MF, Ellis S, Burke AK, Mann JJ. Religious affiliation and suicide attempt. 2014.

81) Nonnemaker JM, McNeely CA, Blum RW. Public and private domains of religiosity and adolescent health risk behaviors: Evidence from the National Longitudinal Study of Adolescent Health. Soc Sci Med. 2003; 57: 2049-2054.

82) Eskin M. The effects of religious versus secular education on suicide ideation and suicidal attitudes in adolescents in Turkey. Soc Psychiatry Psychiatr Epidemiol. 2004; 39: 536-542.

83) Cook JM, Pearson JL, Thompson R, Black BS, Rabins PV. Suicidality in older African Americans: findings from the EPOCH study. The Am J Geriatr Psychiatry. 2002; 10: 437-446.

84) O'Neill C, Feenan D, Hughes C, McAlister D. Physician and family assisted suicide: results from a study of public attitudes in Britain. Soc Sci Med. 2003; 57: 721-731.

85) Seidlitz L, Duberstein PR, Cox C, Conwell Y. Attitudes of older people toward suicide and assisted suicide: an analysis of Gallup Poll findings. Journal of the American Geriatrics Society; 1995.

86) Douglas C, Kerridge I, Rainbird K, McPhee J, Hancock L, Spigelman A. The intention to hasten death: a survey of attitudes and practices of surgeons in Australia. 2001.

87) O'Mahony S, Goulet J, Kornblith A, Abbatiello G, Clarke B, Kless—Siegel S, *et al.* Desire for hastened death, cancer pain and depression: report of a longitudinal observational study. J Pain Symptom Manage. 2005; 29: 446—457.

88) Bilsen J, Vander Stichele R, Mortier F, Bernheim J, Deliens L. The incidence and characteristics of end—of—life decisions by GPs in Belgium. Fam Pract. 2004; 21: 282—289.

89) Verghese A, John J, Rajkumar S, Richard J, Sethi B, Trivedi J. Factors associated with the course and outcome of schizophrenia in India. Results of a two—year multicentre follow—up study. Br J Psychiatry. 1989; 154: 499—503.

90) Lindgren KN, Coursey RD. Spirituality and serious mental illness: A two—part study. Psychosocial Rehabilitation Journal. 1995; 18: 93.

91) Carson V, Huss K. Prayer—an effective therapeutic and teaching tool. J Psychiatr Nurs Ment Health Serv. 1979; 17: 34—37.

92) Mohr S, Brandt P—Y, Borras L, Gilliéron C, Huguelet P. Toward an integration of spirituality and religiousness into the psychosocial di—mension of schizophrenia; 2006.

93) Koenig Harold G, McCullough Michael E, Larson David B. Handbook of religion and health: New York: Oxford University Press; 2001, p.217—218.

94) Jarvis GK, Northcott HC. Religion and differences in morbidity and mortality. Soc Sci Med. 1987; 25: 813—824.

95) Thorensen C, Friedman M, Powell L, Gill J, Ulmer D. Altering the type A behavior pattern in post—infarction patients. J Cardiopulm Rehabil. 1985; 5: 258—266.

96) Argyle M, Beit—Hallahmi B. The social psychology of religion: Routledge & Kegan Paul; 1975.

97) Bowers M. Psychotherapy of religious conflict. Int Psychiatr Clinics.

1969; 5: 233.

98) Moberg DO. The development of social indicators for quality of life research. Sociol Relig. 1979; 40: 11−26.

99) Pargament KI, Koenig HG, Tarakeshwar N, Hahn J. Religious coping methods as predictors of psychological, physical and spiritual out−comes among medically ill elderly patients: A two−year longitudinal study. J Health Psychol. 2004; 9: 713−730.

100) Scheff TJ. Catharsis in healing, ritual, and drama: University of California Press; 1979.

101) Schumaker JF. Religion and mental health: Oxford University Press; 1992.

102) Herbert B, Benson H. Relaxation Response: Collins Mame Spiace; 1975.

103) Shapiro DH. Examining The Content and Context of Meditation A Challenge for Psychology in the Areas of Stress Management, Psychotherapy, and Religion/Values. J Humanist Psychol. 1994; 34: 101−135.

104) Alexander CN, Robinson P, Rainforth M. Treating and preventing alcohol, nicotine, and drug abuse through Transcendental Meditation: A review and statistical meta−analysis. Alcohol Treat Q. 1994; 11: 13−87.

105) Julian R. The practice of psychotherapy and spiritual direction. J Relig Health. 1992; 31: 309−315.

106) Mariz CL. Pentecostalismo e a luta contra a pobreza no Brasil. Na força do espírito−Os pentecostais na América Latina: Um desafio às igrejas históricas. Pendão Real, São Paulo; 1996.

107) Schiller PL, Levin JS. Is there a religious factor in health care uti−lization?: A review. Soc Sci Med. 1988; 27: 1369−1379.

108) George LK, Ellison CG, Larson DB. Explaining the relationships

between religious involvement and health. Psychol Inq. 2002; 13: 190−200.

109) Puchalski C, Romer AL. Taking a spiritual history allows clinicians to understand patients more fully. J Palliat Med. 2000; 3: 129−137.

110) D'Souza R. The importance of spirituality in medicine and its ap− plication to clinical practice. Med J Australia. 2007; 186: S57.

111) Stanley MA, Bush AL, Camp ME, Jameson JP, Phillips LL, Barber CR, et al. Older adults' preferences for religion/spirituality in treatment for anxiety and depression. Aging Ment Health. 2011; 15: 334−343.

112) Williams JA, Meltzer D, Arora V, Chung G, Curlin FA. Attention to inpatients' religious and spiritual concerns: predictors and associa− tion with patient satisfaction. J Gen Intern Med. 2011; 26: 1265−1271.

113) Huguelet P, Mohr S, Betrisey C, Borras L, Gillieron C, Marie AM, et al. A randomized trial of spiritual assessment of outpatients with schizophrenia: patients' and clinicians' experience. Psychiatr Serv. 2011; 62: 79−86.

114) Hodge DR, Limb GE. Native Americans and brief spiritual assess− ment: examining and operationalizing the Joint Commission's as− sessment framework. Soc Work. 2010;55:297−307.

115) Walsh F. Spiritual diversity: Multifaith perspectives in family therapy. Fam Process. 2010;49:330−348.

116) Josephson AM, Peteet JR. Talking with patients about spirituality and worldview: practical interviewing techniques and strategies. Psychiatr Clin North Am. 2007; 30: 181−197.

117) Mohr S, Gillieron C, Borras L, Brandt P−Y, Huguelet P. The as− sessment of spirituality and religiousness in schizophrenia. J Nerv Ment Dis. 2007; 195: 247−253.

118) Lunder U, Furlan M, Simonic A. Spiritual needs assessments and

measurements. Curr Opin Support Palliat Care. 2011; 5: 273−278.

119) Phillips LL, Paukert AL, Stanley MA, Kunik ME. Incorporating reli−gion and spirituality to improve care for anxiety and depression in older adults. Geriatrics. 2009; 64: 15−18.

120) Moreira−Almeida A, Cardeña E. Differential diagnosis between non−pathological psychotic and spiritual experiences and mental disorders: a contribution from Latin American studies to the ICD−11. Revista Brasileira de Psiquiatria. 2011; 33: s21−s28.

121) Menezes Júnior Ad, Moreira−Almeida A. Differential diagnosis be−tween spiritual experiences and mental disorders of religious content. Revista de Psiquiatria Clínica. 2009; 36: 75−82.

122) Flannelly KJ, Ellison CG, Galek K, Silton NR. Belief in life−af−ter−death, beliefs about the world, and psychiatric symptoms. J Relig Health. 2012; 51: 651−662.

123) Peres JF. Should psychotherapy consider reincarnation? J Nerv Ment Dis. 2012;200:174−179.

124) Culliford L Pa. Spirituality and mental health[Internet]. 2006[cited 2010 Aug 14].

125) Maugans TA. The spiritual history. Arch Fam Med. 1996; 5: 11−16.

126) Neely D, Minford E. FAITH: spiritual history-taking made easy. Clin Teach. 2009; 6: 181−185.

127) Anandarajah G, Hight E. Spirituality and medical practice. Am Fam Physician. 2001; 63: 81−88.

128) Mandell HN, Spiro HM. When doctors get sick. New York: Plenum Medical Book Co.; 1987.

129) HG. K. The spiritual history. South Med J. 2006: 1159−1160.

130) Rasinski KA, Kalad YG, Yoon JD, Curlin FA. An assessment of US physicians' training in religion, spirituality, and medicine. Med Teach. 2011; 33: 944−945.

131) Lawrence RE, Rasinski KA, Yoon JD, Curlin FA. Religion and beliefs about treating medically unexplained symptoms: a survey of pri－mary care physicians and psychiatrists. Int J Psychiatr Med. 2013; 45: 31－44.

132) M. Puchalski DBL, Francis G. Lu, Christina. Spirituality in psychiatry residency training programs. Int Rev Psychiatry. 2001; 13: 131－138.

133) Grabovac A, Clark MN, McKenna M. Pilot study and evaluation of postgraduate course on "the interface between spirituality, religion and psychiatry". Acad Psychiatry. 2008; 32: 332－337.

134) Grabovac AD, Ganesan S. Spirituality and religion in Canadian psychiatric residency training. Can J Psychiatry. 2003; 48: 171－175.

135) Standards. A. Decatur, Georgia: Association for Clinical Pastoral Education; 1998.

136) Sulmasy D. The Healer's Calling: A Spirituality for Physicians and Other Health Care Professionals. New York: Paulist Press; 1997.

137) Kash K, Holland J. Reducing stress in medical oncology house of－ficers: a preliminary report of a prospective intervention study.: Indiana University Press; 1990.

138) Moreira-Almeida A. Religion and health: the more we know the more we need to know. World Psychiatry. 2013; 12: 37－38.

139) Tanaka A, Koizumi A, Imai H, Hiramatsu S, Hiramoto E, de Gelder B. I feel your voice cultural differences in the multisensory per－ception of emotion. Psychological Science; 2010.

심리적 문제와 정신증상 개입에서의 영성의 역할

채정호 _가톨릭의대 정신건강의학교실 교수

1. 영성

영성이라는 말은 참으로 정의하기 어렵다. 순수하게 교회용어 사전에 의하면 영성은 "① 하나님을 믿고 거듭난 모든 자녀들에게 주어진 영적인 성품을 말한다. ② 성령의 역사하심으로 예수 그리스도를 통해서 이루어진 하나님의 모든 은혜와 은총을 경험하는 자에게서 나타나는 자연스럽고 경건한 성품이다. ③ 성령의 충만한 은혜 속에서 성령의 지배를 받고 살아가는 영적인 사람의 속성을 말한다. ④ 이는 하나님과의 바른 관계에서 이뤄지는 것으로, 이를 통해 하나님과 인간에 대한 온전한 사랑, 말씀에 기초한 도덕적 통찰과 능력, 그리고 하나님의 깊은 신비에 대한 신령한 지식과 지혜를 겸비하게 된다"라고 기술되어 있으나 사실 이러한 교회적 용어를 뛰어 넘어 불교나 일반인들도 영성이라는 말을 즐겨 쓰며 영적인 경험과 영성을 깊게 하기 위하여 수련에 매진하기도 한다. 영성이라는 말 자체에 대하여 이러한 개념적 괴리가 있어서 이에 대하여 개념적 정리를 하며 시작하고자 한다. 원래 영성은 바울서신의 명사 pneuma(영)과 형용사 pneumatikos(영에 따른)를 번역하면서 창조된 용어다. 영성(spiritualitas)이란 용어는 5세기의 위히로니무스의 글에 처음 발견되기 시작한다. 위히로니무스는 이를 좋은 것을 붙잡고 전진하라는 뜻으로 사용했다. 이 뜻은 사실 육체적,

물질적인 것을 부정적으로 이해하는 차원이 아니라 성령 안에서 하나님의 뜻을 순종하느냐 안 하느냐를 구분하는 의도이다. 그러다가 12세기 이후 스콜라주의가 태동하면서 수도원 중심의 신학을 벗어나 대학을 설립하여 학문적 접근을 하게 되면서 하나님의 법을 이해하기 위해 인문학, 법학, 의학 등을 신학과 함께 연구하게 되었다. 철학과의 조화를 모색하며 어떤 주제가 연구되면 이에 대한 의문점과 반대 관점을 제시하고 서로 논쟁하는 비판적 사유와 설득의 논증을 발전시켰다. 이러한 논지를 통하여 원래 의미에서 확대되어 물질세계와 영의 세계를 구분짓는 말이 되어서, 영적인 존재란 비이성적인 피조물에 비하여 지성적인 존재를 일컫는 말이 되었다. 스콜라철학의 인간론이 철학의 영향을 많이 받다 보니 영성이란 말은 물질세계와 영의 세계를 구분하는 방식으로 사용되었다. 토마스 아퀴나스는 영성을 반물질적 (antimaterialistic)이라는 의미를 담는 것으로 사용했고 특히 다른 피조물과 달리 사유 가능한 인간의 지성 혹은 초월적 직관을 표현하는 방식이 되었다. 이러다 보니 원 뜻에서 많이 벗어나서 치우치게 사용이 되어 지성을 경멸하는 감성적 열광주의에 영적이라는 말을 많이 쓰게 되었다. 일부 교파에서는 원래의 영성의 의미에 충실하기 위해 영성을 다른 형태의 용어, 즉 헌신(devotion), 완덕(perfection), 경건(piety)이라는 식으로 쓰기도 하였다. 최근에는 이런 영성이라는 말이 신학적인 범주를 넘어 기독교적 전통과도 무관하게 사용되기도 하면서 살아 있는 큰 존재, 절대자와의 관계 속에서 복합적인 인간 성숙의 신비를 살펴보는 데에까지 확산되고 있다. 다시 말하면 내적 삶에 국한되지 않고 인간 삶과 그 경험 전모를 영성으로 보는 데까지 이르렀다. 이러한 관점에서 영성을 현대적으로 해석한다고 하면 "궁극적 또는 비물질적 실재(實在, reality), 자신의 존재의 정수(essence)를 발견할 수 있게 하는 내적인 길(inner path), 의거하여 살아야 할 준칙으로서의 가장 깊은 가치들과 의미들이라고까지 확산할 수 있다. 이러한 정의를 따르다 보면 종교와는 다른 정의가 될 수밖에 없고 종교인은 아니지만 영성이 높은 사람이 얼마든지 있을 수 있게 된다. 눈에 보이는 세계를 뛰어넘어 큰 존재에 대한 감을 가지고 있는 사람은 영적일 수 있다. 현대인들이 이러한 영적인 체험에 굶주려 있기 때문에 기독교회는 떠나지만 영성 수련이나 영적 체험이라는 것에 많이 빠질 수 있게 되는 것이고 많은 사이비 및 이단 종교가 이러한 점을 악용하는 경우도 많다. 문화적 측면에서도 영성과 관련된 내용들이 큰 인기를 끌고 있다. 예를 들면 국내에서 상영된 외화 중에서 현재까지는 가장 최고의 흥행기록을 올려 무려 1,362만여 명의 관객을 동원한 영화 <아바타>는 나비족을 그리면서 가장 신성시하는 영혼의 나무 이미지를 강조했고 기도와 나비족들의 촉수로 연결되는 모습을 그려내어 인기를 끌었는데, 이는 보이지는 않지만 큰 존재와 연결된 영성의 모습을 잘 그려낸 내용이라고 할 수 있다. 이처럼 오늘날에는 영성이라는 의미는 종교적 의미를 넘어서 너무 다양하게 쓰여서 하나의 용어로 정의할 수 없을 정도가 되어 비물질적 실재를 믿는 것, 혹은 우주, 세상의 본래부터 내재하는 존재나 초월적 존재를 경험하는 것으로 사용되기도 하고 있다.

2. 전체론적 접근(holistic approach)

건강의 정의 자체가 단순히 질병이 없거나 장해가 없는 상태가 아니라 심리적, 육체적, 사회적, 영적 웰빙 상태로 보는 시각처럼 인간 자체를 전반적인 사람에 대한 이해를 가지고 접근하는 전체론적 접근에 따르면 개인은 분리된 부분들의 총합 이상으로 간주해야 한다. 따라서 인간의 사회적, 문화적, 심리학적 및 물리적인 모든 영향을 통합하려고 하는 전체론적 접근에서 반드시 영적 접근도 포함을 해야 한다. 일반적으로 심신과 대등한 이분법적 논지에서 영성을 보기도 하지만 진정한 전체론적 접근에는 심신과 영성이 모두 한 덩어리에 있는 것으로 보아야 할 것이고 인간의 영적인 측면이 있는 것이 아니라 인간 자체가 영성인 것으로 보고 접근해야 한다. 따라서 정신건강의학과 진료에서 영성을 다루는 것은 어찌보면 당연한 것이다. 사실 정신건강의학과 의사의 본류를 프로이트 이후의 심리치료사에 둘 수도 있겠지만 조금 더 큰 시각으로 본다면 원시시대의 제사장으로까지 볼 수 있을 것이며 인간의 치유와 회복에 영성으로 접근하는 것은 오히려 안 하는 것이 이상하다고까지 할 정도로 당연한 일일 것이다.

3. 경험적 자료

본고에서는 인간의 심리적 문제를 다루는 정신건강의학과 진료에서 영성의 역할이 얼마나 중요하고 어떠한 방식으로 접근하는 것이 좋겠는가 하는 것을 다루기 위하여 우선 저자의 연구실에서 행해진 몇 가지 경험적 연구를 바탕으로 실증적 자료를 살펴보도록 하겠다. Min 등(2013)은 우울 및 불안장애 환자들에서 임상적 자료와 긍정성을 측정하였다. 삶에서 벌어지는 갖가지 역경을 물리치고 회복하는 힘을 의미하는 리질리언스와 영성과의 관계를 살펴본 결과, 영성이 낮은 사람들이 리질리언스가 낮았다. 좌절을 겪고 회복하는 데에는 영성이 매우 중요한 요인이 된다는 증거이다. 송준미 등(2012)은 우울증 환자에서 영성은 우울증상 및 불안증상과 매우 유의한 역상관이 있었다. 영성이 낮을수록 증상이 심하였다는 것이고 더욱이 증상과도 무관한 긍정 정서도 영성이 높으면 높아졌고 부정 정서는 영성이 낮을수록 높아졌다. 이나빈 등(2012)의 연구에 따르면 우울증 환자에서 치료에서 상당히 중요한 요소인 희망에 영성이 매우 중요한 영향을 미쳤다. 즉 영성은 우울증과 같은 정서적 장애를 막아주기도 하며, 잘 회복할 수 있게도 해주며, 증상도 완화시키기도 하며, 치유되고 회복되는 데에서 중요한 요소인 희망을 높이기도 한다. 이들의 연구를 종합하면 특히 우울, 불안장애 등을 다루는 정신건강의학과 진료에서 영성 관련된 내용이 포함되도록 하는 것은 매우 중요하다. Min 등(2012, 2013)은 지속적인 연구를 통해서 우울증 등의 정신적 질병에서 회복되는 데에는 삶의 목적과 영성 같은 것이 매우 중요한 역할을 한다는 것을 밝혔다. 아울러 Kim 등(2015)은 우울장애 환자 치료에서 성공적인 치료와 관련된 요인을 분석했다. 치료 성공요인은 결혼 상태 유지, 충분한 치료기간, 비교적 가벼운 증상 등이었고 스스로 종교 생활을 중요하다고 생각하는 것과 영성도 치료가 잘 되는 것과 관련이 있었다. 회귀 분석을 통해서 결혼상태, 치료 기간, 증상의 중증도 등을 통제한 이후에도 종교를 중요시하는 것과 영성은 치료 반응과 유의한 관련성이 있었으며 최종 모형에서는 영성이 가장 강력한 치료 반응인자라는 것을 규명하였다. 이처럼 정신증상을 나타내고 있는 환자에게 영성적 접근을 하는 것이 매우 중요하다는 증거가 차곡차곡 쌓이고 있다.

4. 심리적 문제에서 기독교적 배경과 정신치료적 접근

(1) 기독교

기독교(基督敎, Christianity)는 사전적으로는 예수 그리스도로부터 유래하는 종교적 세계 해명과 구원론을 믿는 신앙을 말한다. 기독교인은 삼라만상의 창조주인 삼위일체 하느님을 믿으며, 인간의 타락과 그의 아들 예수 그리스도를 통한 구원을 확신하고, 죽음 이후의 부활과 영원한 삶을 믿는다. 성경이 하느님의 말씀이라는 것과 계시를 믿으며 하늘나라와 지옥, 성령과 악령의 역사(役事)를 믿는다. 또한 죽음과 악령의 지배로부터 인간을 온전히 구원하실 하나님의 마지막 때, 즉 종말론을 믿는다. 그러나 수천년의 유대교 전통을 이어 약 2,000여 년간 서구 문화의 중심 사상이 되어 가면서 기본적으로 로마 가톨릭과 개신교(改新敎)로 양분하는 것 말고도 너무 많은 분파로 나뉘었다. 특히 대부분은 유사하나 끝을 다르다는 뜻의 이단 종교가 창궐하면서 매우 다양한 형태의 종교까지 기독교의 양상을 띠고 있으나 본 원고에서는 기본적으로 소위 개신교 신앙을 바탕으로 한 전통적이고 보수적인 범주로서의 기독교에 기반하여 논의하고자 한다.

사실 서양에서는 크게 나누어 헬레니즘과 헤브라이즘을 주축으로 정신문화를 발전시켜 왔다고 할 수 있다. 그리스 신화를 기본으로 하여 사람이 중심이 되는 인본주의 철학과 인간과 밀접하게 교류하는 다신교 전통을 가지고 인간적 욕망과 현세 중심주의를 기반으로 하는 헬레니즘과 하나님 중심의 신본주의이며 조물주이자 유일신인 하나님을 믿으며 거룩하고 진지 전능한 신이 중심이 되며 현세보다 하나님 나라를 그리는 헤브라이즘은 서로 반대되는 철학 개념을 가지고 주도권을 쟁탈해오며 오늘까지 이어져 왔다. 기독교는 헤브라이즘의 전통 하에 헬레니즘과 다른 형태의 세계관과 인간관을 가지고 있다고 할 수 있겠다. 니시타니 게이치는 "Reality(實在)에 대한 Real한 자각"이 종교라고 정의했다. 즉, 삶의 근원적인 문제에 접근하는 것이 종교이며 바로 우리의 진면목을 알 수 있도록 만들어 주는 것이 종교라는 측면에서 바라본다면 어떠한 세계관을 가지고 세계와 자신을 바라보느냐 하는 것은 종교를 가지고 있는가의 여부와 또 어떤 종교를 믿느냐 하는 것과 밀접한 연관이 있을 수밖에 없다. 원래 인류는 종교심이 본심이라고 할 정도로 삶의 근원적 문제를 초월적인 방향으로 인식해왔으나 현대 문명이 발달하면서 종교를 가지고 있는 사람들이 급격하게 줄어들었다. 그러다가 최근 종교보다는 영성적 접근에 의해서 종교를 가지게 되는 사람이 늘어나고 있는 추세이다. 전 세계적인 관점에서 보면 종교가 없는 사람은 소수인 편으로 대략 12~13% 정도이다. 종교 중에서 가장 많은 사람이 믿고 있는 종교가 개신교와 가톨릭을 합친 기독교이다. 그 뒤를 이어 이슬람과 힌두교를 믿는 사람들이 많다. 인구가 많은 중국의 민속종교, 불교 및 각 민족의 고유 종교 순이다. 그런데 우리나라는 그 어느 나라보다 무종교인 사람들이 많아 거의 반수를 차지한다. 우리나라에서 보니까 이것이 이상하지 않을 수도 있지만 이것은 매우 독특한 현상이다. 대부분의 국가들은 그들 나름대로 주가 되는 종교가 있으며 대부분의 국민이 그 종교를 믿고 있는 것이 일반적이다. 우리나라와 중국 및 중앙아시아의 일부 국가들이 종교가 없는 사람들이 많은 무종교 국가로 공식적으로 분류될 정도로 인류는 근본적으로 종교를 믿는 사람들이 많은 것이 통상적이다. 우리나라는 주요한 종교가 없는 셈이며 삶에서 가장 중요한 영성에의 접근이 종교를 통하여 행해지기 어려운 국가이다. 따라서 다양한 측면에서의 영성적 접근이 마구잡이로 행해지고 있다.

어떻든 현재 가장 많은 사람들이 믿고 있는 기독교는 성부, 성자, 성령의 삼위일체 하나님이 같으면서도 다른 위격으로 존재한다는 것을 믿는 종교이다. 즉 기독교인은 세상의 만물을 창조하신 창조주 성부 하나님, 하나님의 아들이 예수 그리스도로 세상에 왔다가 죽임을 당하신 후 부활하신 성자 하나님, 항상 어디에나 계시는 성령 하나님을 믿으며 예수 그리스도가 재림하여 세상을 심판한다는 것을 믿는다. 기독교에서는 원죄로 하나님과의 관계가 끊어졌는데 이것은 바로 우리의 죄 때문이며, 모든 사람은 죄인이기 때문에 스스로 자기를 구원할 수 없다. 이 죄의 뿌리는 하나님을 주인으로 인정하는 것이 아니라 자기가 자신의 주인되고 싶은 마음이라고 할 수 있고 이러한 죄의 결과는 죽음뿐이다. 여기서 벗어나기 위해서는 하나님과의 관계를 회복하는 것만이 유일한 방법이고 그것을 구원이라고 한다. 그리기 위해서는 인간의 힘이나 능력으로는 불가능하고 십자가에서 인류의 모든 죄의 값을 대속한 예수 그리스도만이 유일한 하나님과의 관계를 회복시킬 수 있는 통로이다. 따라서 예수 그리스도를 믿고 영접하면 구원에 이르게 되고, 예수 그리스도가 내 안에 있으면 모든 죄는 용서를 받으며 구원받은 하나님의 자녀로 영생을 누릴 수 있다. 즉 사람은 본질적으로 죄인이며 그로 인하여 심판을 면할 수 없고 죽음에 이를 수밖에 없다. 인간이 가진 모든 종교, 선행, 도덕으로는 이러한 운명을 면할 수 없다. 그러나 예수 그리스도를 믿어 하나님을 영접하고 그 관계가 회복되면 심판받지 않고 사망에서 생명으로 옮겨진다는 것을 믿는 것이 기독교라고 하겠다. 본고에서는 이러한 기독교적 관점에서 영성을 임상에서 만나는 환자들에게 어떻게 전달할 것인가를 고찰하였다.

(2) 정신치료적 접근

심리적 고통을 겪고 있는 사람들은 역사 이래로 계속 있었지만 이런 고통이 순전히 심리적 원인에 의한 것일 수 있다는 생각 하에 소위 현대의 정신치료에 준하는 방법이 적용되기 시작한 것은 19세기에 이르러서였다. 그때까지는 인류의 지혜의 전통에 의한 다양한 방식의 개입이 다양하게 있어 왔을 뿐이었다. 정신분석의 창시자인 지그문트 프로이트는 정신분석 이론을 제시하고 정신장애를 치료할 구체적인 방법을 제시했다. 포괄적으로 보면 현대 정신치료 이론은 대부분 프로이트가 제시한 이론에 근거를 두고 있거나 그의 이론을 현대적으로 해석한 것, 또는 과학적 근거를 기반으로 새로운 이론 및 치료 모형을 개발한 것으로 볼 수도 있겠다. 1920년대에는 지나친 정신분석적 배경에서 벗어나 학습 이론에 근거해 문제 행동을 치료하는 행동치료가 대두되어 정신분석과 행동치료의 큰 축 하에 정신치료들이 발달하였고 1950

년대 이후 인본주의 심리학에 근거한 인간중심치료, 실존주의치료, 게 슈탈트 치료 등이 태동되었다. 이어 인지에 초점을 맞춘 치료 방법들로 합리적 정서 치료와 인지 치료가 제시되었고, 1970년대의 현실 치료가 나타났고 인지 변화에 초점을 맞춘 이런 치료법들은 행동 치료와 접목하여 1970년대 이후의 인지행동치료의 큰 흐름으로 이어졌다. 현재에는 소위 제3세대 인지행동치료가 각광을 받고 있다. 현대의 정신치료는 지그문트 프로이트가 시작하면서 대개 신경증을 가진 사람들을 중심으로 진행이 되었지만 이후 칼 로저스의 내담자 중심치료에서 대표되듯이 치료 대상을 아동에서 노인까지, 가벼운 문제부터 심한 어려움까지 폭넓게 적용하게 되었다. 단순히 현재의 고통에서 벗어나는 것을 넘어서 인격적 성장까지 기대하게 되었다. 이렇게 수많은 정신치료 방법들이 개발, 사용되고 있지만 최근에 다양한 대상의 다양한 문제에 접근할 수 있는 방법으로 가장 많은 각광을 받고 있는 것은 인지행동치료이다. 인지행동치료는 말 그대로 학습이론에 기반한 행동 개입인 행동치료에 인지치료가 병합되면서 태동한 치료 방법이다. 인지치료는 아론 벡에 의해 개발된 심리치료로 초기에는 정신분석으로 잘 치료되지 않던 우울증 환자들은 자기, 타인, 세상에 대한 부정적 생각을 지니는데 이런 부정적 생각이 생활 사건에 접해서 자동사고로 유발되며 이 자동사고의 내용은 흑백논리, 과잉일반화, 개인화 등의 인지 오류로 인한 것이다. 근원적으로 부적응적 인지 도식이 있으므로 이에 대하여 인지변화에 초점을 맞추어 증상을 치료하도록 하는 것이 인지치료이다. 내담자와 상호 협동적인 관계 속에서 부정적 사고와 역기능적 신념을 찾아내어 그 타당성을 검토하고 보다 더현실적이고 적응적인 인지로 변화시키도록 한다. 학습을 통한 행동의 변화를 강조하는 행동치료와 인지 변화를 중점으로 하는 인지행동치료는 정신병리에 대하여 과학적 연구의 이론적 토대를 제공하고 구체적인 치료방법을 제공함으

로써 가장 눈부신 속도로 발전하고 있는 치료방법이 되어 현재 이주
다양한 임상 장면에서 사용되고 있는 주류 치료 방법이 되었으며 특히
최근에는 수용 및 변증법적 변화를 포괄하는 제3의 물결에 이르기까지
매우 다양한 형태의 치료를 포함하여 발전하고 있다. 이처럼 현대 정
신치료의 중심을 이루고 있는 인지행동치료는 본질적으로 기독교에서
유래된 정신과 그 지혜를 함축하고 있다. 본 원고에서는 임상 현장에
서 정신치료적 기법, 특히 인지행동치료 기법을 기본으로 하여 어떠한
방식으로 영성을 적용하는 데에 사용될 수 있는가를 알아보았다.

5. 임상 현장의 문제와 영성적 개입

(1) 우울

엘리야는 대단한 선지자였다. 죽음을 맛보지 않고 불수레와 불말
들을 통해서 회오리 바람을 타고 하늘로 올라갈 정도였다. 사르밧 과
부의 죽은 아들을 살려내기도 했고, 바알 선지자 450명과 아세라 선지
자 400명을 모아서 대결했고 통쾌한 승리도 맛보아 그 선지자들을 섬
멸한 영웅이었다. 그러나 그가 악녀 이세벨에게 쫓기어 도망가면서는
완전히 자신감을 잃어버린다. "자기 자신은 광야로 들어가 하룻길쯤
가서 한 로뎀 나무 아래에 앉아서 자기가 죽기를 원하여 이르되 여호
와여 넉넉하오니 지금 내 생명을 거두시옵소서 나는 내 조상들보다 낫
지 못하니이다하고(왕상 19:4)"를 보면 죽는 것만이 가장 편하다는 우울
증 환자의 모습이다. 이럴 때 해결책을 성경은 너무도 명확하게 말해
주고 있다. "로뎀 나무 아래에 누워 자더니 천사가 그를 어루만지며 그
에게 이르되 일어나서 먹으라 하는지라 본즉 머리맡에 숯불에 구운 떡
과 한 병 물이 있더라. 이에 먹고 마시고 다시 누웠더니 여호와의 천사
가 또다시 와서 어루만지며 이르되 일어나 먹으라. 네가 갈 길을 다 가

지 못할까 하노라. 하는지라 이에 일어나 먹고 마시고 그 음식물의 힘을 의지하여 사십 주 사십 야를 가서 하나님의 산 호렙에 이르니라(왕상 19: 5-8)" 이것은 지금 우울증 환자에서 임상적으로 적용하는 방법과 완전히 일치된다. 중요한 것이 로뎀나무 아래에서 편한 상태에서 잠을 유지하고 먹고 마시는 것이다. 무엇보다 우선으로 이러한 생장성 증상 등을 완화시키는 것이 중요하다는 말이다. 특히 기독교적 배경이 있는 사람들은 우울증에 걸렸을 때 우울한 것 자체 때문에 무력하고 의미없고 죽고 싶다는 증상 자체가 자신에게는 엄청난 자책감과 종교 생활을 잘못한 것 같다는 느낌을 가지게 되는 수가 많고 이러한 죄책감이 오히려 병을 악화시키는 수가 많다. 이럴 때 죽음을 맛보지 않고 승천한 대단한 선지자인 엘리야가 심한 우울증상을 겪었었고 차라리 죽여달라고 했었다는 이야기는 상당한 위로가 될 수 있다. 엘리야가 했던 것처럼 잘 먹고, 잘 자고, 잘 쉬는 것이 후에 지속적으로 활동을 하는 데에 중요하다는 것을 강조해야 한다. 인지행동치료적 용어로 말하면 자기 관리와 행동 활성화가 필요하며 생장적 증상 치료를 위하여 약물치료를 할 수도 있다는 것을 전하고 단순히 거기서 그치지 말고 하나님의 산 호렙에 가기 위하여 40일을 갔던 엘리야처럼 우선 쉬고 자고 난 다음에 활동을 지속적으로 하는 것이 중요하다는 메시지를 전달할 수 있다.

(2) 불안, 공포, 염려, 걱정

정신적 문제에서 유병률로 따지면 가장 흔한 것이 불안과 관련된 것이다. 불안, 걱정, 공포, 염려, 긴장 등 다양한 형태로 나타나는 증상들은 범불안장애, 공황장애, 외상후스트레스장애, 특정공포장애, 사회불안장애, 강박장애 등 다양한 형태의 병적인 현상으로도 출현할 수 있다. 하나님으로부터 떨어져 나왔다는 원죄의 근원적 존재론적 불안이 인간의 핵심 불안이라고 이해하고 있기 때문에 불안이 가장 큰 문제라는 것은 의심할 여지가 없다. 이에 대해서 성경은 끊임없이 두려워하지 말라는 메시지를 전달하고 있다.

> "너희 중에 누가 염려함으로 그 키를 한 자라도 더할 수 있겠느냐 (마6:27)"

> "그러므로 염려하여 이르기를 무엇을 먹을까 무엇을 마실까 무엇을 입을까 하지 말라. 이는 다 이방인들이 구하는 것이라. 너희 하늘 아버지께서 이 모든 것이 너희에게 있어야 할 줄을 아시느니라(마6:31－32)"

> "몸은 죽여도 영혼은 능히 죽이지 못하는 자들을 두려워하지 말고 오직 몸과 영혼을 능히 지옥에 멸하실 수 있는 이를 두려워하라(마 10:28)"

염려하지 말라는 말은 기독교적 배경의 광고판에서도 등장한다. "개나리는 근심하지 않습니다.", "왜 염려하십니까? 기도할 수 있는데", "믿음의 반대말은 불신이 아니라, 염려와 근심이다" 등등. 이러한 접근으로 도움을 받는 사람들도 있다. 어차피 염려해서 되지 않는데 걱정을 내려놓겠다라고 순순하게 반응하는 사람도 있다. 하지만 모든 사람들이 이 말대로 살아갈 수 있다면 좋겠지만 실제로는 그렇지 못하다. 특히 불안이 심한 환자들은 자신의 불안을 통제하지 못하고 하나님에게 맡기지 못한다는 사실로 인하여 더 불안해진다. 오히려 자신이 불안한 것이 불신의 증거라고 믿으며 하나님에게 벌을 받을 것 같다는 생각에 더 불안해진다. 한 번 상승세를 타기 시작한 불안은 꼬리에 꼬리를 물면서 점점 악화되는 수가 많다. 이럴 때 접근할 수 있는 좋은 방법은 불안을 통제하는 것이 아니라 불안하다는 것을 드러내는 것이다. "이 외의 일은 고사하고 아직도 날마다 내 속에 눌리는 일이 있으니 곧 모든 교회를 위하여 염려하는 것이라 누가 약하면 내가 약하지 아니하며 누가 실족하게 되면 내가 애타지 아니하더냐 내가 부득불 자랑할진대 내가 약한 것을 자랑하리라(고후 11:28-29)" 어차피 나는 약하다, 취약하다, 불완전하다는 것을 드러내고 약한 것을 자랑하겠다는 자세가 큰 도움이 되는 수가 많다. 걱정이 시작되면 그 걱정 때문에 미칠 것 같고, 그 걱정을 통제하려고 애쓰는 사람에게는 나는 걱정이 원래 많은 사람이구나, 또 걱정이 시작되었네라고 자신이 그렇다는 것을 인정하고 걱정꾼이라서 그렇구나라고 수용하는 것은 큰 고비를 넘는 것이 된다. 남 앞에서 발표할 때 너무 떨어서 발표를 피하는 사회불안증이 심한 사람이 어차피 나는 이렇게 발표할 때는 너무 떠는 사람이어서 너무 힘듭니다라고 말을 하고 시작하는 것이 그 사람에게는 죽기보다 싫은 일이기는 하지만 자신을 얽매고 있던 잘 해야 해, 발표를 잘 못하면 나는 끝이야라는 완벽주의로 점철된 부정적 사고에서 벗어날 수 있게 해주는 행동 회피 제한과 노출치료라고 하는 것을 알려주어야 한다.

여기서 한 발 더 나아가 빅터 프랭클이 주창한 역설적 의지를 시도하는 것도 의미가 있다. 두려워하는 바로 그것에 대하여 '단지 잠시 동안' 시도하거나 바라는 것을 말한다. 예를 들면 암에 걸린 환자에서 암 자체를 두려워하고 그 고통에 압도당하지 말고 암에 걸린 나를 바라보고 내 인생을 돌아보는 것이다. 어차피 호흡 하나 하나가 내게 달린 것이 아니라면, 내 자신이 호흡을 만들어 낼 수 있는 것이 아니라면, 왕이신 하나님께 맡기고 두려워하지 말라는 하나님의 말씀을 듣는 태도를 가질 필요가 있다. 이러한 관점은 심각한 질환이 있을까봐 늘 전전긍긍해 하며 두려워하는 건강염려증이나 질병 공포증 같은 경우 및 공황으로 인하여 파국이 벌어질까 두려워하는 공황장애 환자에서도 유용하다. "그러므로 내일 일을 위하여 염려하지 말라. 내일 일은 내일이 염려할 것이요, 한 날의 괴로움은 그 날로 죽히니리(미 6:34)"리는 말씀은 항상 걱정에 압도되어 자신의 삶이 없어지다시피 한 범불안장애 환자에서 필요할 수 있다. 지금의 문제나 어려움이 해결되어야만 사는 것이 아니라 그런 것이 만약에 해결되었다면 그때 무엇을 하면서 살고 싶으냐를 물어보고, 소위 그러한 가치 행동에 적합한 가치 적합형 전념행동(commitment)을 함으로써 자신의 어려움은 더 큰 존재에 맡기고 그저 자신은 살아간다는 태도가 여러 가지 불안에 대처할 수 있는 좋은 방법이 된다.

조금 더 진행이 된다면 감옥에 갇힌 바울과 실라가 오히려 기도를 하고 하나님을 찬송하니 옥문이 자동으로 열렸고 그때 죄수들이 다 도망간 줄 알고 자결하려는 간수에게 예수를 믿으라고 권하는 바울과 실라의 모습(행 16:25-34)처럼 자신은 비록 두려움 안에 있지만 이타적인 관심으로 다른 사람을 돌볼 수 있다면 오히려 불안에서 자유로울 수 있다는 것을 나누는 것도 좋다. 원래 인간 자체는 나뿐만 아니라 그 누구라도 약하고 쉽게 놀라며 다른 사람의 도움을 받아야 하는 존재이기 때문에 그러한 실존적 두려움과 익숙해지고 평시에 남을 사랑하는 애타주의로서 살아갈 수 있게 된다면 많은 실존적 불안에서 벗어날 수 있다는 것을 이야기해줄 수 있다.

(3) 분노와 삶의 고통

요즈음 우리나라에는 급격하게 분노로 가득찬 사람들이 늘어나고 있는 것 같다. 어린 시절부터의 과도한 경쟁과 인간적인 처우를 받지 못하는 경험이 늘어나고 비교를 당한다는 인식이 많아서인지 묻지마 범죄부터 총기난사 사건, 노상 분노 폭발 사건처럼 많은 분노 관련된 행동들이 늘어가고 있다. 분노는 가치, 도덕관, 방어 규칙을 포함한 개인의 영역을 침범당했다고 하는 부정적 인식과 반응을 말한다. 자기가

지켜야 하는 것이 깨졌다고 인식되었을 때 나타나는 현상이다. 신앙의 틀에서 본다면 사실 가장 분노했어야 할 당사자는 예수님일 것이다. 아무런 죄도 없이 온 인류의 죄를 짊어졌어야 하는 예수님의 심정이야말로 자신의 영역이 완전히 침범된 것이다. 억울하게 죽음당하신 예수님은 그런데 우리에게 한 뺨을 맞으면 다른 쪽 뺨을 내밀고, 조금 요구하는 사람에 더 많이 가주라고 하고 있다(마 5:39-41). 한 발 더 나아가서 자신을 죽이려는 사람들의 자기 잘못을 모르는 무지를 용서해달라고 기도를 한다(눅 23, 24). 판단하지 않기(마 7:1-5), 더디 화내기(약 1:19-21), 온유하기(마5:5), 악을 악으로 갚지 말기(롬 12:17-21) 등 다양한 측면에서 분노를 폭발하는 것이 좋지 못하다는 것, 세상에는 꼭 자기 마음대로 되는 것이 아니라는 지혜를 알려주고 있다.

분노를 다루는 것은 지혜와 밀접한 관계가 있다. 지혜(wisdom)를 정의하는 것은 쉬운 일은 아니다. 사전적으로는 삶과 처세에 관련된 문제에서 올바르게 판단하는 능력, 수단과 목적의 선택에서 나타나는 건전한 판단, 실제적인 문제에서 나타나는 건전한 분별력 등을 의미한다. 따라서 지혜로운(wise)이라는 말은 무엇이 옳은지 또는 적절한지를 제대로 판단할 수 있고 이에 따라 행동할 자세가 되어 있는, 어떤 목적을 달성하기 위해 최선의 수단을 지각하고 채택할 수 있는, 훌륭한 분별력과 세심함을 보이는 등의 의미로 사용된다. 흔히 쓰이는 지혜의 일상적 정의는 중요하면서도 불확실한 삶의 문제들에 대한 훌륭한 판단과 조언을 말하고, 이론적 정의는 삶의 근본 운영술 영역에서 발휘되는 전문지식체계로 인간 발달과 인생에 대한 비범한 통찰, 삶의 어려운 문제들에 대한 매우 뛰어난 판단, 조언, 비평으로 나타난다고 한다. 그런데 그는 지혜가 있기 위해서는 다섯 가지 기준을 만족해야 한다고 한다. 흔히 지혜와 지식이 꼭 같이 가는 것이 아니라고 하지만 첫째, 풍부한 사실적 지식이 있어야 한다. 즉 세상에 벌어지는 일 자체에 대해서 많은 것을 알고 있어야 한다. 흔히 현자라는 사람들이 왜 노인으로 표현되는지를 보여주는 것이다. 풍부한 사실적 지식을 가지고 있다는 것은 삶의 문제에 대한 광범위한 데이터베이스를 장기 기억 속에 가지고 있다는 의미이다. 그래서 보다 올바른 선택을 할 수 있게 도와준다. 둘째, 풍부한 절차적 지식도 갖추어야 한다. 자전거를 아는 것과 자전거를 타는 것이 전혀 다른 현상이듯이 실제적으로 실천할 수 있는 사람이 지혜로운 사람이다. 데이터베이스만 가지고 있는 것이 아니라 그 안에 있는 정보를 선택, 정리, 조작하고 의사결정과 행동계획을 위해 사용할 수 있어야 한다. 셋째는 생애 맥락주의로 지금 어떠한 맥락에 있고, 어떠한 흐름에 있는지를 정확하게 파악하는 것이 중요하다. 항상 같은 답을 주는 것이 아니라 상황에 따라 그 맥락을 감지하고 있어야 한다. 여러 삶의 주제들 사이에서 조화, 상대적 중요성, 우선 순위를 가지는 것이다. 예를 들면 어떻게 일과 가정의 균형을 갖추어 나갈 것인가 하는 것에서 삶의 단계, 상황에서 최적화할 수 있도록 하는 것이다. 넷째는 상대주의로 삶의 중요한 것을 결정할 때 상당한 정도로 가치 유연성을 드러내야 한다는 것이다. 어떤 일에도 수많은 해석과 해결책이 있다는 것을 인정한다. 그렇지만 그렇다고 해서 무분별한 상대주의나 평가 불능상태로 이끄는 것이 아니라 이런 해석이나 해결책이 특정 가치관에 비추어서 가장 적절한 것인지를 판단할 수 있어야 한다. 다섯 번째로 불확실성이다. 어느 누구도 어떤 문제나 어떤 개인의 삶에 대해 모든 것을 알 수 없다는 것을 인정하는 것이다. 항상 완벽한 해결책은 없다는 것을 알고 이익과 손실의 최적화를 이루고 만약에 한 가지가 안 된다면 다른 해결책을 모색하는 것이다. 이와 같은 지혜의 정의를 따라가다 보면 지혜라는 것은 덧없는 현상의 외관이 아니라 영원하고 보편적인 진리와 관계가 있을 수밖에 없다. 지혜는 전문지식이 아니라 현실의 여러 측면이 어떻게 서로 연관되어 있는지를 이해하려는 시도가 되어서 가치중립적인 지식이 아니라 진리와 진리를 위한 행동의 위계질서를 함축하고 있다고 볼 수 있다. 기독교인이라면 가장 지혜로운 인물로는 예수님을 꼽을 수 있을 것이다. 실제 성경에서 나온 지혜라는 단어는 예수님으로 치환하였을 때 가장 완벽하게 읽히기도 한다. 구약 외경(지혜서 7:7~8:10~11)에 따르면 재판에서 아주 정확한 판단을 하여 지혜의 상징으로 알려진 솔로몬이 '나는 기도를 올려서 지혜를 받았고 하느님께 간청하여 지혜의 정신을 얻었다. 나는 지혜를 홀과 왕좌보다 더 낫게 여겼고 지혜와 비교하면 재산은 아무것도 아니라고 생각하였다. 나는 건강이나 아름다움보다 지혜를 더 사랑하였으며 햇빛보다 지혜를 더 좋아하였으니 지혜의 빛은 결코 없어지지 않기 때문이다'라고 지혜를 찬양하는 것을 볼 수 있다. 그도 지혜가 가장 중요한데 그것 자체를 하나님에게 받았다고 주장하고 있는 것이다. 결국 지혜는 영성과 통할 수밖에 없고 이것은 하나님 이외에는 절대적인 것은 없다는 진리와 통하게 된다. 따라서 스스로는 아무리 부당한 일을 당했다고 생각해도 그런 일이 얼마든지 일어날 수 있다는 것을 인정하는 것이 영성적 태도이다. 당대의 의인이라고 일컫던 욥이 아무 이유 없이 엄청난 불행과 고통을 겪게 된다. 재산, 자식, 아내, 친구와 모든 것을 한순간에 잃어버리고 인간적으로 이해할 수 없는 고통과 시련을 겪게 되면서 결국은 공정하지 못한 사회에서 도처에서 이런 일이 지금도 일어나고 있다는 것을 알게 되는 것이다. 하지만 진짜 고통은 육체적, 내면적 고통 가운데 있는 하나님 부재가 고통이라는 것이며 이것이 바로 신앙의 본질이라는 것을 깨우치는 것이 지혜이다. "주신 자도 여호와시요, 취하신 자도 여호와시오니 여호와의 모든 이름이 찬송을 받을지니이다 하고 이 모든 일에 욥이 범죄하지 아니하고 하나님을 향해 어리석게 원망하지 아니하니라"(욥 1:20-22)는 부당한 일로 분노하는 사람들이 어떻게 자신을 가다듬어야 하는 것을 극명하게 말해준다. 최근에 새롭게 진단 기준에 올리기야 한다고 주장되고 있는 소위 외상후 울분장애(posttraumatic embitterment disorder) 환자를 치료할 수 있는 가장 좋은 방법도 지혜치료라는 이름으로 불리는 세상에서 부당하고 원하지 않는 일이 내게 벌어졌을 때 어떻게 할 것이라를 상상해가면서 인지행동적인 방법으로 풀어나가는 개입 방법이라는 것도 바로 분노와 부당한 일을 치유할 수 있는 방법에 대한 깊은 통찰을 준다.

(4) 자신과의 화해

정신증상을 겪고 있는 사람들은 본질적으로 자신과의 화해가 잘 이루어지지 못하고 있다. 신앙이 있는 사람은 하나님 앞에 떳떳하지 못한 자신의 모습 때문에, 신앙이 없는 사람도 평생 지속해온 열등감, 자기 부적절감, 비효능감 등으로 시달리고 있다. 여기서 가장 큰 존재인 하나님을 다루는 성경에서는 소위 믿음의 선진이라는 수많은 사람들이 얼마나 어리석은 모습과 행동을 하였는지를 적나라하게 드러내주고 있다. 아내를 여동생이라고 속인 비겁한 아브라함, 정욕에 눈멀어 여인을 취하기 위하여 충신을 죽인 다윗, 예수님을 부인한 베드로, 창녀 마리아, 기생 라합 등 사람들의 눈으로 봐서는 정죄를 받아야 할 많은 사람들이 결국은 하나님을 믿는 사람, 영성이 뛰어난 사람이었다는 사실은 이상과 완벽주의에 빠져 이상에 일치하지 못하여 자신에게 불만을 가질 수밖에 없는 정신건강의학과 환자들에게 큰 위로가 될 수 있다. 세상에 의인은 없다고 강조하시며, 가난한 자, 배고픈자, 슬퍼하는 자, 자신의 힘으로는 어쩔 수 없는 자들에게 임하는 은혜를 생각하며 눈에 보이는 것보다 큰 영성적 태도를 갖출 때 부족한 자기 자신과의 화해가 가능해질 것이다. 영성적 측면에서 본다면 "사람에게서 나오는 그것이 사람을 더럽게 하느니라. 곧 사람의 마음에서 나오는 것은 악한 생각 곧 음란과 도둑질과 살인과 간음과 탐욕과 악독과 속임과 음탕과 질투와 비방과 교만과 우매함이니(막7:20-23)"라는 사람 자체가 더러운 것이 아니라 그로부터 나오는 것이 더럽다는 인식, 즉 자기 자신과 자신 자신의 행위를 구분할 수 있도록 하여 자신의 가치감을 회복할 수 있도록 하는 것이 필요하다. 자기가 정한 기준이 아니라 우주적 존재, 영성적 존재로서의 자신의 귀함을 알아낼 때 자기 자신과의 화해가 이루어진다.

6. 정신치료적 태도

영성을 강조하는 치료를 한다고 하면 태도도 그런 식으로 가져가야 한다. 눈에 보이는 물질과 현상이 아니라 사물의 존재의 진수를 스스로 드러내보이도록 있는 그대로 될 수 있게 자유롭고 사랑스럽게 허용하는 것이 필요하다. "볼지어다 내가 문 밖에 서서 두드리노니 누구든지 내 음성을 듣고 문을 열면 내가 그에게로 들어가 그와 더불어 먹고 그는 나와 더불어 먹으리라"(계3:20)처럼 하나님이라는 큰 영적 존재는 무례하게 마구 치고 들어오지 않으신다. 문 밖에서 조용하게 두드리는 하나님이 우리의 하나님, 빛, 구원자가 될 수 있도록 자유롭게 허용하는 것이야말로 영적인 태도이다. 많은 부모들이 자녀를 사랑하면서도 막상 부모와 자녀 사이가 깨지는 것은 이렇게 무례하게 치고 들어가는 부모들로 인하여 아이들이 상처받기 때문이다. 정신치료자로서도 분명히 보이는 부분이 있을 것이고 신앙적으로 또한 정신의학적으로도 문제를 지적할 수 있겠지만 있는 그대로 놓아두고 보는(letting be) 여유 있는 태도를 갖추는 것이 중요하며 이러한 태도를 모델링하는 기회가 환자들 자신에게도 주어져서 스스로 자신도 그대로 놓고 보는 경험을 할 수 있게 될 것이다. 사실 인간에게 정말 필요한 것은 인긴의 성혼으로 대히며 귀 기울여 주는 누군가일 것이다. 자신은 왜 태어났는지, 어떻게 살아야 하는지, 자신의 운명은 무엇인지에 대하여 항상 궁금해 하고 이것으로 인하여 갈등하고 번민한다. 이런 사람들은 관찰하고 경청하고 믿을 줄 아는 능력이 정신치료자에게 주어져야 하는 능력이고 위대한 상담자였던 예수님을 닮은 태도가 필요할 것이다. 결국 정신치료과정을 통해서 "오직 나는 여호와를 우러러보며 나를 구원하시는 하나님을 바라보나니 나의 하나님이 나에게 귀를 기울이시리로다"(미7:7)라는 말씀처럼 큰 존재인 하나님의 자신에게 관심을 가지고 귀를 기울이고 있다는 것을 아는 것은 엄청난 영적 체험으로 다가올 것이고 이렇게 될 수 있도록 기독정신의사들은 최대한 기다리며 그 대상자의 마음과 영혼에 귀를 기울여야 할 것이다.

7. 결론

기독교적인 아닌 정의에서도 영성은 물리적인 세계를 넘어 존재하는 무엇인가의 큰 세계를 말하지만 궁극적으로 가시적 세계를 뛰어넘는 초월적 존재를 인정하고 그 존재와 교감을 유지하는 것이 영성이라고 할 때, 정신건강의학 임상에서는 다양한 측면에서 이러한 영성적 개입이 가능하다. 경험적 자료에 의하면 영성적 접근이 있을 때 정신과적 문제의 예후와 경과도 양호한 것이 규명되었으며 이러한 문제를 넘어서라도 진정한 삶을 위해서는 영성적 개안이 매우 중요하므로 정신건강의학과 의사의 각별한 관심과 노력이 필요할 것이다. 아울러 치료적 개입 방법으로서만 영성을 이해하는 것을 지나 정신건강의학과 의사 자신이 영성을 경험하고 영성적 삶을 사는 것이 필요할 것이다.

참고문헌

교회용어사전, 교회 일상, 2013.9.16, 생명의말씀사

로버트 스턴버그 외, 지혜의 탄생. 2010. 21세기 북스.

송준미·민정아·이나빈·채정호, 우울장애 환자에서 영성과 긍정 및 부정정
서의 관련성. 우울조울병. 2012.10: 159－164.

유해룡. 영성과 영성신학, 장신논단 제36집. 304－331

이나빈·민정아·채정호, 초기 성인기와 중년기 우울증 환자에서 영성이 희망
에 미치는 영향의 차이. 2012.10: 31－36.

Kim N. Y., Huh H. J., Chae J. H. Effects of religiosity and spirituality on
the treatment response in patients with depressive disorders. Compr
Psychiatry. 2015 Apr 24. pii: S0010－440X(15)00060－7. doi: 10.1016/
j.comppsych.2015.04.009.

Min J. A., Jung YE, Kim D. J., Yim H. W., Kim J. J., Kim T. S., Lee C.
U., Lee C., Chae J. H., Characteristics associated with low resilience in
patients with depression and/or anxiety disorders. Qual Life Res. 2013.
Mar; 22(2): 231－41.

Min J. A., Lee N. B., Lee C. U., Lee C., Chae J. H., Low trait anxiety,
high resilience, and their interaction as possible predictors for
treatment response in patients with depression. J Affect Disord. 2012.
Mar; 137(1－3): 61－9.

Wikipedia. spirituality. http://em.wikipedia.org/wiki/Sprituality (accessed
2019. Dec. 25)

선교사 멤버 케어 사역자들을 위한 4가지 제언

전우택 _연세의대 정신건강의학교실/의학교육학교실 교수

1. 시작하는 말

최종적으로 강한 군대란, 전투부대의 능력이 아닌, 지원부대의 능력으로 결정된다. 단기간의 전투능력은 전투부대의 능력에 좌우되지만, 장기간의 전투능력은 지원부대의 능력에 좌우되기 때문이다. 그리고 선교지에서의 선교활동은 전형적인 장기전이다.

그래서 선교사들이 그들의 활동을 지속적으로 잘 수행할 수 있도록 지원하는 선교사 멤버 케어는 강한 선교 활동을 위하여 가장 핵심적인 영역이다. 그런데 그런 선교사 멤버 케어 활동 원칙은 각 파송 선교단체, 교단, 교회, 기관 별로 모두 다를 수 있다. 그것은 그 조직들의 고유한 정신과 신앙고백, 역사와 경험, 가지고 있는 여건 등의 차이에 기인한다. 그 차이는 존중되어야 한다.

그러나 어떤 기관이든, 그 기관의 선교사 멤버 케어가 잘 이루어지기 위한 중요한 조건은 단 하나이다. 그 멤버 케어 사역을 담당하고 있는 사역자들이 성숙한 안정성을 가지는 것이다. 그래서 사역자들이 잘 사역할 수 있도록 멤버 케어 사역자들을 잘 지원하는 것이 필요하다. 그야말로 "멤버 케어 사역자를 케어하는 것"이 선교기관의 선교 사역을 좌우하는 것이다. 본 글에서는 이에 대한 몇 가지 제언을 드리고자 한다.

2. 멤버 케어 사역자를 위한 4가지 제안

(1) "사람에게 실망하지 않는 능력"을 가져야 한다

그렇게 훌륭하고 성숙하고 강하게 보였던 선교사 부부도 선교지에서 결국 언젠가는 어려움들을 겪는다. 현지인들과의 갈등에 의하여, 선후배, 동료 선교사들과의 관계에 의하여, 파송 기관과의 의견 차이로 인하여, 후원금 모금에 의하여, 남편이나 아내, 자녀 등의 적응 문제에 의하여, 또는 내면세계에 숨겨져 있던 심리적 갈등의 표출 등에 의하여, 모든 것이 조화롭고 효율적으로 보였던 외부 활동과 내면세계에 큰 갈등과 충돌이 생긴다. 그리고 그때부터가 멤버 케어를 담당하는 사역자들이 활동에 나서게 되는 시점이 된다.

이때 멤버 케어 사역자들에게 중요한 것은 선교사(또는 선교사 부부)가 이야기하는 그들의 어려움에 대하여 실망하지 않는 것이다. 설마 이 선교사 부부가 이런 이유들을 가지고 이런 어려움을 가지리라고는 꿈에도 상상하지 못하였을 문제들이 드러나기 시작하면, 많은 멤버 케어 사역자들은 실망한다. 그러나 선교사들의 그런 어려움들은 불가피한 일이다. 영적으로 뿐만 아니라, 사회적, 문화적, 육체적, 정신심리적으로 가장 치열한 전쟁터에 들어가 싸우고 있는 선교사들에게, 부상과 상처가 생기는 것은 언제나 시간문제의 일이기 때문이다. 아무런 상처도 없이 수십 년을 잘 (?) 사역하고 있는 선교사가 있다면, 어쩌면 그가 어떤 사역도 하고 있지 않음을 먼저 의심하여야 할지도 모른다.

우리 자신과 선교사를 포함하여 모든 인간은 지극히 약한 존재임을 우리는 잘 알고 있다. 그리고, 그리도 약함에도 불구하고 선교사가 되기를 소원하고, 준비하고, 선교지로 들어온 것만으로도 사실은 정말로 훌륭하고 고마운 것이다. 그것을 인정하고, 그것을 말해주는 것이 매우 중요하다. 그 격려가 선교사에게 중요하며, 사실은 선교사 멤버 케어를 하는 사역자 자신에게도 중요하다. 선교 사역에 있어 "새삼스러운 실망"이라는 단어는 어울리지 않는 말이다.

그러나 어떻게 문제에 걸려 넘어진 사람에게 실망하지 않을 수 있는가? 그것은 인간에 대한 깊은 이해와 성찰에 의해서만 가능하다. 인간에 대한 이해가 깊어 있을수록, 실망도 적어지고, 그래야만 그들의 마음아파 함을 같이 아파하며 같은 눈높이에서 함께 문제를 해결해 갈 수 있다. 너무 크게 실망하는 순간, 사역자의 눈높이는 이미 선교사보다 높은 데 있으면서 선교사를 내려다보게 되고, 그런 멤버 케어 사역자는 선교사를 제대로 케어할 수 없다. 그리고 인간에 대한 이해가 깊어져야만, 그렇게 문제에 걸려 넘어진 선교사도 다시 일어나 사역을 해 나갈 수 있음을 알 수 있다.

따라서 궁극적으로 선교사 멤버 케어를 하는 사역자들은 "선교"와 "선교사"를 넘어선, "인간"에 대한 이해를 더 깊이 할 수 있도록 노력하여야 한다. 이를 위하여는 인간을 정직하게 깊이 성찰하는 책, 영화, 연극, 경험, 사례 토론, 대화 등이 필요로 된다. 인간에 대한 성찰을 하는 시간이 더 길어질수록, 더 좋은 멤버 케어 사역을 할 수 있다.

(2) 인간을 여러 측면과 차원에서 통합적으로 이해하고 도울 수 있어야 한다.

"손에 망치를 든 사람에게는 모든 것이 못으로만 보인다"

선교사 멤버 케어 사역자들은 그 배경이 다양하다. 어떤 분들은 선교 현장에서 장기간 활동하신 선교사 출신들이다. 어떤 분들은 상담학이나 선교학을 전공하시고 주로 본부사역을 하면서 멤버 케어를 하신 분들이다. 어떤 분들은 목회를 주로 하시던 분들이 계실 수도 있고, 심리학이나 교육학을 전공하신 분들도 있을 수 있으며, 또는 정신의학을 전공한 사람들도 있을 수 있다. 이때 중요한 것은 선교사가 가지고 온 문제를 이해하고 돕는 방법을 찾는 데 있어 "오직 자신이 가지고 있는 그 망치" 하나만을 이용하려 하는가의 문제이다.

예를 들어 상담학으로 박사학위를 받으신 분이 자신의 논문에 사용한 어느 상담 이론 하나만을 이용하여 모든 사례를 해석하고 그에 대한 해답을 주려고 할 수 있다. 상담심리적 측면의 접근만을 하는 것이다. 어떤 선교사 출신은 오직 믿음의 기도가 부족하다는 것만을 강조하면서 영적 고양만을 강조할 수 있다. 소위 영적인 측면의 접근만을 하는 것이다. 어떤 정신과 의사라면, 선교사들의 우울증이나 PTSD만을 크게 보고 약 먹는 것만을 강조할 수도 있다. 즉 오직 신체생물학적인 접근만 하는 것이다. 그런데 이 모든 것은 선교사 케어에서 다 의미 있고 중요한 것이지만, 그 하나만으로는 불완전한 것이다. 선교사들이 가지고 오시는 문제들은 여러 측면, 여러 차원의 문제들을 복합적으로 가지고 있을 수밖에 없다. 그런 의미에서 이들을 돕는 일을 하는 멤버 케어 사역자들은 망치만이 아닌, 아주 여러 개의 연장 도구를 가진 사람이 되어야 한다. 비록 자신이 그 중 가장 잘 익숙하게 사용할 수 있는 연장은 어느 하나라 할지라도, 적어도 멤버 케어 사역자로 나설 때는 모든 연장을 다 가지고 있어야 하고, 그 모든 연장을 다 잘 사용할 수 있도록 자신을 계속하여 개발하여야 한다. 즉 모든 도와야 할 사례가 가지고 있는 생물-심리-사회-영적 차원(Bio-Psycho-Socio- Spiritual Dimension)의 한 세트로서의 능력을 가지도록 하는 것이 필요한 것이다.

물론 한 사람의 멤버 케어 사역자가 이 모든 연장을 다 잘 사용할 수 있게 되기는 어렵다. 그래서 멤버 케어 역시, 팀으로 이루어지는 것이 더 좋을 때도 있다. 그러나 그것이 항상 가능한 것도 아니고, 그것이 최선이 아닐 때도 얼마든지 있다. 따라서 중요한 것은 각 개개인의 멤버 케어 사역자들이 멤버 케어에 필요로 되는 각 측면에 대한 지식과 경험을 충분히 가질 수 있도록 준비되고 훈련되는 것이다. 이를 위하여 공동의 교육 프로그램, 사례 토론 프로그램 등이 꾸준히 이루어지는 것이 필요할 것이다. 모든 종류의 연장 세트를 다 가지고 있는 자만이 제대로 집을 지을 수 있다.

(3) "하나님이 중심이신 선교사역"이 되도록 하여야 한다.

많은 선교사들이 너무도 훌륭하고 겸손히, 그리고 헌신적으로 그들의 선교 사역을 수행하고 계신다. 그리고 그들의 숫자만큼의 또 다른 선교사들은 어려가지 문제들을 선교지에서 심각하게 만들어 내고 있다. 그렇게 되는 가장 큰 이유는 결국 "하나님이 중심이 되는 선교"가 아닌 "선교사라는 인간 중심의 선교"를 하려고 하기 때문이다. 하나님이라는 종교적 명분을 앞에다 걸어 놓고, 자신의 왕국을 만들어 가고, 그것에 집착하고, 신흥종교 교주처럼 그것에 매몰되는 선교사들도 있다. 자신의 심리적 열등감 등을 해소하려고 가난한 나라의 선교사로 자원하여 가, 거기서 자신은 아주 우월한 존재로 살아가는 것을 즐기고 그것에 매달리는 사람들도 있다. 어떤 분들은 이미 선교사로서의 제대로 된 활동은 더 이상 못하고 있으면서도, 재정 지원을 계속 받기 위하여, 또는 실패한 선교사로서 낙인찍히는 것이 두려워서, 선교지를 못 떠나고 있는 분들도 있다. 이 모든 것은 "하나님 중심의 선교"가 아닌 "인간 중심의 선교"가 만들어 내고 있는 모습이다.

그런 의미에서 "선교지에 뼈를 묻겠다"고 외치는 분들은 늘 불안해 보인다. 뼈를 묻을지 아닐지는 하나님이 정하시는 것이다. 선교사는 그저, 하나님이 여러 상황을 만들어 주시는 기간 동안 최선을 다하여 겸손히 섬기면 되는 것이다. 그것이 누군가에는 1~2년이 되고, 누군가에는 5~6년이 될 수도 있고, 누군가에는 평생이 될 수도 있다. 그러나 어느 쪽이든, 그것은 인간이 정하는 것이 아닌 것이다. 그런데도, 많은 선교사들은 "인간적 결단"이 "하나님의 인도하심"보다 더 큰 원칙이라 믿고 선교에 임하고 있는 것처럼 보인다. 사실 그런 선교사들은 아예 멤버 케어 사역자를 쳐다보지도 않는다. 자신은 이미 충분히 강하고, 중요하고, 의롭다 믿기 때문이다. 그러면서 다른 선교사들과 매우 경쟁적인 태도를 보이든지, 또는 그들을 지배하고 조정하려 드는 사람들도 있다. 그러면서 다른 많은 선교사들에게 상처를 주고, 오히려 그들로 하여금 선교지를 떠나게 한다. 사실, 이들 "상처 주는 자"들이 멤버 케어를 가장 필요로 하는 사람들이다. 그러나 선교사 멤버 케어 사역자들은 주로 "상처받은 자"들을 상대로 하게 되지 "상처 주는 자"들을 대상으로 하는 것은 흔하지 않다. 그러나 인간이 아닌, 하나님이 중심이 되는 선교가 진정으로 이루어지려면, 때로 멤버 케어는 선교기관 안에서 가장 민감하고도 어려운 주제인 같은 기관 선교사 간의 관계를 다룰 수밖에 없다. 깊은 상처 밖 피부에 반창고를 붙여주는 것을 멤버 케어라 부르지 않는다. 때로 멤버 케어는 기관의 가장 근본적인 문제를 노출시키고 그것을 다루는 큰 외과적 치료가 될 수도 있다. 이유는 하나이다. 선교는 하나님의 것이기 때문이다.

그런 의미에서 멤버 케어는 영적으로 매우 높은 긴장성을 가진 사역이 된다. 그러기에 선교기관이나 파송 단체에서도 가장 경험이 많고, 구체적인 영향력을 미칠 수 있는 분들이 이 사역에 투입되고 있으며, 또 반드시 그래야만 한다. 멤버 케어 사역자들은 언제나 기관의 대표와 깊은 영적인 신뢰와 개방성을 가지고 만나 이야기 나눌 수 있는 사람이 되어야 한다. 멤버 케어는 선교사 개인을 다루고 돕는 차원을 넘어선다. 많은 경우에는 기관과 사역 전체의 조직 차원과 연관된다.

그러나 그러다 보니, 오히려 이런 특성으로 인하여, 선교사들은 자신들이 속한 선교기관이나 파송단체의 멤버 케어 사역자들에게 자신들의 가장 내밀하고 솔직한 어려움을 이야기하지 못하는 경우들도 있게 된다. 관련된 사람들을 너무도 잘 알고 있는 멤버 케어 사역자에게 자신들의 어려움을 이야기하는 것은 즉각 자기 개인의 차원을 떠난, 선교지 전체 사역, 또는 파송기관 전체 선교 사역적 차원의 문제가 될 수 있음을 불안하게 여기기 때문이다.

이 문제는 매우 어려운 문제이다. 그러나 이에 접근할 수 있는 방안을 찾아야 하는 문제이기도 하다. 모색할 수 있는 방안 중 하나는, 서로 신뢰할 수 있는 멤버 케어 사역자들끼리 어떤 컨소시엄을 구성하여, 특정한 사안에 대하여는 공동으로 서로의 멤버 케어를 의뢰하는 것이다. 그래서 비밀성을 보장해 주는 가운데, 가장 경험 많고 성숙한 다른 선교 기관의 멤버 케어 사역자에게 진심으로 상담하고 가르침을 받고, 함께 기도할 수 있는 시간을 가지도록 하는 것이다. 일반적으로 기관들은 자신들의 내부 사정이 밖으로 알려지는 것을 극히 꺼려한다. 그래서 자기 소속 선교사들이 다른 선교단체 사람들에게 자신들의 이야기를 하는 것을 알게 되면, 심한 배신감마저 들 수도 있겠다. 그러나 그렇지 않다. 그것 역시 마치 "선교사 중심의 선교 사역" 같은 "선교 기관 중심의 선교 사역"의 모습이다. "하나님 중심의 선교"를 생각한다면, 그것은 그 다지 문제가 아닐 수 있다. 결국은 하나님 나라를 만들어 가는 것이 핵심이기 때문이다. 우리 기관의 명성, 체면 등등을 운운하는 수준에서 하나님의 나라는 매우 먼 것이 된다. 물론 이런 일을 하는 데는 매우 큰 지혜가 필요하다. 그리고 모든 멤버 케어 사역을 다 공유하여야 하는 것도 아니다. 그러나 멤버 케어 사역자들 사이의 신뢰와, 하나님 사역을 하는 데 있어서의 공동의 공동체 의식은 이 사역에 있어 매우 중요한 요소가 될 수 있다. 선교 현장에서 일하다가 다른 선교 단체 선교사와의 사이에 어려움이 생겨 멤버 케어 사역자를 찾아온 선교사가 있을 경우, 멤버 케어 사역자들은 그 찾아온 선교사에게 타 기관 파송 선교사들과 최대한 협력하여 하나의 팀으로서 일을 함께 하며, 최대힌 슬픕히리고 이야기헤준디. 그뤄면서도 정자 멤버 케어 사역자들끼리는 기관의 벽을 넘지 못하고 팀으로 함께하는 협력 사역을 하지 못한다면, 그것은 모순이 될 것이다. 그래서 이를 위한 또 다른 아이디어는 존경받고 경험이 풍부한 은퇴 선교사들로 구성되는 독립된 멤버 케어 기구를 운영하는 것이다. 비밀 엄수를 포함한 엄격한 내부 운영 원칙을 가지고 운영되는 이런 기관들이 선교사들 간의 어려움을 가지고 있는 선교사들을 효과적으로 도울 수 있을 것이다.

(4) 선교사 멤버 케어 사역자를 케어 하여야 한다.

선교사 멤버 케어를 하는 사역자들은 언제나 선교의 가장 어두운 이야기들을 듣고, 그것에 대한 어떤 구체적인 대응과 지원, 결정을 하는 일들을 하게 된다. 반복적으로 지속되는 이러한 일들은 멤버 케어 사역사들에 소위 이차 외상후스드레스장애(secondary Post-traumatic stress disorder)를 만들어 낼 수 있다. 그러면서 점차 지치고, 더 나아가서는 선교사, 선교 자체, 그리고 때로는 신앙에 조차 냉소적이고 비관적이 되게 한다. 신앙적 감동에 휩싸여 선교 사역에 뛰어들겠다고 나서는 새로운 선교사 신청자가 있다 할지라도, 결국 언젠가는 이러저러한 문제들로 어떻게 쓰러질 것이라는 예상을 미리 하면서 선교사들에 대하여 냉소적인 생각들을 하게 되고, 그러다 보면 선교 자체에 대하여도 부정적이 되고, 더 나아가 신앙 자체에조차 회의적인 상태에 들어갈 위험성이 매우 큰 사역이 바로 멤버 케어 사역인 것이다.

그런 의미에서 멤버 케어 사역자들은 원자력 발전소에서 일하는 전문가들과 유사한 측면이 있다. 가장 강렬한 에너지의 원천을 다루는 위대한 일을 하지만, 방사선에 노출되고, 사고 발생 시 목숨을 잃을 가능성이 가장 높은 사람들인 것이다. 그래서 원자력 발전소는 아주 강력한 안전수칙을 가지고 있어야 하며, 근무자 관리 지침을 운영하여야만 한다. 멤버 케어 사역자들에게도 그런 것들이 필요하다. 몇 가지 생각해 보면 다음과 같은 것들이 있다.

첫째, 선교사 멤버 케어 사역자들이 가장 기본적으로 하나님에 대한 더 깊은 영성과 삶의 기쁨, 생명력을 유지해 나갈 수 있도록 지원하는 일들이 필요하다. 이것은 개인 스스로 자기 관리를 잘 해나가야 하는 측면도 있고, 소속 기관이 이를 위하여 관심을 가지고 지원하여야 하는 부분도 있다.

둘째, 기관들은 멤버 케어 사역자 관리 지침을 내부적으로 가질 필요가 있다. 이 일에 투입되기 전에 어떤 경력과 준비, 교육이 이루어졌는가를 평가하는 과정이 필요하다. 어느 정도 일을 하고 어느 정도 쉬어야 하는가에 대하여도 지침이 있어야 한다. 이 일을 하며 겪게 되는 개인적인 스트레스와 상처는 어떻게 다룰 것인지도 생각하여야 한다. 스스로 이 일을 하는 것에 대한 자기효능감, 자기만족감은 어떠한지도 점검해 주는 시스템이 있어야 한다.

셋째, 멤버 케어 사역자들의 성장과 안정을 위한 구체적 프로그램이 작동되도록 하여야 한다. 가장 효과적이고도 빠르게 성장해 나갈 수 있는 방법 중 하나는 멤버 케어 사역자들이 서로의 경험을 통하여 배울 수 있도록 하는 "사례 토론"이다. 어차피 한 개인으로서 접할 수 있는 멤버 케어 사례는 제한적이다. 그러나 멤버 케어 사역자를 찾아올 바로 다음 번 선교사가 어떤 문제를 가지고 올지는 누구도 모른다. 그런 의미에서 서로의 경험을 공유하고 그것을 통한 교훈들을 정리해 나가는 것은, 향후 새롭게 이 멤버 케어 사역에 들어와 일을 하게 될 미래 사역자들에게도 매우 중요하다. 특히 사례 토론은 하나의 사례를 매우 다양한 배경을 가진 사역자들이 자신들의 장점을 살려 다양한 의견 제시를 할 수 있기 때문에, 사례를 통합적 시각으로 볼 수 있도록 하는 데 큰 도움이 된다. 또한 멤버 케어 사역자들끼리 사역자들을 케어하는 프로그램을 가질 수도 있다. 이것은 어떤 공식적인 모습을 가지지 않을 수도 있다. 우선 가장 개인적으로 가까운, 서로를 깊이 신뢰하는 사역자들 사이에서부터 시작될 수 있다. 같이 놀고, 같이 이야기하고, 같이 기도하는 시간을 가질 수 있는 것이 필요하다. 그것을 부부들이 함께 할 수 있으면 더 좋을 수도 있다. 그래서 가장 어둡고, 가장 이차적인 상처를 받기 쉬운 상황에 늘 노출되어 있는 멤버 케어 사역자들이 하나님 앞에서의 영적 생명력을 늘 가질 수 있도록 도와야 한다.

3. 마치는 말 - 선교보다도 더 크신 하나님

하나님은 "창조의 하나님"이시다. 그리고 동시에 "재활용의 하나님"이시기도 하다. 인간의 불완전함을 그분은 누구보다 잘 아신다. 그리고, 그야말로, 그럼에도 불구하고, 우리를 부르셨다. 첫 선교사였던 바울도 전형적인 재활용되었던 선교사였다. 그리고 이미 상처 나고, 버려졌던 우리를, 그분은 다시 부르셨고, 고쳐 주셨고, 그리고 이렇게 재활용해 주셨다. 그런 하나님의 사역은 멤버 케어 사역자들이 하는 사역과 매우 유사하다. 멤버 케어 사역자들은 사역의 성격상 온전한 선교사는 별로 만날 일이 없다. 그들은 여전히 사역들을 잘 하고 있기 때문이다. 그러나 어떤 문제로든 상처받고, 쓰러지고, 무너진 선교사들을 만나고, 그들의 이야기를 들어주고, 그들과 같이 아파하고, 같이 기도해 주며, 구체적 해결방안을 찾아나가야 하는 멤버 케어 사역자들은 재활용 전문가가 되어야 한다. 그러기에 늘 하나님께 그 분의 재활용 "솜씨"를, "지혜"를, "전략"을 달라고 기도하여야 한다. 그 분이 우리도 재활용하셨는데, 어느 선교사라고 재활용을 못하시겠는가? 때로는 설사 꼭 선교사로서가 아니라도 말이다. 하나님은 "선교"보다도 더 크신분이시다. 그리고 하나님에게 있어 선교사의 최종 사역지는 바로 그 선교사 자신이다.

참고문헌

선교사케어넷 저. 땅 끝의 아침. 두란노 서원. 2007.
전우택 외. 의료선교학. 연세대학교 출판부. 2004.

제2부

쟁점에 대한 성찰

프로이트, 성혁명, 그리고 기독교

민성길 _연세의대 정신건강의학교실 명예교수

오스카 피스터처럼 정신분석을 기독교와 연결하여 긍정적으로 본 분석가도 있지만, 유감스럽게도 정신분석을 이용하여 직접적으로 또는 간접으로 기독교를 비판하거나 반대하는 정신분석가와 철학자들이 있다. 그들은 정신분석이론을 이용하여 기독교가 인간성(humanity)을 억압했다고 말하며 그 억압에서 벗어나라고 요청하고 있다. 그 요구는 1960년대에 성해방 운동(또는 성혁명)과 반문화운동으로 폭발하였다.

우선 프로이트 자신이 무신론자로서 기독교를 비판할 뿐 아니라 종교 전반에 대해 비판하고 있다(필자는 앞서 제1부 2장 『기독교와 정신분석』에서 정신분석이 크리스천이 사용할 수 있는 과학적 도구라고 설명하였다). 또한 프로이트가 성 억압이 노이로제의 원인이라고 주장함으로써 "성해방"의 단서를 제공하였다고 말들 한다. 그러나 합리성을 중시하는 프로이트의 정신분석은 성욕의 에너지를 "합리적으로" 통찰하고 이를 승화(sublimation)함으로써 사회에 창조적으로 기여하라고 요청하였다. 프로이트는, 성 억압으로 불만스럽겠지만 성욕을 자유롭게 무책임하게 발산하라고 하지 않았다.

프로이트와 그의 정통 제자들은 공포(노이로제) 없는 "건강한" 섹스를 옹호하였지만, 그것은 일부일처제적 관계 내에서였다.

이러한 정신에 반대하여 적극적으로 반기독교적 입장 내지 반서구 (전통) 문화적 입장을 취하는 대표적 정신분석가로서 오토 그로스와 빌헬름 라이히가 있다. 또한 철학자로서 정신분석 이론을 사용하여 기독교를 비판하는 사람으로는 대표적으로 마르쿠제와 미셸 푸코가 있다. 이들은 대개 정치사상적으로 좌파 또는 네오맑시스트에 해당되며, 하나같이 성혁명과 프리섹스를 옹호하고 있다.

오토 그로스(Otto Gross, 1877~1920)

그로스는 프로이트를 따르다가 나중 무정부주의 철학자 막스 스티르너(Max Stirner)와 니체의 영향을 받아, 무정부주의자, 반정신의학 활동가 그리고 성 해방론자로 활동하였다. 그는 프로이트가 문명 발전을 위해 성욕을 억압하여야 한다는 이론에 반대하였다. 그는 20세기 이전의 페미니즘(proto-feminism) 및 네오 페이건 이론(neo-pagan)(고대의 여러 다신교적 우상 숭배 사상들이 현대에 부활하여 통합적으로 그리고 낭만적으로 재구성된 것. 칼 융의 영향을 받았다고 함)을 수용하여, 인류가 계급 없는 황금시대(non-hierarchy golden age)의 문명으로 돌아가야 한다고 주장하였다. 그는 주류 정신분석 운동으로부터 추방되었다. 후에 그는 약물중독자가 되었으며, 결국 가난 속에 죽었다.

빌헬름 라이히(Wilhelm Reich, 1897~1957)

라이히는 프로이트의 제자이며, 유태인 정신분석 의사 맑시스트이다.

그는 프로이트의 성욕론을 확대하여, "오르가즘 능력"(orgastic potency)이라는 이론을 제시하였다. 이 이론에 의하면, 성에 있어 (사랑, 책임 및 대상에 상관없이) 사정을 동반하는 신체적 오르가즘의 쾌락이 행복의 최고의 경지이다. 이 능력이 결핍된(장애된) 사람은 섹스에서 사정을 하더라도 진정한 의미의 오르가즘을 느끼지 못하며, 결국 노이로제 (비합리적 행동)가 발생한다. 그러나 충만하고 만족스러운 오르가즘을 반복 경험하게 되면 노이로제뿐 아니라 다른 신체의 질병도(암까지도) 치유된다. 그러나 오르가즘 무능력은 성격구조(character structure. 또는 character armor)로 나타나는데, 라이히는 이 억압적 성격에서 파시즘이 생겨난다고 하였다.

라이히는, 맑시스트로서 비엔나의 가난한 지역에 무료 성상담 클리닉을 운영하면서 노동자 계급의 사람들에게 오르가즘 능력을 위한 정신분석적 상담과 맑시스트로서의 정치적 조언을 해주었다. 그것은 "성해방" 사상이었다. 그는 성은 도덕이 아니라 과학이라고 주장하면서, 맑시즘이 정신분석과 합치한다고 보았고, 그 이론에 근거하여 (서구에서 실패한 공산혁명에 대응하여) 새로운 혁명 전략, 즉 성혁명을 제안하였고, 그 실현을 위해 공산당에 가입하였다. 그는 피임, 이혼, 낙태 그리고 동성애를 옹호하였고 피임도구를 나누어 주었다. 특히 그는 "억압은 악"이라고 주장하면서, 청소년과 미혼자들에게 프리섹스를 교육하였다. 당연히 그는 오스트리아 교회로부터 비난을 받았다.

라이히의 성에 대한 강박(preoccupation)은 그의 소아시절의 성적 조숙과 어머니와의 근친간의 환상과 성학대의 경험과 관련 있어 보인다. 그는 자주 자신의 정신분석 대상이었던 환자들과 성관계를 가졌다.

사람들은 노이로제라는 대가에도 불구하고 왜 성을 억압하는가? 프로이트는 이에 대해 "문명과 그 불만"이라는 저술에서, 성적 억압이 본질적으로 문명화(civilization)라고 하였다. 그러나 라이히는 성적 억압의 주된 이유(기능)은 기존 계급구조를 현상유지(status quo)하기 위함이라 주장하였다. 그는 당시 자본주의 사회에서 관찰되는 성 억압 현상을 보고, 사람들이 성 억압에서 해방되어야 한다고 주장하였다. 즉 프롤레타리아 해방 이론을 성해방이론에 적용하였다. 그는 성을 해방함

으로 집단심리학에서 밀하는 사회적 억압을 조정하는 파시즘을 치료할
수 있고, 공산주의 정치혁명을 완수함으로써 "유토피아"를 이룩할 수
있다고 믿었다.

그는 가정, 학교, 그리고 교회가 성 억압을 조장하고 있다고 보았
고, 성혁명의 실제 투쟁 대상으로 삼았다. 그는 다음과 같이 말하였다
"6,000년간의(교회의) 성 억압은 전 세계에 걸쳐 인간을 병들게 하였다."
"기독교적 성도덕의 억압으로부터 당신 자신들을 해방하라. 당신들의
욕망을 살아라, 그리하여 지배로부터 자유로운 사회, 파라다이스를 창
조하라." 이런 말들은 1960년대 히피 슬로간인 "사랑하라, 전쟁 말
고"(make love, not war)의 1930년대 버전이었다. 이런 성해방에 관련된
활동은 정신분석가들뿐 아니라 좌익 인사들을 불편하게 만들었다. 그는
결국 공산당에서 축출되었고, 국제정신분석학회에서도 축출되었다.

그는 나치를 피해 덴마크와 노르웨이를 전전하다가, 1939년 미국
에 건너갔다. 미국에서 그는 편집증적 증상을 보였다. 그는 소아를 상
대로 소아성욕 이론을 입증한다는 실험들을 하였으며, 오르가즘 능력
을 증진한다는 오르곤 박스라는 기구를 고안하여 판매하였다. 진보주
의자들은 그의 성해방 이론을 환영하였으나, 보수주의자들은 그가 판
도라 상자를 여는 것으로 "프로이트의 역병", 즉 무정부주의적 성문란
을 야기할 것으로 우려하였다. 그는 점차 당시 미국을 휩쓸고 있던 새
로운 성문화에서 악명 높은 유명인사가 되어 갔다.

결국 라이히의 이론은 워낙 정통 정신분석에서 벗어날 뿐 아니라,
그의 소위 과학적이라는 아이디어들이 너무 엉뚱하고 기발한 나머지
(예를 들어 오르가즘에 관련된 우주의 orgone energy나 외계의 UFO 침공 같
은) 그를 돕던 사람들과 불화하게 되었다. 그의 색다른 치료법을 따르
던 사람들도 점차 이상한 치료법(신체에 손을 대는 것, 오르가즘에 도달하
는 방법이나 자위하는 방법 등을 가르침)에 대해 거부하기 시작하였다.

그는 미국 당국으로부터 감시받는다는 피해망상을 나타내기 시작하였다. 의사들은 이를 비판하고 당국에 고발하였다. 그는 결국 사기죄로 감옥에 갔으며, 1957년 감옥에서 죽었다.

이러한 라이히의 영향으로 게슈탈트 심리학이 발달하였고, 1940년대 성과 오르가즘의 실제 경험에 대한 킨제이 보고와, 1960년대 마스터즈와 존슨의 오르가즘의 생리학적 연구가 자극되었다. 그리하여 한동안 라이히의 오르가즘 이론은 미국이나 서구에서 영화, 방송, 저널리즘 등에서 유행이 되었고, 정치에서까지 논쟁을 불러 일으켰다. 성해방과 오르가즘을 과잉 숭배하는 풍조가 생겨났다. 여성 잡지마다, 심지어 소녀들을 위한 잡지에서 판매고를 올리기 위해 더 자주 더 깊은 오르가즘을 얻는 방법이 소개되었다. 성은 선전되고(광고되고) 소비되는 상품처럼 변질되었다. 그래서 성에 대한 강박관념은 오히려 새로운 종류의 억압이 되는 사태가 벌어졌다.

라이히에 대한 비판은 많다. 당연히 기독교에서는 라이히가 희망과 충만의 상징인 십자가 대신 오르가즘을 내세우고 있다고 비판하였다. 페미니스트들은 프로이트나 라이히가, 여성차별주의자들로서, 여성의 성적 쾌락이 남자에 의존한다고 주장한다고 보아 분노하였다. 라이히와 비슷한 맑시스트인 마르쿠제는 라이히의 성해방이론은 생산과 소비라는 지배적인 권력체제에 단순히 상응(co-opt)시킨 것이라 비판하였다. 마르쿠제는 성해방이 시장(market)을 조장하는 한 자본주의 체제 내에서 너그럽게 받아들여지게 될 뿐이라고 보았다. 20여 년 후 미셸 푸코도 1960년대 성해방과 프리섹스 운동의 특징을 생각하면서 라이히를 비판하였다. 그 비판은 라이히가 사회를 위협하기 때문이 아니라, 그가 성의 능력(potency)과 중요성에 대한 통상적인 사고방식에 갇혀 있다고 보았기 때문이었다. 푸코는, 라이히가 섹스에 대해 파괴적인 또는 칭송하는 말을 하는 것은 토론을 불안과 통제의 장으로 만든다고 하였다. 푸코는, 라이히의 주장은 섹슈얼리티의 해방이라는 진쟁에서, 근대사회에서 관행화되고 승인되고 통제되는 하나의 전술에서의 변경에 지나지 않는다고 하며, 성해방 운동에서 새로운 돌파구를 열려고 하였다.

Freudo-Marxism

Freudo-Marxism은 맑스주의와 정신분석을 연결하고자 하는 철학이다. 이를 연구하는 지식인들에는 1920년대 소련의 철학자와 정신분석가들이 있었지만, 본격적인 연구자로는 앞서 말한 빌헬름 라이히가 있고, 다음 허버트 마르쿠제와 에리히 프롬(1930년대 말에 연구소를 떠난다)을 비롯한 프랑크푸르트 학파가 있다. 기타 파농(Frantz Fanon)이 식민주의 비판에서 맑시즘과 정신분석을 연구한 바 있다. 그리고 넓은 의미에서 작크 라캉(Jacques Lacan)과 Lacanianism을 따르는 알튀세르(Louis Althusser)와 지젝(Slavoj Žižek), 그리고 미셀 푸코, 데리다(Jacques Derrida), 들뢰즈(Gilles Deleuze) 등을 포함하는 여러 후기 구조주의 및 해체주의 학자들도 프로이트 정신분석과 맑시즘을 통합하려는 연구를 하였다. 이글에서는 지면상 성혁명과 가장 중요하게 관련되었다고 보는 프랑크푸르트 학파의 마르쿠제와 미셀 푸코에 대해서만 설명한다.

프랑크푸르트 학파(Frankfurt School)의 이론가들의 연구목적은 맑시즘의 원리에 따라 사회를 변혁하려는 것이었다. 정신분석은 프랑크푸르트 학파의 탄생 시부터 그들의 새로운 맑시즘(neo-marxsim)을 위한 이론적 도구였다. 이들의 선구자는 이탈리아의 맑시스트 그람시(Antonio Gramsci, 1891~1937)와 헝가리의 맑시스트 루카치(George Lukács, 1885~1971)였다. 그람시는 서구에서 공산주의 혁명이 실패한 이유를 고찰하여 노동자가 아니라 지식인들을 혁명의 전위로 내세워 헤게모니를 잡아야 한다고 주장하였다.

1923년 루카치는 독일 프랑크푸르트에서 한 젊고 부유한 맑시스트에게 영향력을 행사하여, 새로 설립되는 맑시즘 연구소인 사회연구소(현재의 The Frankfurt School)에 재정지원을 하게 만들었다. 그리하여 (노동자들이 아닌) 지식인들이 공산혁명을 완수하기 위해 기독교에 반대하는 문화전쟁을 이끌게 되었다. 그 결과 현재 많은 지식인들이 기독교가 반계몽적이며, 기독교에서 말하는 자유와 평등은 위선이라는 주장에 동조하기에 이르렀다. 그들에게 프로이트를 중요시 했던 이유는 프로이트가 무신론자로서 서구의 전통적 기존 사상에 비판적이었기 때문이었다. 그들은 서구의 노동자들이 왜 공산혁명에 동참하지 않았는지, 그 심리를 이해하고자 하였다.

그들의 개발한 이론은 맑시즘과 정신분석을 결합한 것으로 "비판이론"(critical theory)이라 부른다. 비판이론은 이데올로기 비판에서부터 출발하는데, 이로서 기존의 정치적·사회적 조건들에 대한 자각(의식)과 이해를 높이고, 그에 따라 사람이 의식적인 주체로서 자신의 삶을 능동적으로 결정할 수 있게 만든다는 것이었다. 이 이론은 결과적으로 신을 거부하고, 기독교를 반대하고, 가족을 해체하고, 보편적인 자유를 비판하는 것이었다. 예를 들어 아도르노는 정신분석적 틀에 근거하여 "권위주의적 인격"(authoritarian personality)을 연구하였는데, 이러한 인격은 "권위적 가부장적 가족"에 의해 생겨나고 결국 "잠재적 파시스트"로 발전하게 된다고 하였다. 이 이론은 전통적 성적 규범을 비판하는 것으로 결국 가족의 해체(deconstruction)를 정당화한다.

헤르베르트 마르쿠제(Herbert Marcuse 1898~1979)

프랑크푸르트 힉피의 대표적 학자이다. 그는 유태인이며, 1960년 대와 1970년대에 신좌파(New Left)의 뛰어난 학자로 유명하다. 그는 맑스의 역사연구를, 프로이트의 에로스와 타나토스에 대한 메타-사이콜로지(meta-psychology)와 연결하여, 사회이론(혁명이론)과 존재론(ontology)을 추론해 내었다.

과거 프로이트는 정신분석의 관점에서 문명이 본능을 억압한 결과로 발전하였기 때문에 사람들을 불만에 쌓이게 하였다는 비관적인 생각을 나타내었다. 이에 대해 마르쿠제는 프로이트의 쾌락원칙을 역사화하였다. 즉 쾌락원칙을 역사적 과거의 가난한 나라에 적용하는 것은 현대의 부유한 자본주의 사회에서 적용하는 것과는 다르다는 것이었다. 그는 쾌락원칙과 현실원칙을 중심으로, 현대 자본주의 사회문화를 "억압적 탈승화"(repressive desublimation)라는 개념으로, 결국 억압적이라 비판하였다. 예를 들어 과거의 고귀한 영혼의 음악이 현대에서는 세일즈맨의 상업적 음악이 됨으로써 진정한 음악을 억압하는 결과를 낳는다는 것이다. 마르쿠제는 서구문화는 사회적 (안정적) 진보를 위해 행복(쾌락)을 포기하게 함으로써 본래적으로 억압적이었다고 비판하였다. 그는 자본주의자들이 이익을 위해 성과 정신분석을 소비자들의 욕망을 무한정하게 자극하는 데 사용하여 "false need"를 조장한다고 비판하였다.

마르쿠제는 프로이트의 본능이론과 현실원칙을 자신의 수행원칙(performance principle)으로 재해석하여, 프로이트와 맑시즘을 통합하려하였다. 수행원칙이란, 분배의 정의에 있어, 보상은 수행 단독에 기초하여 분배되어야 한다는 (스포츠 사회학에서 주로 언급되는) 실용적인 (현실) 원칙이다. 프로이트는 성인이 소아기 성욕을 억압하지 못하고 표현하면 이를 도착증이라 하였는데, 마르쿠제는 현대 서구의 풍요한 사회에서는 프로이트 시대로 역사적 퇴행을 할 필요가 없게 되었다고 주장하였다. 그는 성인의 무의식에 억제되어 있는 소아기의 구순기적 및 항문기적 성욕, 즉 몸의 요구를 "억압하지 말고" 해방하자고 주장하였다. 즉 개인과 역사의 발달에서 과거(어린 시절)의 자연스러웠고 긍정적이었던 소아의 전성기적(pre-genital)인 구강, 시각, 후각, 피부 감각 등 다양한 성(polymorphous sexuality)을 다시 불러들이자는 것이다. 즉 "도착적 성"을 긍정적으로 재평가하고, 미학적 상상으로 정상화하고, 이를 증진함으로써, 억압이 없는 새로운 문명, 유토피아를 건설하자는 것이다. 마르쿠제는 자신의 성이론은 "환상"(fantasy)이지만, 비억압적인 혁명적 사회에서는 "미학"으로 실현된다는 비전을 가진다고 하였다(마르쿠제와 푸코의 주장에 미학이라는 개념이 자주 등장하는데, 이는 Marxist aesthetics를 의미한다. 여기에는 정신분석적 개념, 즉 "self-awareness" 또는 "the memory of mankind," 등이 포함된다. 자세한 설명은 지면상 생략한다. 단지 플라톤이 예술을 거짓말 또는 환상(illusion)이라고 말한 바는 기억하는 것이 좋겠다). 미학적 탈억압은 폭력적 현대 사회에 대한 비판적 대안인 것이다. 그는 환상과 미학은 에로스의 기능이라고 하면서, 에로스의 승리는, 비억압의 상태에서 모든 성도착을 활성화할 뿐 아니라 나아가 노동, 기술, 창조활동 및 인간관계에도 긍정적 영향을 미친다고 주장하였다. 이렇게 발전하는 것이 변증법적 발전이라는 것이다. 실제로 마르쿠제는 1955년 인간과 몸에 대한 시대의 요청에 따라, 가학피학증이라는 도착증을 옹호하는 이론을 내어놓았다.

마르쿠제에 대한 비판은 다양하다. 그중에서도 그가 프로이트의 역사관을 오용하여 계급투쟁 이론을 부인한다는 비판이 있다. 또한 마르쿠제가 말하는 이상적 사회란, 논리, 수학, 경험 과학 등 모든 성가신 권위를 던져버리고, 스스로 로고스와 에로스의 통합을 성취한 "계몽된 사람들의 집단"이 독재적으로 다스리는 사회라는 것이다. 소비자가 기업의 광고에 대해 전적으로 수동적이고 무비판적인 추종자라는 마르구세의 주장도 질못된 가정이라는 비편도 있다. 한편 정신의학 내지 정신분석에 근거하여 사회나 정치를 비판하는 것에는 무리가 있다. 예를 들어 "권위주의적 성격"에서 보듯, 정신과병명에 근거하여 정치적 비판을 하는 방법은 그런 결론에 정치적 무게를 더해주기도 하지만, 사회정치적 내지 철학적 판단과 논의의 어려운 연구 작업을 하지 않아도 되게끔 면제해 주기 때문에 비판받는다. 즉 논쟁 대신 반대이론을 단순하게 정신의학적 근거로 기각해 버린다는 것이다. 프로이트의 이론은 마르쿠제의 해방적 비판이론의 핵심을 이루기 때문에, 마르쿠제는 네오-프로이드 학파 사람들(예를 들어 에리히 프롬)이 프로이트 이론을 수정하는 것에 대해 비판하였다.

미셸 푸코(Michel Foucault, 1926~1984)

프랑스의 철학자, 심리학자, 역사학자, 관념사학자, 사회이론가, 문예비평가 등 여러 분야에 업적을 남긴 인물이다.

그는 젊어서부터 평생 동성애자로 살았고, 결국 에이즈로 죽었다. 이 때문인지 그는 젊어서 우울하고 소외된, 성격이 까다롭고 난폭한, 그리고 죽음에 대한 강박을 가졌던, 그러나 철학에 뛰어난 학생이었다. 그는 여러 차례 자살을 시도하여 아버지가 그를 정신병원(클로르프로마진의 항정신병 효과를 발견한 Jean Delay가 일하던)에 입원시키기도 하였다. 그래서인지 그는 광기, 섹스와 약물, 죽음, 폭력, 도착, 자살, 처벌, 감금 등에 매혹되었다. 그의 삶의 스타일은 지난 30년간의 서구의 문화적 트랜드를 잘 반영하고 있다.

그의 평생의 연구주제는 광기, 동성애, 정신의학, 지식, 처벌, 섹슈얼리티 및 해방이었다. 그는 시대에 따라 만들어진 지식이 어떻게 진리가 되어 이를 근거로 사회 권력이 되고 그리하여 섹슈얼리티를

"억압"하였는가를 숙고하였다. 푸코에 의하면, 18세기 인간 이성을 존중하는 사회 문화 속에서는 합리성이 진리가 되었다. 예를 들어 돈키호테 같은 "불합리한 행동"을 하는 상태는 미친 상태(광기, madness)로 정의되었다. 당시의 권력은, "도덕심"과 사회 안전에 대한 경계심에서 그런 광기를 통제하였다.

푸코는 19세기부터는 정신의학이라는 지식체계가 사회 권력이 되어 광기와 동성애를 억압, 감금하고 치료하고자 하였다고 보았다. 푸코는 광기를 이성을 뛰어 넘는 혜안을 주는 상태로 재정의하였다. 19세기 당시 정신의학에서는 동성애를 광기로 보았지만, 푸코는 동성애가 비자연적이며 도착이라는 견해의 가면을 벗기고자 하였다. 그는 광기와 동성애를 무시하거나 치유하려 들거나 감금─처벌하지 말아야 하며, 창조적으로 보고 해방하여야 한다고 주장하였다. 그는 동성애는 "개개인의 독특한 본성이다"라고 주장하였다(당시에는 동성애가 유전된다고 알려져 있었지만, 2019년 현재 게놈분석으로도 동성애 유전자가 발견되지 않았다).

그는 동성애를 포함한 쾌락과 에로티시즘, 사랑, 열정 등 모든 섹슈얼리티를 "존재의 미학"으로 해석하였다. 그는 동성애를 존재의 미학으로 해석하는 근거를 고대 그리스의 "자유인"에 의한 "소년애"(pederasty)에서 찾았다. 푸코는 당시 남자 성인이 소년을 사랑한다는 것은 가장 고귀한 가치로 생각되었다고 주장하면서, 극복되어야 할 것은 동성애가 아니라, 동성애자가 자신의 동성애로 사는 것을 방해하는 억압이라 하였다. 따라서 푸코는 이제는 동성애자들이 자신의 섹슈얼리티의 "주체"로서 자유를 말하여야 하고 또 실행하여야 한다고 주장하였다. 그러면서도 그는 자유란 자유인이 행사하는 것으로, 자유인이란 행동의 방식(정도)과 행동할 적절한 때에 대해 아는 (지식의) 능력이 있으나, 신중한 사람으로, 그 자유를 스타일리쉬(stylish)하게 표현하는 사람이라 하였다(stylish하게 동성애를 표현하는 것이 어떤 것인지 모호하나). 푸코는 동성애 연구를 통해 근대 이후 현대인들도 여전히 기독교, 가족, 학교 같은 권력에 의해 광범위한 "감시당하고 통제되는" 분위기 속에서 자유를 박탈당하고 주체성은 침해당하고 있다고 비판한다. 그래서 그는 자신은 포스트모던 해체주의자가 아니라, 니체를 따르는 계몽주의자라 자처한다.

푸코에 대한 비판은 다양하다(일반적으로 네오맑시스트들에 대한 비판과 공통적이다). 가장 뚜렷한 비판은 푸코는, 자신이 맹렬하게 비판하고 있는 사회정치적 이슈들에 대한 긍정적 해결방법 내지 긍정적 대안을 내어 놓지 못하고 있다는 것이다. 그는 자유민주주의의 위대한 성취를 평가절하 하고 있다. 푸코가 인문학과 사회과학이 주는 반응(비판)을 받아들이지 않는다는 비판이 있다. 푸코가 막스 베버 같은 사회과학의 이론을 고려하지 않는다는 것이다. 또한 푸코의 연구가 경험적 및 역사적 측면에서 불충분하며 명료성이 부족하다고 한다. 푸코가 살아 있던 당시부터 이미 그가 인용한 역사적 사료가 과연 객관적이고 정확한지에 대한 비판이 끊이지 않았다. 예를 들어 푸코는 연구에서 감옥과 정신병원만을 선택하였고, 다른 형태의 조직(예를 들어 공장)은 무시하였다. 연구대상을 임의로 선택하는 것은 비과학적이다. 또한 그의 독특한 "계보학"의 방법은 역사를 담론의 인위적 공식화로 경직되게 하였다고도 한다. 또한 그의 사상이 "프랑스 중심주의"(francocentrism)라는 비판을 받는다. "성적 도덕은 문화적으로 상대적이다"라는 주장도 비판된다. 성이 "문제시"(problematisation)되는 이유는 성이 많은 개인들의 일반적인 경험이며, 따라서 모든 실제적 사회적 질서의 문제이기 때문이다. "정상"이 사회적으로 구성(construct)되는 것이라는 입장도 비판된다. 젠더나 기타 성적 개념들이 사회적으로 구성된다고 주장하는 사회적 구성이론은 엄연한 생물학 내지 자연(nature)의 사실(fact)을 무시하는 것으로 근본적인 한계를 가진다. 인간의 섹슈얼리티가 사회적으로 구성된다는 이론은 퀴어이론(queer theory)에 영향을 주었다. 그러나 푸코는 정체성 정치에는 비판적이었고, 정신분석에서의 "대상선택"(object choice) 이론은 거부하였는데, 이는 퀴어이론(queer theroy)에 반대하는 것이다. 퀴어이론은 기독교 신학에도 영향을 미쳐 퀴어신학이 등장하고 있다. 철학자 위르겐 하버마스는, 푸코의 사고방식이 "암묵적 규범"(implicit norm)에 기초하며, 이는 결과적으로 암암리에 그가 반대하고자 하는 계몽의 원칙에 의존하는 것이라고 비판한다. 하버마스를 옹호하는 학자들도 푸코의 비판적 숙고의 부조리함(incoherence)을 지적하고 있다, 푸코가 복잡한 현상을 사소한 증거로 단순화한다는 비판도 있다. 그의 글이 유려한 문학적 수사와 알 듯 모를 듯한 역사 자료로 치장된 나머지, 모호하고 이해하기 어려워 수많은 오독과 오해를 낳는다고 한다. 그가 현실에 기초한 자료, 섬세한 분석에서 이끌어 낸 이론은 매우 과학적이고 사실적이라고 생각되기 쉽지만, 반대로 편견에 치우친 것일 가능성도 높다. 그는 진리주장을 공격하지만 그 자신 진리주장을 하고 있다고 한다. 극단적 비판으로, 푸코는 자신의 연구가 경험주의적 연구라고 하면서 끊임없는 거짓을 주장하며, 지적으로 정직하지 못하며 경험적으로 전혀 신뢰할 수 없다고도 한다. 그래서 그는 포스트모더니즘의 신비적 규범주 유혹자(crypto-normativist seducer)라고 불린다. 1971년 푸코는 촘스키(Noam Chomsky)와의 TV 대담에서, 인간에게 타고난 어떤 고정된 인간 본성은 없으며, 정의의 개념에 대한 보편적 기초가 없다고 말했다. 촘스키는 푸코가 전적으로 비도덕적인 사람이라고 비판하였다. 그도 그럴 것이 맑시즘의 유물론적 변증법에는 한없이 반복되는 진화 때문에 오로지 변화하는 결정론이 있을 뿐이며, 결코 결론을 허용하지 않기 때문이다. 필자가 보기에 푸코의 섹슈얼리티나 동성애에 대한 생각은 자신의 동성애에 대한 합리화 내지 지적 자기-정당화(intellectual self-justification)처럼 보인다

(라이이노 마찬가시라고 본다). 끝으로 푸코는 기독교에 대해 분노에 찬 비판을 하고 있다. 그러면서도 그는 자신의 글들을 그가 거부하는 기독교적 언어를 모방하고 있다는 비판이 있다. 아마도 푸코는 내면에서 "잘못된 위치에서" 신과의 영적 교섭에 대한 대안을 찾겠다는 강한 욕구를 가졌던 것 같다는 지적이 있다. 그는 "무신론적 이단 신비주의자"였다는 것이다. 그는 니체의 추종자로서 신이 죽어 없는 공백을 스스로 메꾸려 하였는데, 이는 자기기만으로 보인다는 것이다.

1968년 성혁명

마르쿠제와 프랑크푸르트 학파의 Freudo−marxism과 비판이론은, 빌헬름 라이히의 성혁명 사상과 더불어 1968년 학생혁명, 프리섹스 운동, 또는 반문화운동이라고 부르는 성혁명에 불을 지르는 정신이 되었다. 당시 학생들은 풍요한 사회의 "허용"의 바다에 표류하면서 달리 반항할 것이 별로 없었다. 그들은 노동자들과 연대하여, 기성 지배체제에 저항하면서, 반전운동과 성해방 운동도 같이 하였다. 미국에서는 히피운동이 이에 합류하였다. 특히 한동안 묻혀져 있던 라이히의 급진적 사상이 부활되었다. 1968년 학생 혁명 때 프랑크푸르트대학 학생 운동가들은 "라이히를 읽어라 그대로 행동하라"고 외쳤다. 그의 1936년 저서 『성혁명』(sexual revolution)은 1968년 학생들의 성혁명의 바이블이 되었고, 이후 성혁명의 청사진이 되었다

불임의 파라다이스

혁명은 지상에 파라다이스(유토피아)를 건설하는 것이 목표이다. 성혁명은 궁극적으로 프리섹스의 파라다이스(유토피아)를 목표로 한다.

그러나 필자는 그 파라다이스는 일부일처제의 가족제도를 해체하는 것이 목표이므로 불임의 파라다이스(sterile paradise)라고 본다.

현재 성혁명은 네오맑시스들, "정치적 올바름" 신봉자들, LGBT (lesbian, gay, bisexual, transgender) 자신들, 그리고 일부 급진적 정신과의사들이 주장하고 있다. 그들은 역사적으로 인간이 상상하여 왔으나 억압되었던, 그러나 성소수자들이 몰래 시행하다가 처벌되었던 모든 형태의 섹스를 해방할 것을 요청하고 있다. 예를 들면 혼외정사(불륜)와 혼전섹스, 개방결혼 등은 물론, 일부일처제를 벗어난 모든 섹스, 즉 궁극적으로는 섹스 대상(sexual orientation)이나 그 수가 많고 적음(sexual promiscuity)에 상관없는 다자연애(polyamory)를 추구한다. 그 대상이 되는 다자에는 동성, 소아청소년, 근친, 동물 등이 포함된다. 그리고 성행위 방법에서도 매춘, 포르노, 자위, 사도마조히즘(sadomasochism, SM) 같은 여러 도착적 성도 오르가즘(쾌락)만 있으면 "사회적으로" 정당하다고 주장한다.

성혁명가들은 자신이 원하는 어떤 종류의 성(젠더)이라도 자유롭게 골라 자신의 정체성으로 삼을 수 있어야 한다고 주장한다. 현재 "제3의 젠더"를 포함하여 50여 개의 젠더가 제안되어 있다. 그리고 사회(정부)는 트랜스젠더의 성전환 수술 같은 것을 지원해 주어야 한다고 주장한다.

성혁명가들은 성혁명에 대해 "억압", "고통", "해방" 등등 감성적으로 그리고 미학적으로 접근하고 있다. 그들은 모든 성과 사랑은 아름답다고 말한다. 그러나 불륜, 성병, 소아성애, 동성애, 다자연애, 새디즘, 마조히즘, 성폭력, 성전환증, 젠더퀴어 등이 과연 미학적 존재의 문제인지 의문스럽다. 그들은 하나같이 성에 의한 생명의 창조를 방해한다고 보기 때문이다. 트랜스젠더 소아청소년들에게 사춘기 차단제를 투여하는 것, 성전환을 위한 반대성호르몬 투여, 성전환수술은 모두 불

임을 초래하는 것이냐. 성해방에 인류의 미래가 걸려 있다. 그러나 성
해방의 이후 실제적인 책임에 대해서는 모호하다.

현재 프리섹스의 배경되는 공식적 윤리(ethics)는 "성적 자기결정권"
이다. 성적 책임의 문제는 "설명 후 허락"(informed consent)으로 해결된
다고 한다면 과도한 우려일까? 그러나 우리는 개인적 도덕(morality)으로
서 성경의 교훈을 따라야 한다.

섹스의 파라다이스(유토피아)는 지상에서 과연 가능할까? 모든 사
람들이 모든 사람(혹은 대상)들과 더불어 모든 형태의 섹스를 즐길 수
있는 세상, 자유로이 성적 정체성을 선택할 수 있는 세상은 어떤 세상
일까? 그래서인지 상당수의 네오맑시스트들은 원시사회나 고대 모계사
회를 낭만적으로 동경한다. "문명의 발달과 그 불만"을 쓴 프로이트는
그런 유토피아에 대해 어떻게 생각할까?

성혁명이 끝내 어떤 세상을 초래할지는 현재 나타나고 있는 성혁
명의 결과를 보면 추정할 수 있을 것이다. 현재 성혁명은 우리나라에
서도 느리지만 상당히 진척되고 있기 때문이다. 우리는 그 과정과 결
과를 매일 신문을 통해 보고 있다. 그것은 통계로 나타나고 있다. 성
병, 성범죄, 이혼, 만혼 또는 비혼, 자녀에 대한 태만과 학대, 낙태, 포
르노. 가상현실 포르노, 섹스로봇, 알코올을 포함하는 화학물질(마약)을
사용하는 섹스(chem sex), 불임 등등이 증가하고 있다. 반면 젊은 남성
의 정자 수와 신생아 출산은 감소하고 있다. 동성애나 동성혼, 성전환
을 위한 호르몬 요법이나 수술(transsexual operation), 다자연애 등등은
결과적으로 자녀 생산과 양육을 방해한다. 이 모든 성혁명적 변화는
인류미래를 위협하는 인구감소 현상으로 나타나고 있다.

우리는 "생육과 번성"의 감소, 즉 "불임"의 파라다이스로 가고 있
는 것이다. 거기다가 폭력, 자살, 낙태, 안락사, 환경파괴 등 "죽음"이

조장되고 있다. 이 역시 "생육과 번성"을 감소시킨다(그래서 가족계획은 우생학의 가면이라는 비판이 있다). 과학 발달의 결과인 인공수정 기술, 죽음의 지연 기술 등 과학기술은 생명을 옹호하는 것처럼 보이지만, 이는 자제 능력이 부족하고 돈에 눈이 먼 인간의 손에 인류의 미래를 맡기자는 것이다. 이는 매우 위험한 발상이다. 현재 지구인들은 어떤 이데올로기에 사로잡혀 막무가내로 스스로를 자해하고 있는 듯이 보인다.

이러한 상황에서 우리는 무엇을 할 수 있는가?

하나님께서 창조하신 자연(nature)은 우주만물을 의미하기도 하지만, 의학자로서 필자는 그 자연에는 모든 생명체의 본질과 인간본성(human nature)도 포함되어 있다고 생각한다. 생명의 창조와 증진이 창조의 섭리로서 하나님의 원하시는 바이며, 그것은 인간의 본성에 반영되어 있다고 본다. 인간을 자연스럽게 두면 본성상 생육하고 번성하게 되어 있다. 그런 상태가 "건강"이다. 그러나 인간은 타락하였다. 비자연이 초래되었다.

동성애 옹호자들은 동성애나 트랜스젠더가 유전된다고 하면서 자연이며(생물학적이며) 정상임을 주장을 한다. 그러나 2012년 Drabant 등, 2017년 Sanders 및 2019년 Ganna 등에 의한 세 차례의 대규모의 GWAS(genome-wide association study)에서 동성애 유전자는 발견되지 않았다. 생명창조의 거부가 인간의 본성일 수가 없고, 하나님의 창조 섭리일 수도 없다.

성경에 의하면, 하나님께서 인간을 남녀로 창조하시고, 부모를 떠나, 사랑과 책임의 일부일처제로 한 몸을 이루라고 명하셨고, 그 "비밀"이 크다고 하시었고, 그리하여 생육하고 번성하라고 축복하시었다.

결혼 내에서만 성이 주는 행복을 누리라는 기독교의 교훈을 억압이라고 거부하고 모든 종류의 사람들과 모든 종류의 성을 즐기려는 것은 오로지 쾌락원칙을 추구하는 것이다.

이러한 하나님의 뜻을 부인하는 시도는 인간의 타락 이후 지속되어 왔는데, 현대에 이르러서는 성혁명이라는 급진적 현상으로 나타나고 있는 것이다. 그 결과, 지금 우리는 급격한 생명현상의 감소를 목격하고 있다.

당연히 이들은 정신의학적 연구와 치료 대상이 된다. 정신의학은 광기나 정신장애나 성문제를 정신(심리)뿐 아니라 생물학적으로도 연구하고 치료한다. 현재 동성애나 트랜스젠더는 정신장애 목록에서 제거되어 있지만, 그 자체 라이프스타일이나 신체적 합병증(불임, 성병, 에이즈, 간염, 소화기장애 등)과 정신의학적 병발증(우울증, 불안상태, 자살, 약물남용 등) 등을 고려할 때, 병적이라고 본다. 정신역동적으로 LGBT는 "노이로세"(psychoneurosis)의 한 형태라고 본다. 생물학적이 아니다. 앞서 말 한 것처럼, 정신분석과 정신의학은 우리가 인간을 이해하고 돕기 위한 좋은 도구가 된다. 따라서 정신치료 될 수 있다. 치료된다는 연구보고도 무수히 많다. 그러나 연구하기도 보고하기도 어려워지고 있다.

한편 정신분석 이론을 사회정의의 문제에 적용하는 것에는 한계가 있다. 원래 정신분석은 치료수단으로서, 분석가는 환자가 자신의 개인적 무의식에 대해 통찰하는 것을 도울 뿐이다. 정신분석은 선악의 판단을 제시하지 않는다. 또한 통찰 후 앞으로 할 행동에 대해서도 지시하지 않는다. 정신분석을 사회를 분석하는 데에 이용하는 것은 괜찮다고 보지만, 그 결과에 따라 사회집단에 지시하거나 어떤 특정 사회 정치적 운동을 장려하는 것은 무리라고 본다. 그래서 그로스와 라이히가 정신분석학회에서 (공산당에서도) 축출되었던 것이다.

그러나 최근 다수 정신분석가들과 정신과의사들은 "세태를 본받아" 퀴어이론에 동조하고 있다.

그러나 의학, 정신의학 그리고 정신분석은 기본적으로 생명을 살리고자 하는 의학적 윤리를 지지한다. 의학적 윤리는 생명의 윤리로 성경적 윤리와 다르지 않다. 정신분석과 기독교는 인간의 본성에 리비도와 타나토스(공격성)가 있음을 통찰하지만, 그 극복을 장려하지, 결코 해방과 죽음을 장려하지 않는다. 프로이트 정신분석이 성혁명의 단초 중 중요한 하나를 제공한 것은 사실이다. 그러나 지금 우리는 네오맑시즘의 현란한 "말"보다는 오히려 프로이트의 이성적 판단을 옹호하는 것이 나을지도 모르겠다. 네오맑시즘 비판에 자연과학과 경험적(empirical) 의학이 도움이 될 가능성이 크다.

이제 정신과의사는 이러한 문명의 발달 과정에 깊은 관심을 가져야 한다. 기독정신과의사들은 성혁명의 결과들인 생명 파괴현상에 대해 대응하여야 한다. 맑시스트인 라이히와 마르쿠제, 그리고 미셸 푸코의 사상에 대해 단순히 반기독교적이라고 거부하는 것은 기독인에게는 몰라도, 비기독교인들에게는 설득력이 부족하다. 깊은 철학적인 비판뿐 아니라 심리학적 및 자연과학적인 연구와 비판과 대안 제시가 필요하다. 정신과의사와 신학자들과의 대화와 공동연구가 필요하다. 기독정신과의사들은 지상에 불임의 파라다이스보다 하나님의 나라가 이룩되기를 기도하고 노력하여야 한다.

참고문헌

Blake, Casey and Christopher Phelps. (1994). "History as social criticism: Conversations with Christopher Lasch" - Journal of American History 80(4. March) p.1310—1332.

Crespo, JSB, Arcieri CAO, Hassan VM (2016). Foucault and Homosexuality: From Power Relation to Practice of Freedom. Revista de Derecho, No 46. July/Dec. 2016.
http://dx.doi.org/10.14482/dere.46.8813

Drabant EM, Kiefer AK, Eriksson N, Mountain JL, Francke U, Tung JY, Hinds DA, Do CB 23andMe, Mountain View, CA. Genome wide asso—ciation study of sexual orientation in a large, web—based cohort. Presented at the American Society of Human Genetics annual meeting. Nov 6—10, 2012, San Francisco.

Eisenstein, Samuel (1966). Psychoanalytic Pioneers. NY. Basic Books.

Feldman, Sally (2011). The revolution is coming. New Humanist. 8th Decamber.
https://newhumanist.org.uk/articles/2702/the—revolution—is—coming

Freud, S. (1905/1953—1974). Three essays on the theory of sexuality. In J. Strachey (Ed.), The standard edition of the complete psychological works of Sigmund Freud, Vol. 7 (pp. 125—245). London: Hogarth Press.

Freud, S. (1930/1953—1974). Civilization and its discontents. In J. Strachey (Ed.), The standard edition of the complete psychological works of Sigmund Freud, Vol. 21 (pp.64—145). 26 London: Hogarth Press.

Ganna, Andrea. et al. (2019). Large—scale GWAS reveals insights into the genetic architecture of same—sex sexual behavior. Science 2019; 365(6456): eaat76930.

Gutting, Gary; Oksala, Johanna (2019). Michel Foucault. in Zalta, Edward N. (ed.). The Stanford Encyclopedia of Philosophy (Spring 2019 ed.), Metaphysics Research Lab, Stanford University.
https://plato.stanford.edu/archives/spr2019/entries/foucault/

Internet Encyclopedia of Philosophy. Foucault, Michel. www.iep.utm.edu. Retrieved 28 March 2020. https://iep.utm.edu/foucault/

Kuby, Gabriele (2015). The Global Sexual Revolution: Destruction of Freedom in the Name of Freedom. James Patrick Kirchner (Translator), Angelico Press Ltd. 2015

Mah, Kenneth; Binik, Yitzchak M. (2001). The nature of human orgasm: a critical review of major trends. Clinical Psychology Review 21(6): 823—56.

Marcuse, H. (1955/1966). Eros and civilization. Boston: Beacon.

Ollman, Bertell. Social and Sexual Revolution. Chapter 6. Social and Sexual Revolution: from Marx to Reich and Back. Dialectical Marxism.
https://www.nyu.edu/projects/ollman/docs/ssr_ch06.php

Price M. Giant study links DNA variants to same—sex behavior. Science Magazine. Oct. 20,2018.
https://www.sciencemag.org/news/2018/10/giant—study—links—dna—variants—same—sex—behavior

Sander AR, et al.(2017) Genome—Wide Association Study of Male Sexual Orientation. Scientific Reports 7(1):16950.

Soble, Alan (2009). "A History of Erotic Philosophy". Journal of Sex Research. 46 (2/3): 104—120. doi:10.1080/00224490902747750.

Turner, Christopher (2011). Wilhelm Reich: the man who invented free l ove. Guardian 8 Jul 2011.

https://www.theguardian.com/books/2011/jul/08/wilhelm-reich-free
-love-orgasmatron

Wikipedia. Frankfurt School.

https://en.wikipedia.org/wiki/Frankfurt_School

Wikipedia, Michel Foucault.

https://en.wikipedia.org/wiki/Michel_Foucault

Wikipedia. The History of Sexuality.

https://en.wikipedia.org/wiki/The_History_of_Sexuality

Wikipedia. Wilhelm Reich.

https://en.wikipedia.org/wiki/Wilhelm_Reich#cite_note-24

Wilkin, P. (1999). Chomsky and Foucault on human nature and politics:
an essential difference? Social Theory and Practice, pp.177-210.

https://bura.brunel.ac.uk/bitstream/2438/10707/1/FullText.pdf

귀신들림과 정신의학

전우택 _연세의대 정신건강의학교실/의학교육학교실 교수

1. 시작하는 말

이 글은 기독신앙을 가진 정신건강의학 전문의들 및 수련 받는 전공의들을 위하여 쓴 글이다. 그들이 임상 활동하면서 만나게 되는 귀신들림과 관련된 질문들 앞에서 어떤 생각을 하여야 할지를 개인적으로 정리해 본 것이다. 그러나 "귀신들림"과 "귀신을 내어 쫓음"(축사/逐邪)에 대한 이야기를 할 때는 두 가지 근본적인 어려움이 있다.

첫째, 이것이 "영의 세계"에 속한 일이라는 것이다. 그래서 우리가 일반적인 상식의 세계 속에서 과학적이고 실증적인 연구와 그 증거들을 가지고 명확하게 이야기하기에는 어떠한 한계와 경계가 분명히 있다는 것이다. 둘째, 어떤 상태를 "귀신들림"이라고 볼 것인가에 대한 매우 다양한 의견들의 넓은 스펙트럼이 존재한다는 것이다. 아주 넓은 의미에서 귀신들림을 정의하는 사람들은 세상의 모든 나쁜 일들(신체적 질병, 정신질환, 중독, 증오나 의심과 같은 심리적 역기능, 범죄, 타 종교에 대한 믿음 등)이 다 귀신 또는 귀신들림과 연관된 것으로 말한다. 그러므로 그들에게 있어 귀신들린 상태는 세상에 너무도 흔하고 일반적인 일이며, "악"의 또 다른 명칭처럼 사용한다. 반대로 아주 좁은 의미로서의 귀신들림을 이야기하는 사람들은 한 개인으로서의 인간 정신세계 안에 다른 인격(사탄, 귀신)이 들어가 그 인간을 그의 의지와 상관없이 특수하세 조정하는 상태민으로 국한하여 본다. 이렇게 되면, 성회의 흥미 있는 소재로는 얼마든지 쓰일 수 있을지 모르지만, 실제 한 평생을 살면서 이런 현상을 보는 일은 거의 없는, 극도로 희귀한 일이 된다. 이런 두 가지 이유가 있기에, 이 주제에 대한 글을 쓰는 것은 큰 부담을 가진다. 그러므로, 이 글은 이 주제에 대한 어떤 결론이라기보다는, 앞으로 많은 분들에 의하여 이루어져 나가 진지한 성찰의 시작점 정도로 받아 주시면 좋을 것 같다.

2. 인간의 "악"과 "책임"에 대하여

구약 성경에서 가장 위대하고 충성스러운 하나님의 종으로 이야기되는 사람 중 하나는 다윗이다. 모든 역대 이스라엘 왕들은 그 다윗과 비교되어 그들의 영적 수준을 평가받았다. 그러나 그 다윗이 자기의 충성스러운 부하 우리아의 아내 밧세바와 불륜 관계를 맺고 우리아를 계획적 음모 속에서 죽여 버리는 일이 발생하였다(사무엘하 11장). 그때 다윗은 악한 귀신에 사로잡혀 자신의 본래 의사와는 다른 행동을 하였던 것일까? 아니면 그는 자기 스스로의 판단과 선택으로 그런 일을 하였던 것일까? 그에 대한 대답이 성경에 적혀있다. 그 사건 후 다윗을 찾아온 선지자 나단은 다윗을 향하여 귀신을 내어 쫓는 소위 축사 행위를 하지 않는다. 대신 그는 다윗에게 회개할 것을 요구하였다. 그리고 다윗이 하나님 앞에서 진정한 회개를 하였을 때, 다윗과 하나님과의 관계는 다시 회복된다(사무엘하 12장). 다윗은 분명히 악한 상태 속에서 악을 행하였으나, 그것은 자기 자신의 선택과 의지로 하였던 것이었다. 그리고 그의 회개 역시 그의 선택과 의지로 하였던 영적 행위였다.

히틀러는 제2차 세계대전 기간 동안 나치의 인종이론을 내세워 유태인과 집시 등 1000만 명의 사람들을 잔혹하게 죽였다. 그와 그에게 동조하면서 그 일을 수행하였던 수많은 독일 나치의 사람들은 당시 악한 귀신이 들렸던 것일까? 아니면 그들 스스로의 판단과 선택에 의하여 그런 일을 하였던 것일까? 히틀러와 나치는 거대한 축사 행위를 통하여 이 땅에서 사라진 것이 아니었다. 그들의 사상과 행위에 반대한 다른 국가들의 정치군사적 판단과 투쟁에 의하여 그들은 역사 속에서 사라진다. 악한 사상에 대립하여 많은 희생을 치루며 이루어진 제2차 세계대전의 일들은 그런 의미에서 정치군사적 일이었던 동시에, 그러나 영적인 일이었다.

물론 우리는 안다. 다윗이 간음을 저지르고 우리아를 죽여 버린 행동을 한 것이나, 히틀러와 그의 추종자들이 저런 악한 사상에 매료되어 수많은 어린 아이들과 무고한 사람들을 잔혹하게 죽인 것이나, 그 뒤에는 인간의 타락한 본성이 있고, 그 본성 뒤에는 하나님에게 대적하는 사탄이 있다는 것을. 그러기에 모든 인간의 악 뒤에는 사탄의 그림자가 드리워져 있다. 그러나 일반적으로 사탄은 그 스스로 직접적인 행동을 하는 존재가 아니라고 성경은 이야기한다. 사탄은 "스스로 판단하고 선택할 수 있는 인간"을 자신의 도구로 하여 자신의 일을 해내는 존재인 것이다. 그런 의미에서 인간 사회 속에서 나타나는 모든 악과 악한 행위는 결국 "사탄과 인간의 합작품"적 성격을 가진다. 그런데 이것은 하나님께서 이 땅 위에서 그분의 일을 하실 때에도 마찬가지임을 우리는 보게 된다. 하나님은 아주 특별한 경우를 제외하고는 이 땅에서 일어나는 모든 하나님의 사역을 "스스로 판단하고 선택할 수 있는 인간"을 자신의 동역자로 하여 함께 수행하신다. 그것이 바로 이 땅 위에서 인간이 가지고 있는 가치이자 존재의 본질이다.

여기서 중요한 것은 "스스로 판단하고 선택할 수 있는 인간"이라는 개념이다. 창세기 1장 27절에는 "하나님께서 자기 형상대로 인간을 창조하셨다"는 표현이 나온다. 여기서 하나님의 형상을 따라 지음 받았다는 것의 의미 중 하나는 스스로 판단하고 선택할 수 있는 존재로서의 인간으로 창조되었다는 것이다. 왜냐하면 하나님 자신이 바로 "스스로 존재하시면서(출애굽기 3장 14절) 스스로 판단하시고 선택하시는 존재"이시기 때문이다. 그러기에 인간은 자신이 판단하고 선택하는 모든 일에 대한 궁극적인 책임을 스스로 가지게 된다. 가룟 유다가 예수를 팔기 위하여 최후의 만찬장 밖으로 나갔을 때, 사탄이 그의 안에 들어갔다고 성경은 이야기한다(요한복음 13장 27절). 그러나 사탄이 그의 안에 들어가서 예수를 배반하였다고, "인간 가룟 유다"의 개인적 책임이 없어지는 것은 전혀 아니다. 그가 그런 행위를 할 때 그는 "사탄과 함께" 그 일을 한 것이며, 따라서 그는 그 일에 대한 전적인 책임을 스스로 가진다(마태복음 27장 3-10절).

성경은 인간에게 절대적이고 영적인 독립성이 있음을 이야기한다. 사실 인간을 직접 창조하신 하나님조차 그 인간의 절대적 독립성을 철저히 인정하시고 계시며, 그 절대성을 넘어서는 일을 하지 않으심을 (때로는 못하시는 것처럼 보일 정도로) 성경을 통하여 보게 된다. 그러기에 인간이 죄를 지을 때 하나님은 선지자들을 통하여 반복하여 인간에게 회개를 촉구하시며, 때로는 간곡히 설득하신다. 그러나 아무리 인간이 악하더라도 악한 인간의 의식을 갑자기 정지시킨 후 그의 뇌 안, 또는 정신 안의 모든 악을 제거하시고 인간으로 하여금 다시 의식이 돌아오게 하는 그런 일은 하나님께서 하시지 않는다. 그것은 인간의 본질적인 그 존재적 독립성, 즉 하나님의 형상에 의하여 지음 받은 그 영적 독립성을 훼손하는 일이 되기 때문이다. 그러기에 인간은 하나님을 향하여 자신이 "스스로" 무릎을 꿇고 복음을 받아들일 때만 구원을 받게 되고 하나님과의 관계가 회복되게 된다. 인간이 스스로 하나님과 복음을 거부하면, 하나님의 인간을 향한 사랑과 구원의 열정이 하나님 입장에서 아무리 간절하시더라도, 인간은 결국 구원을 받지 못한다. 그런 의미에서 구원은 전적인 하나님의 은혜이면서 동시에 인간과 하나님의 공동 작품이다.

귀신들림에 대한 이야기를 하면서 이런 말부터 먼저 하는 이유는 다음과 같다. 일반적으로 사람들이 이야기하는 "귀신들림"이란 한 인간의 의지나 선택과는 상관없이, 귀신이 그 사람에게 들어가 그 사람의 모든 생각과 언행을 귀신이 조정하는 상태가 된다는 것이다. 이것은 그가 하는 모든 언행의 주체는 귀신이기 때문에, 그 인간은 그 상태에서 하는 모든 언행에 대하여 스스로 책임을 지지 않아도 된다는 생각에까지 연결될 수 있다. 이 글의 뒤에서 좀 더 자세히 나오지만, "귀신들림"의 정의적 차원에서 보면, 이 말은 맞는 측면도 있다. 그러나 만일 이 말이 맞는다면, 이런 현상은 인간이 창조되면서 부여받은 그 스스로 판단하고 선택할 수 있는 절대성을 가진 존재로서의 인간이 부정되는 현상이 된다. 따라서 엉뚱한 언행을 하거나 악한 일을 한다고 그것을 모두 "귀신들림"이라고 쉽게 이름 붙이는 것은 성경의 원칙에 어긋나는 일이다. 원칙적인 측면에서, 그리고 일반적으로, 모든 인간의 악에 대한 책임은 인간에게 있다. 인간이 사탄과 합작하여 일하는 것을 그 스스로 선택하여 만든 결과이기 때문이다. 따라서 귀신들림의 현상은 그런 귀신들림에 의하여 나타나는 여러 현상들에 주목하기 앞서, 그가 왜 귀신들림의 상태에 들어갔으며, 그가 그 과정에서 어떤 역할을 하였는가에 대하여도 주목하여야 할 필요가 생긴다. 이에 대하여는 이 글의 뒤에 다시 논의해 보도록 한다.

3. 귀신들림에 대한 기본적 생각

이런 전제하에, 우리는 성경, 특히 복음서에서 나오는 "귀신들림"과 축사라는 현상을 마주하게 된다. 이를 위하여 먼저 다음과 같은 몇 가지 기본적인 내용을 정리하는 것이 필요하겠다.

첫째, 성경은 우리에게 "귀신들림"이라는 현상이 존재함을 이야기한다.

이때 이 귀신들림은 막연한 "악"이나 "악한 행동"을 의미하는 것이 아니다. 영적 존재로서의 귀신이 한 인간에게 들어가서 그 인간을 억압하고, 그 인간 자신의 의지와 상관없는 말과 행동, 또는 어떤 질병적 상태를 보이게 하는 것을 나타낸다. 그리고 예수님은 귀신들에게 그 사람으로부터 나올 것을 명령하셨고, 귀신이 그 사람으로부터 나옴으로써 인간은 다시 온전한 인간으로 회복되는 장면들이 복음서에 여러 군데 나온다(마가복음 9장 14-29절 등). 또한 빌립(사도행전 8장 7절)과 바울(사도행전 19장 12절) 역시 그런 귀신을 쫓아내는 행위를 하였던 것이 성경에 기록되어 있다. 그런 의미에서 귀신들림이라는 현상 자체를 부정하는 것은, 영의 세계를 부인하고, 성경을 부정하는 일이기 때문에, 우리는 신앙 안에서 "귀신들림" 현상이 존재함을 인정하는 것이 필요하다.

둘째, 성경은 귀신들림이 아주 특별한 개인적 현상으로서만 존재하고 있다는 것을 이야기한다.

예수님이 이 땅에서 활동하고 계시던 시대에 팔레스타인을 비롯하여 지중해를 중심으로 하는 거대한 지역을 다스리고 있던 로마제국은 기독교 국가가 아니었다. 황제와 잡스러운 온갖 우상을 신으로 섬기던 제국이었다. 성적으로도 극히 타락하였던 그 제국은 어떤 의미에서 그야말로 "악의 제국"이었다. 그러나 예수님은 그 로마 제국 전체를 향하여, 그리고 그 시대를 향하여 귀신을 내어 쫓는 축사를 하시지 않는다. 또한 모든 신체적 질병에 걸린 사람들에게 모두 귀신들렸다 하고 축사를 하시지도 않았다. 예수님은 아주 특별한 개인적 사례들에 대하여 귀신들림을 보셨고 축사를 하신다. 따라서 인간의 보편적인 악, 그로 인한 악행, 인간의 신체 질병, 자연 현상 등에 대하여 모두 "귀신들림"이라는 이름표를 붙이는 것은 성경적이지 못할 가능성이 크다.

셋째, 귀신들림에 대한 정확한 정의와 진단 기준을 가지는 것이 중요하다.

기독교 역사 속에서는 그 동안 "귀신들림" 현상에 대한 많은 논란들이 있었다. 중세 가톨릭교회에서는 수많은 마녀 재판들이 열렸고, 그로 인하여 그 당시 잘 이해할 수 없는 특성들을 보인 수많은 사람들과 정신질환자들이 귀신들렸다는 이유로 비참한 죽음을 당하기도 하였다. 그리고 안타깝게도 그것은 중세 가톨릭 지역에서만이 아니라, 현대 대한민국 지역에서도 나타나는 일들이기도 하다. 정신질환자들을 귀신들렸다고 선언하기도 하고, 인간에게 나타나는 악한 현상들에게 다 "귀신들림"의 이름표를 달아 축사를 하고, 그로 인하여 제대로 된 의학적 치료를 막고, 인권이 극심하게 침해되는 일들이 일부 기독교를 포함한 다양한 종교들에서 나타나고 있기 때문이다. 따라서 어떤 현상을 정말로 귀신들림으로 규정할 것인가에 대하여 매우 정확한 기준을 필요로 한다.

특히 정신의학적 현상과 귀신들림에 대한 구분은 매우 중요한 의미를 가진다. 성경에서는 귀신들림이 반드시 정신의학적 증상을 동반

아는 것은 아니라고 이야기한다. 벙어리(마태복음 9장 32-34절), 앞을 보지 못함(마태복음 12장 22절), 간질(마가복음 9장 14-29절) 등의 현상이 귀신들림과 동반하였던 사례들도 보여주기 때문이다. 그러나 그 중 특별히 정신의학적 증상을 보였던 것으로 거라사의 귀신들린 자의 사례가 있었는데(누가복음 8장 26-39절), 이것이 정신질환 상태를 귀신들린 것으로 확대 적용시키는 큰 원인이 되었다. 그러면서 그 후 정신질환을 귀신들림으로 해석함으로써 많은 환자들과 그 가족들이 극심한 고통을 받는 일들이 발생하였다. 정신질환을 가지는 것은 척추에 디스크가 발병하거나 피부에 알레르기가 생기는 것과 같은, 뇌라는 신체 장기에 발생하는 신체적 질병 또는 그와 심리적인 상태가 깊이 연계되어 나타나는 질병 상태일 뿐이다. 그럼에도 불구하고 유독 정신질환을 귀신들림과 더 강하게 연결시킨 이유는, 다른 질병에 비하여 정신질병에 대한 신체적 원인을 알게 된 것이 20세기 들어서야 비로소 시작되었고, 그 치료도 쉽지 않았으며, 무엇보다 정신질환의 증상은 다른 육체적 질병의 증상들보다 더 큰 두려움과 공포를 사람들에게 일으켰으므로, 그것을 더 신비하게 보고, 그것을 통제할 수 있는 방법을 영적, 종교적으로 추구하는 경향이 커졌기에 나타난 현상이라고 볼 수 있다.

4. 정신건강의학이 보는 귀신들림과 그 진단기준

귀신들림에 대한 정의는 기독교 교회 역사 속에서 수많이 논의되었고, 많은 시행착오 속에서도 하나씩 정리되어 왔다. 그리고 기독 신앙을 가진 기독정신과 의사들 역시, 임상 현장에서 만나는 다양한 사례들 속에서 소위 귀신들림과 정신의학적 현상에 대한 성찰을 하여 왔다. 여기서는 귀신들림의 진단기준과 연관시켜 두 권의 책을 소개한다.

(1) 김진 著 〈정신병인가 귀신들림인가?〉 (생명의 말씀사, 2006)

정직한 기독정신과 의사로서 그는 이 주제를 가지고 많은 강의를 하여 왔고, 이 주제를 매우 조심스럽고도 진지하게 다룬다. 그는 이 책에서 그동안 기독교 역사 속에서 정리된 소위 "귀신들림"의 진단 기준을 제시하는데, 여기서는 그것을 인용하기로 한다(pp.164-171). 그는 "귀신들림"은 다음과 같은 절대적 분별점 4개, 상대적 분별점 2개를 가진다고 소개한다.

1) 절대적 분별점

① 초능력을 동반한다. 예를 들어 일반 신체 능력을 뛰어넘는 신체적 힘, 귀신의 힘을 빌려 가지는 예언하는 능력, 배우지 않은 외국어의 능숙한 구사 능력 등을 보인다.

② 영적 존재나 영적인 사람을 알아보고 적대적 태도를 취한다. 예를 들어 신약시대에 예수나 바울이 어떤 영적 존재인지를 알아보았고, 십자가, 성경, 예수님 등 신앙적인 내용에 대한 적대적 태도를 보이는 것 등이다.

③ 약물에 대한 반응을 보이지 않는다.

④ 다른 인격체가 그 사람의 안에 들어가 있음이 보인다. 즉 사람이 귀신의 영향을 받지 않을 때는 원래 그 사람의 모습을 보이지만, 귀신이 활동할 때에는 다른 귀신의 인격을 가진 언행을 한다. 이것은 정신질환 중 하나인 다중인격장애와 유사할 수도 있어 그 구분이 중요하다.

2) 상대적 분별점

① 증상의 시작과 회복의 속도에 있어, 정신질환은 시작과 회복

모두 짐진직으로 이루어지지만, 기신들림에 따른 정신증상의 발생과 회복은 급속하게 이루어진다.

② 정신병의 경우, 완전히 병적인 상태에 있다가 완전히 정상적인 상태로 급변하는 것은 거의 불가능하다. 그러나 귀신들림 현상 속에서는 그런 것이 가능한 것으로 보이며, 거라사의 광인도 그러하였다(누가복음 8장 26-39절).

김진은 위의 절대적 분별점 네 가지 특징을 모두 가지고 있으면 귀신들림이라고 이야기할 수 있다고 본다. 그러나 귀신들린 자들 가운데는 이러한 특징을 전혀 보이지 않을 가능성에 대하여도 생각해 보아야 하며, 그 조건이 다 맞지 않는다고 하여 그것이 귀신들린 것이 아니라고 판단할 수는 없다는 신중하고 조심스러운 입장을 말한다. 그러나 위의 네 가지 기준은 임상 현장에 있는 정신과 의사들에게는 중요한 기준이 된다. 만일 이런 기준을 세우지 않는다면, 모든 정신질환 현상을 다 귀신들림으로 해석할 수도 있으며, 그것은 현대의학의 정신의학적 지식이 없었던, 그래서 정신질환에 대하여 단지 축사 행위밖에는 할 수 없었던, 그런 고대, 중세 시대로 되돌아간다는 것을 의미하기 때문이다. 김진은 주치의로서 자신이 600여 명의 환자들을 직접 치료하였지만, 앞에서 정의된 그런 고전적인 의미의 귀신들린 사람을 직접 보지는 못하였다고 말한다. 그러면서 한 가지 사례를 보고하는데, 이것은 귀신들림 현상과 연관될 수 있다는 의심 내지는 추측을 할 수 있는 사례였다고 이야기 한다. 그는 많은 임상 현장에서 너무도 분명한 "정신질환"을 "귀신들림"으로 잘못 해석하여 환자와 그 가족들에게 큰 피해를 주고 있는 일부 교회의 현실에 대하여 크게 통탄해 하고 마음아파 한다. 그의 조심스럽고 진지한 접근과 의견은 모든 기독정신과의사들에게 의미 있게 받아들여져야 할 것이기에, 그의 이 책을 일독할 것을 추천한다.

(2) Scott Peck(스캇 펙) 著 〈People of the Lie(거짓의 사람들-악의 심리학)〉 (번역서: 1991, 두란노; 2007, 비전과리더십)

유명한 베스트 셀러인 〈The Road Less Traveled(아직도 가야 할 길). 번역서: 2001. 열음사)의 저자로서도 유명한 스캇 펙은 그가 기독교 신자가 된 이후에 이 책을 썼다. 그리고 앞에서 소개한 김진과 달리, 그는 자신이 직접 귀신들린 자들의 두 사례를 보았고 그 축사 과정에 입회하였었음을 책에서 이야기한다. 귀신들린 사례 자체에 대한 자세한 설명은 하지는 않았지만, 그는 그 경험들을 통하여 다음 두 가지 사항에 주목하였음을 밝힌다.

첫째, 귀신들림은 "우연한 사고"가 아니라는 것이다. 귀신들림은 당사자가 이런저런 이유로 반복적으로 자기 영혼을 파는 과정을 통하여 나타나는 점진적 과정이라고 이야기한다. 이것은 어쩌면 김진이 제시한 상대적 분별점에서 귀신들림은 그 증상이 갑자기 나타난다고 이야기한 것과 상반되는 것으로 보인다. 그러나 김진은 "귀신들림에 의한 정신의학적 증상 발현"이 급작스럽다는 것을 설명한 반면, 스캇 펙은 "귀신들림에까지 도달하는 그 중간과정"이 점진적으로 이루어진다는 것을 설명하였다는 점에서, 두 말이 서로 상충되는 것은 아니라고 생각된다.

둘째, 스캇 펙은 두 사례 모두 "외로움"으로 인해 귀신을 상상 속 친구로 자기 속에 들여 놓았었으며, 많은 경우 사교집단이나 (부두교와 같은) 타 종교와 연관되어 나타날 수 있음을 말한다. 실제로 성경에서는 이미 귀신이 그 안에 들어간 인간이 예수님을 만나는 장면들로 시

찍하나, 그 인간에게 이렇게 귀신이 들어있었는지에 대하여는 이야기하지 않는다. 그러기에 스캇 펙이 주목한 이러한 내용들은 어떤 인간들이 좀 더 귀신들림에 취약할 수 있는가를 보여주는 측면이 있다.

스캇 펙은 사탄을 "현실에 존재하는 비현실의 영"이라 정의 내린다. 그리고 악마는 인간을 끊임없이 속이지만 악마에게는 하나님에게 있으신 그런 신적 지혜가 없으며, 사탄은 그저 인간의 교활함을 이용할 수 있을 뿐이라고 이야기한다. 따라서 인간이 악마의 유혹과 속임수에 넘어가지만 않는다면, 인간은 귀신의 영에 당하지 않을 수 있다고 말한다. 사탄은 모든 힘을 다 가지고 있는 것처럼 보이지만, 다만 그에게 무릎을 꿇는 존재에게만 힘을 가지는 존재라는 것이다. 예수 그리스도에게 무릎 꿇는 자에게 악마는 그 어떤 것도 할 수 없는 존재라고 그는 말한다. 그의 책 역시 일독할 것을 추천한다.

5. 영적 현상으로서의 귀신들림에 대한 생각들

이상과 같이 귀신들림에 대한 일반적 생각을 정리할 수 있겠지만, 이 주제에는 좀 더 생각해야 할 몇 가지 이슈들이 있다. 그것은 다음과 같다.

첫째, 영의 세계에 대한 우리의 지식은 한계가 있음을 겸허히 인정하여야 한다.

우리는 '인간'이다. 그것도 '타락한 인간'이다. 비록 '구원받은 타락한 인간'이라 할지라도 인간으로서 우리는 영의 문제에 대하여 우리가 원하는 수준까지 충분히 다 알 수는 없다. 즉 인간이 다 알 수 없는 영의 신비한 영역이 존재한다는 것을 인정하는 것이 필요하다는 것이다.

그러나 이러한 인정이 영적 세계에 대한 불가지론을 의미하거나, 또는 하나님이나 사탄에 대한 무분별한 상상, 두려움, 공포를 가지는 것과 연결되어야 한다는 것은 아니다. 성경은 우리가 영적으로 "알아야 할 필요가 있는 것을 이미 충분히 다" 알려 주었다. 그러나 "알고 싶은 모든 것을 다 완전히 알려 주신 것"은 아니다. 이것을 인정하여야 한다. 중요한 것은 그 "충분히 알려 주신 것"을 정말로 "충분히 알기 위하여" 성경을 통하여 노력하여야 하며, 그 과정 속에서 하나님 앞에 겸손히 우리의 부족함과 불완전함을 고백할 수 있어야 한다는 것이다. 이런 영적 지식의 불완전성을 겸손히 인정하지 않는 "교만"은 사탄을 만들어 내었고, 다시 인간들 사이에서도 큰 악을 만들어 낸다. 반대로 영적 지식의 부족을 과장 되게 인식하는 사람들은 사교 집단이나 축사 집단에 쉽게 끌려 들어갈 가능성을 가진다.

둘째, 하나님이 아닌 사탄에게 흥미를 가지고 매료되는 것에 대한 주의가 필요하다.

사탄은 본질적으로 "속이는 자"라는 강력한 특성을 가지고 있다. 사탄은 이미 예수 그리스도의 십자가로 인하여 패배하였고, 최후의 심판 시 무저갱으로 영원히 던져질 것이 정해져 있는 존재이다(마태복음 25장 41절, 요한계시록 20장 7-10절). 그러나 아직 최후의 심판이 오기 전까지 사탄은 이 세상을 지배하는 것처럼 보이는 영으로 존재하는 것도 사실이다. 하지만 그 지배는 하나님과 예수 그리스도 앞에서 매우 제한적이며 무기력하다. 십자가에서의 승리는 모든 사탄의 권세를 이미 압도하였다. 그러나 그런 예수 그리스도에게 관심을 집중하는 것이 아니라, 귀신과 귀신들림 자체에 관심을 집중하는 사람들은, 그 사탄을 더 과장되게 인식하게 되고, 귀신들림 자체에 매료될 가능성이 크다. 그야말로 사탄의 속임수에 넘어간 상태가 되는 것이다. 하나님이 아닌,

시탄과 귀신에게 매료되고 집중하는 것이 쉽다. 그리고 귀신들림에 대하여 지나친 확장된 의식을 가지게 되면, 인간에게 해를 끼치는 모든 것을 다 귀신들림으로 해석하게 되면서 감기에 걸리는 것조차 "감기귀신"이 든 것으로 해석되게 되고, 그 귀신을 쫓아내는 축사 행위를 해야 한다고 나서게 된다. 그렇게 되면, 인간은 완전히 귀신에 대한 두려움에 사로잡혀 평생을 영적으로 무기력하게 살아갈 가능성이 커진다.

　　셋째, 영적인 공동사역이 중요하다.
　　정신과 의사들은 인간의 정신 병리와 의학적 치료, 특히 일반적으로 약물치료에 특화되어 있는 전문가들이다. 그리고 그가 비록 좋은 기독교인이라 할지라도, 영분별의 은사와 특별히 축사 사역 등의 활동에 부르심을 받은 자들은 아닐 수 있음을 인식할 필요가 있다. 반대로, 영분별의 은사를 받고 축사 사역을 하는 영적 사역자들은, 인간의 정신 병리나 약물치료 등의 영역에서 전문적 훈련이 안되어 있는 자들임을 인식할 필요가 있다. 서로가 가지고 있는 이런 특성들을 서로가 잘 이해하는 것이 중요하다. 실제로 축사 사역을 하는 사람들과 정신과 전문의들과의 공동의 사역은 아직 충분히 이루어지지 못하고 있다. 축사사역을 하시는 어떤 분들은 자신들이 수 천 명에게 축사사역을 하였고, 그들에게 놀라운 변화가 있었음을 이야기한다. 즉 귀신들림의 정의를 매우 확장하고 그것이 매우 "일반적인 현상"인 것으로 이야기하는 것이다. 그러나 기독 정신과의사들은, 그가 기독 신앙을 가지고 있고 실제로 귀신들림 현상이 얼마든지 있을 수 있다고 인정하면서도, 성경에서 이야기하는 그런 좁은 의미, "고전적인 의미"의 귀신들린 자를 보고 체험한 일이 없거나 거의 없었다고 이야기한다. 이런 차이가 이에 대한 공동의 논의 및 공동 사역하기를 어렵게 만든다. 그러나 이 공동사역은 반드시 필요하다. 그리고 그런 공동사역을 위하여는 서로에 대하여 열린 마음을 가지는 것이 필요하다. 서로가 하는 이야기를 주의 깊게 듣고, 함께 깊은 신앙적 대화를 해 나가는 가운데, 영적으로 고통 받고, 정신질환으로 고통 받는 사람들을 진심으로 도울 수 있는 길이 열리게 될 것이다.

6. 그렇다면 귀신들림 현상을 어떻게 보아야 할까?

고대 중동지역에서는 신들린 상태가 되는 것, 그런 신들린 사람들에 의한 저주와 축복, 그리고 그들의 예언을 받는 것 등이 가장 일반적이고 관심을 크게 받는 종교 활동이었다. 그런데 예외적으로 고대 이스라엘은 그런 귀신들린 상태가 되는 것, 그리고 그들에 의한 영매 활동을 엄격하게 금지하고, 그것을 행하면 돌로 쳐 죽이라고 하는 모세의 율법(레위기 19장 31절, 20장 6, 27절)을 가졌었다. 따라서 구약 성경에서 귀신들림 현상은 매우 적게 언급된다. 대표적인 예외 사항으로 귀신들린 상태에 대한 이야기가 나오는 것은 사울 왕과 연관되어 나타난다. 사울은 악한 영에 의해 사로잡혀 고통을 받았고, 다윗의 악기 연주 소리에 의하여 가까스로 쉼을 얻을 수 있었다(사무엘상 16장 14절, 19장 9절). 또한 사울은 그의 마지막 전투 전에 그 결과에 대한 불안 때문에 신접한 여인, 영매를 찾아갔다가 패배와 죽음에 대한 이야기를 듣고 혼절하며 쓰러지는 이야기가 나온다(사무엘상 28장 3−25절). 실제로 구약 성경에서는 "귀신들림"이 아닌 "우상숭배"를 가장 큰 악으로 보았고, 그것과의 투쟁이 구약 전체를 강력하게 관통하고 있다고 할 수 있다. 해, 달, 풍요와 다산을 보장해 주는 금이나 돌로 만든 조형물 등 온갖 다양한 사물들에 대한 잡다한 우상 신앙과 대조적으로 "절대자이고 유일하신 보이지 않는 창조자 하나님"을 향한 신앙만을 인정한다는 것은, 하나님의 선민으로 선택받은 이스라엘 사람들에게조차 매우 힘든 일이있고, 구약은 그 신앙의 정립을 위한 긴 투쟁의 역사를 보여준다. 실제로 바벨론 유수 포로기 이전까지의 구약시대 전기에는 성경에 "사탄"이라는 그 이름조차 나오지 않는 것으로 보인다. 창세기 3장에서 아담과 이브를 유혹하여 범죄하고 타락하게 만드는 존재의 이름조차 "사탄"이라고 명명하지 않고, "뱀"이라는 명칭으로 그 존재를 표현하였다. 그러다가 구약시대 후기, 즉 바벨론 유수 이후부터 신구약 중간기를 거치면서 선과 악, 하나님과 사탄에 대한 더 진전된 개념의 발달이 있게 된다. 그러다가 마침내 예수님이 이 땅 위에 오시면서 이 영역에 있어 거대한 변화가 있게 된다. 예수님이 이 땅에 오신 것은 사탄의 세력이 지배하고 있는 이 세상 속에 마침내 하나님의 나라와 그의 통치가 시작되었음을 선포하는 것이었기 때문이다. 이것은 공중의 권세 잡은 자로서 온 세상을 지배하고 있는 것으로 인간들을 착각하게 만들고 있었던 사탄에게 너무도 큰 위기였다. 그리고 사탄은 그런 예수님의 사역에 저항하는 온갖 활동들을 강렬하게 시작한다. 광야에서 예수님을 유혹하고 시험함으로써 예수님을 쓰러뜨리려 하였던 것도 그 중 하나였고, 귀신들린 자들에게 다가서는 예수님에게 적극적으로 대항하던 것도 그것들 중 하나였다. 그런 상황 속에서 예수님께서는 이 땅에서 복음을 전파하는 전도자, 병을 치료하는 치유자, 그리고 귀신을 쫓아내시는 축사자로서 활동하셨다. 실제로 많은 귀신들린 자들이 예수를 메시아로 알아보고, 소리 지르며 자신들을 내어 쫓지 말아 달라고 간청하다가 쫓겨나가고 하는 강렬한 영적 충돌 현상들이 그 기간에 집중되었다. 모든 질병과 자연 재해, 그리고 인간 사회의 부조리 뒤에 있는 악과 사탄의 그림자가 사탄의 활동을 간접적으로 보여준다면, 이런 귀신들린 사람들의 등장과 예수님의 축사 현상은 사탄의 활동을 직접적으로 보여준다. 그리고 이것은 영적인 세계에 무지하거나, 또는 영적 세계를 아예 무시한 사람들에게 영적 세계의 존재를 분명하게 인식시키고 예수님이 가지시는 영적 존재로서의 의미를 가르쳐 주는 데 큰 의미를 가진다. 그렇기에 예수님의 사역 기간 중 귀신들린 사람들의 이야기는 큰 의미를 가진다. 그러나 예수님의 모든 사역이 "축사"로 구성되었던 것은 아니었다. 오히려 예수님의 전체 사역 중에 축사 활동은 그리 큰 부분을 차지하지 않았던 것 같다. 복음서는 귀신들림에 대한 몇 가지의 사례들을 기록하고 있지만, 결국 복음서의 가장 큰 핵심은 십자가의 사건과 부활, 사랑과 섬김, 그리고 교회 공동체였다. 그리고 무엇보다도 복음서의 관심은 사탄이 아닌, 바로 "예수"에 집중된다. 사탄과 귀신은, 이미 부활 사건을 통하여 패배한 적(敵)으로서, 복음서에서 관심의 대상은 되었지만, 가장 큰 관심 대상은 아니었던 것이다. 그러기에 초대교회에서도 축사는 교회 활동 전체의 어떤 일부분만으로서 존재하였다. 만일 축사가 정말 기독교 신앙의 본질을 구성하는 신앙생활의 가장 큰 부분이었다면, 복음서와 사도행전, 바울서신들과 다른 사도들의 모든 서신들이 온통 귀신들린 자를 알아보는 법, 귀신을 쫓는 법, 그에 대한 수많은 사례들로 가득 차 있고, 그것들을 아주 자세하고 체계적으로 정리하였을 것이며, 그 후 기독교회의 모든 종교 활동은 그것들로 가득 차 있었어야 했을 것일 것이다. 그러나 성경은 그렇게 이야기하지 않는다. 오직 이 악한 영이 지배하는 이 세상 속에서 사랑, 믿음, 소망을 가지고 당당하게 하나님의 자녀로서의, 그리고 전도자로서의 삶을 살아가면, 마지막 날 예수 그리스도의 영접을 받고 영원한 천국에 거할 것을 이야기한다. 성경은 그것에 집중한다. 그러나 그렇다고 성경이 사탄을 전적으로 무시하거나 언급하지 않는 것은 아니라는 것을 우리는 안다. 성경 구석구석에는 사탄에 대한 엄격한 경계와 주의를 이야기한다. 베드로는 "믿음을 굳게 하여 마귀를 대적하라"(베드로전서 5장 9절)고 하였고, 야고보는 "마귀를 대적하라, 그리하면 너희를 피하리라"(야고보서 4장 7절)고 이야기한다. 요한은 "죄를 짓는 사탄나 마귀에게 속하였니니"(요한일시 3장 8절)라고 이야기한다. 그리고 사탄은 계시록에서 최후의 패배를 하는 존재로 이야기 된다(요한계시록 20장 7-10절). 그것이 우리가 사탄과 귀신들림에 대하여 두어야 하는 신앙적인 적절한 비중일 것이다. 사탄 및 귀신들림에 대한 분명한 인식, 그러나 그것 자체를 지나치게 과장 되게 보면서 거기에 두려움을 가지고, 그것에 집착하는 것을 사탄의 속임수로 보고, 그러한 것을 경계하는 것이 필요한 것이다.

특히 이 주제에 대한 바울의 태도를 한 번 더 생각해 볼 수 있다. 바울은 자신을 통하여 많은 치유의 사역과 축사의 사역이 일어났음에도 불구하고, 기독교의 본질이 단지 신체적 질병의 나음, 축사 정도로 사람들에 의하여 왜곡, 축소되는 것을 예수님과 마찬가지로 극히 경계하였던 것 같다. 당시 그런 주제에 집착하고 매료되어 있던 수많은 다른 이교 신앙들 중 하나처럼 기독교의 복음이 저급하게 다루어지는 것을 거부하였던 것이다. 그는 믿음과 소망과 사랑, 그리고 구원을 이야기하였고, 그것이 예수님이 이 땅에서 오신 그 본래적 목적과 연결된다고 이야기하였다. 그러나 그 역시 "마귀에게 아무런 기회도 주지 말라"(에베소서 4장 27절)라는 말을 통하여 그가 그의 사역 속에서 만나게 되었던 복음에 대한 반대, 교회 내의 내분 등에 대한 주의를 환기시켰다. 그리고 이 세상의 "공중 권세 잡은 자들"에 대한 경고를 하면서(에베소서 6:10-20), 그에 대한 영적 투쟁을 하는 것, 그것을 위하여 영적 전신 갑주를 입는 것은(에베소서 6장 11절), 단순히 귀신들림과 축사에 대한 이야기를 하는 것보다 훨씬 더 큰, 이 시대와 이 세계 속에서 인간으로 하여금 악한 행동을 하고 악한 사고를 하도록 만드는 것에 대한 치열한 투쟁을 이야기한 것으로 보인다.

현대에도 매우 예외적이고 희귀하게 귀신들림 현상은 얼마든지 있을 수 있다. 처음 복음이 소개되는 선교지에서는 이런 현상이 더 많이 나타나는 것으로 선교사들이 보고하기도 한다. 그것을 통하여 우리는 영의 세계가 분명히 존재함을 인식하게 되고, 또한 세속에만 온통 정신 팔려 살고 있는 우리에게 새로운 영적 시야를 가질 수 있게 하는 기회를 가질 수도 있다. 그러나 이것은 그야말로 매우 특수한 현상이라고 보아야 한다. 마치 암에 걸린 99 %의 사람들은 병원에 가서 치료를 받음으로써 치료가 되지만, 1%의 사람들은 순전히 신유의 은사로만 암을 치료하는 것과 유사하다. 신유의 은사로 암 치료가 이루어지는 것을 특별은총으로 체험함으로써 우리는 하나님이 살아계심을 더 강렬하게 체험하고 믿음을 가지게 된다. 그러나 모든 암을 신유라는 특별은총으로 치료받아야 하는 것은 아니다. 의학이라는 일반은총을 통하여 하나님의 사랑은 우리에게 다가오며, 99%의 암환자들은 그런 치료 방법을 통하여 하나님으로부터 치유의 은혜를 입는 것이다. 마찬가지이다. 사탄의 그림자 밑에서 일어나는 많은 인간의 고통과 비극이 있다. 그것을 인간의 믿음과 선한 자기희생의 헌신을 통하여 해결해 나가도록 하는 것이 기독인들의 사명이다. 때로 희귀하게 인간의 고통과 비극이 귀신들림이라는 특별한 영적 현상으로 나타날 수 있고, 그것을 신앙적 축사로 해결하는 일이 있을 수 있다. 그러나 인간의 고통과 비극의 99%는 축사로 해결하여야 하는 것이 아니다. 그것은 믿음과 기도, 결단과 헌신으로 사회적 사명을 다하는 기독인들에 의하여 해결되어 가야 할 일인 것이다.

7. 그러면 어떻게 할 것인가?

첫째, 성경 전체에 대한 깊은 이해와 성찰이 필요하다.

영의 세계를 알 수 있는 통로로 하나님께서는 우리에게 "성경"을 주셨다. 하나님에 대하여, 예수님에 대하여, 성령에 대하여, 인간이 정확히 알 수 있도록 하나님께서 인간에게 주신 가장 선명한 도구가 성경인 것이다. 그러므로 하나님에 대하여는 물론, "귀신들림"에 대한 것까지를 포함하여, 영적인 통찰력은 그 성경에 대한 깊은 이해와 성찰을 통하여 가질 수 있다. 예수님께서는 공생애를 시작하시기 전에 광야에서 사탄의 시험을 받으셨다. 그리고 그 시험 중 하나를 사탄은 성경 구절을 가지고 한다(마태복음 4장 6절). 성경에 대한 정확한 이해와 통찰력이 없다면, 이런 시험에 인간은 쉽게 무너진다. 따라서 귀신들림을 포함한 모든 영의 세계, 신앙의 세계를 알기 위하여 깊은 성경 읽기와 연구가 필요하다. 이때 주의하여야 할 것은 "영", "귀신", "귀신들림"과 같은 어휘가 사용된 부분만 선택적으로 성경을 읽으면 안 된다는 것이다. 축사 사역을 한다는 일부 사람들 중에는 성경의 그 많은 부분들은 스쳐 지나가고, 오직 자신이 흥미를 가지는 몇몇 구절들에만 집중하는 것을 볼 수 있다. 이것은 매우 위험한 일이다. 성경은 그 "전체 성경"을 다 읽고 깨달아야만 정확한 이해에 도달할 수 있는 책이다. 그런 의미에서 영적 사역을 하는 사람들은 늘 "전체 성경" 앞에서 평가되어야 한다. 그리고 그런 성찰과 성숙이 있을 수 있도록 신앙인들 사이의 교제와 공동 성찰, 겸손한 대화와 사역이 이루어지도록 하여 서로가 서로를 날카롭게 하는 역할을 잘 감당하도록 하여야 할 것이다 (잠언 27장 17절).

둘째, 깊은 영적 기도를 하여야 한다.

예수님께서 변화산에서 큰 영적 현상을 보이신 다음 다시 마을로 돌아오셨을 때, 그 제자들은 한 어린 아이에게 들어가 있던 귀신을 쫓아내지 못하고 쩔쩔매고 있었다(마가복음 9장 14-29절). 그리고 그때 예수님께서 하신 말씀은 "기도 외에 다른 것으로는 이런 종류가 나갈 수 없느니라"(마가복음 9장 29절)라는 것이었다. 이것은 단지 축사용 기도를 하라는 것이 아니었을 것이다(그것은 이미 제자들이 그 아이에게 하고 있었을 것이기 때문에). 예수님이 보신 것은 "영적 사역"이 일어나기 위한 그들 제자들의 "영적인 믿음의 상태"였고, 그것은 그들의 "영적 기도"와 직결되어 있는 것이라는 지적하셨던 것이었을 것이다. 결국, 기독신앙인들은 하나님의 함께 하심, 하나님의 동행을 겸손히 간구하여야 한다. 제자들이 인간적으로 하는 "종교적 행위"로서의 기도는 아무런 영적 힘과 권능을 가지지 못하였다. 축사를 포함한 모든 영적 사역을 하기 위하여 우리는 늘 깨어 기도하는 존재가 되어야 한다(마태복음 26:41).

셋째, 영적인 고통을 당하는 사람들을 진심으로 겸손히 도와야 한다.

우리는 앞에서 귀신들림이라 진단할 수 있는 기준을 이야기한 바 있다. 그러나 어떤 경우에는, 이것이 정말 정신질환인지, 귀신들림인지 혼란스러울 수도 있을 것이다. 실제로 정신질환과 귀신들림은 각각 별개의 현상으로 나타날 수도 있지만, 그 두 개가 복합적으로 합쳐져서 나타날 수도 있기 때문이다. 그러나 그 고통의 원인이 다르다고 그 고통 받는 사람을 돕는 방법에서도 처음부터 근본적인 차이가 있을까? 예를 들어 만일 집에 불이 났고, 어린아이가 집 안에 있다면, 그 불이 전기 누전에 의한 것인지, 가스 불에 의한 것인지, 그 원인을 분명히 파악하기 전에는 아이를 구하러 집 안으로 뛰어 들어갈 수 없다고 말할 아버지는 없을 것이다. 정신질환이든, 귀신들림이든, 또는 그 두 개가 섞인 상태이든, 중요한 원칙은 하나이다. 그 고통 받는 사람을 불쌍히 여기고, 그를 보호해 주며, 그를 그 고통에서부터 벗어나도록, 뛰어

들어가, 그를 구해주고 보실펴 주어야 힐 깃이다. 그리기 위해시, 무인가 이상하고 정신적인 혼란 증상이 있는 사람이 있을 경우, 그가 귀신들린 것인지, 정신질환인지를 구분하는 것에 집중하기 전에, 일단 먼저 그를 신체적으로 보호하고, 정신과 의사를 만나게 하고, 필요하면 입원을 시킬 수 있어야 한다. 고통 속에 있는 사람들을 신체적, 정신적으로 안정시키고, 제대로 식사하고 잠을 잘 수 있도록 해 주며, 스스로 자해하거나, 또는 다른 사람들로부터 신체적 해를 입는 것을 막아주는 보호는 입원을 통하여 효과적으로 할 수 있다. 그리고 그가 정신질환을 가진 것이든, 귀신들린 것이든, 그를 위하여 간절한 기도를 하여야 하는 것도 공히 모두 동일하다. 정신적으로 혼란을 보이는 경우, 확률적으로 보면 그 원인이 정신질환일 가능성이 더 크다. 그런 경우, 정신의학적 치료를 받는 것이 당연히 우선되어야 한다. 그리고 설사 정말 귀신들린 것이라 할지라도, 축사를 이유로 하여 누군가들이 그에게 물리적 위해를 가할 가능성을 사선에 차단해 주는 것이 필요하다. 싱경에는 예수님이 축사를 하시면서 귀신들린 자를 때렸다는 기록이 전혀 없다. 그러나 많은 경우, 과거 무속 신앙의 전통 등에 의하여, 귀신들린 사람을 때리거나 또는 나쁜 냄새를 맡게 하는 등의 신체적 고통을 주는 것을 축사의 방식으로 이용하는 사람들이 있다. 이것은 실제로 비성경적인 방법일 뿐 아니라, 인권적으로나 법적으로 큰 문제를 가지는 행동이 된다. 일단 병원에서 충분히 안정을 취하도록 하고 보호를 한 다음에, 정말 귀신들림이 의심되는 상태로 있으면, 그때 가서 영분별의 능력을 가지신 영적 지도자들과 축사 사역에 대하여 상의를 해도 늦지 않다. 결국 중요한 것은 귀신들린 자이든, 정신질환자이든, 그들이 고통 받고 불쌍한, 그러나 하나님의 형상을 따라 지음을 받은 소중한 하나님의 자녀라는 사실을 인정하고 그에 따라 대응하는 것이다. 예수님이, 바울이, 베드로가 귀신들린 자들에게서 귀신을 내어 쫓고, 병을 고처 주고, 복음을 전파한 것은 모두 인간을 진정으로 사랑하셨고, 고통 받는 사람들을 그 고통에서부터 풀어 주기를 간절히 원하셨기 때문이었다. 그것은 자신의 "종교적 권능을 과시"하기 위해서가 아니었다. 고통 받는 사람을 소중히 생각한다면, 절대로 함부로 사람을 대하지 않는다.

8. 마치는 말

C. S. Lewis는 그의 저서 <The Screwtape Letters>(1961, Macmillan) 서문에서 다음과 같이 말한다. "우리가 악마에게 실패하는 두 가지의 동등한 크기의 상반된 착각이 있다. 하나는 그들의 존재를 믿지 않는 것이다. 다른 하나는, (그들의 존재를) 믿으면서, 지나치게 병적인 관심을 그들에게 가지는 것이다."

이것은 귀신들림이라는 주제를 어떤 형태로든 간에 다루어야 하는 모든 기독정신과의사들과 모든 영적 사역자들에게 중요한 의미를 가지는 말이다. 너무도 분명한 영적 한계와 제한을 가지고 있는 인간으로서, 다양한 이유로 고통을 받고 있는 인간들을 진심으로 이해하고 제대로 돕는 것은 정말로 어려운 일이라는 것을 우리는 이미 알고 있으며, 또한 겸손히 인정하여야 한다. 그러기에 고통 받는 사람들을 돕는 일은 반드시 성령께서 함께 하셔야 이루어질 수 있는 일이다. 성령께서 성경을 통하여 비추어 주시는 그 빛을 따라 고통 받는 그 인간들과 함께 영적인 여정을 걷는 동반자로서의 우리의 삶이 될 수 있도록, 그 길에서 어긋나지 않도록, 하나님께 평생 간절히 기도드리며, 좋은 신앙 공동체의 형제자매들과 함께 살아가는 것이 기독인으로서의 우리의 역할일 것이다.

참고문헌

김진 <정신병인가? 귀신들림인가?> 2006. 서울. 생명의 말씀사.

아가페 성경사전. 1991. 아가페 출판사.

C. S. Lewis <The Screwtape Letters>(1961, Macmillan>

Leland Ryken, James C. Wihoit, Tremper Longman III. Dictionay of Biblical Imagery. 1998. Inter—Varisity Press. (번역서: 성경 이미지 사전. 2001. 기독교문서선교회, 서울)

New Bible Dictionary. 2nd. Inter—Varsity Press—England. 1982. (번역서 : 새성경사전. 기독교문서선교원, 1996, 서울)

New Dictionary of Biblical Theology. 2000. Inter—Varisity Press. USA. (번역서: IVP 성경신학사전. 2004. IVP, 서울)

Peter Horobin <Healing through Deliverance> 2003. Sovereign world LTD. United Kingdom. (번역서: 박선규 역. <축사와 치유> 2009. 다윗의 장막. 서울)

Scott Peck <People of The Lie> 1983. New York. Simon & Schuster. (번역서 : 윤종석 역. <거짓의 사람들> 1991. 두란노)

Walter C. Kaiser Jr., Peter H. Davids. Hard Sayings of the Bible. IVP. (번역서: 성경난제주석. 2017. IVP, 서울)

인질 사건 발생 시 정신의학적 지원 방안

: 2007년 아프간 인질 사건 경험을 중심으로

전우택 _연세의대 정신건강의학교실/의학교육학교실 교수

1. 시작하는 말

– 국제적으로 정치적, 군사적, 종교적, 사회적, 문화적 상황이 복잡하
 게 얽히면서 갈등은 끊임없이 폭력을 동반한다. 그런 폭력 중 하나
 가 납치와 인질 억류이다. 우리나라 국민들도 다양한 이유로 해외
 에서 납치와 인질의 대상이 되고 있다.

– 인질 사건은 그 일을 직접 겪게 되는 개인은 물론이고, 그 가족들
 과 친지들, 그리고 그 소속 기관들에게 최악의 어려운 기간으로 경
 험된다. 동시에 그것은 사회와 국가 전체에도 중대한 사건으로 받
 아들여진다. 인질 사건이 발생하면, 인질이 무사히 살아서 돌아올
 수 있도록 정부나 관계 기관들의 노력이 있게 된다. 그러나 석방만
 으로 인질 사건이 마무리되지는 않는다. 인질이 풀려나 돌아왔을
 때 이들이 그 충격에서 벗어나 건강하게 가정과 사회에 복귀하도록
 돕는 것이 또 다른 중요한 과제이기 때문이다.

– 본 글은 2007년에 있었던 아프간 인질 사건 기간 중 인질 및 그 가
 족들의 정신의학적 지원을 담당하였던 필자의 경험을 토대로, 향후

인질 사건이 다시 발생할 경우, 그 지원을 담당할 책임자와 기관 실무자, 지원에 참여하실 각 영역의 전문가와 정신건강의학 전문의를 돕기 위한 자료로 작성한 것이다. 이 글은 당시의 경험을 중심으로 작성되었기 때문에, 여기서 이야기되는 내용이 모든 인질 상황에서 일반적으로 적용될 수 있다고 생각하지는 않는다. 그러나 아프간 인질 사건의 경험은 향후 이런 일을 다루어야 하는 분들에게 의미 있는 참조 사항이 될 수 있다고 판단되어 이 글을 작성하였다.

– 아프간 인질 사건의 개요는 다음과 같다. 2007년 7월 13일, 경기도 분당 샘물교회 소속 23명(남자 6명, 여자 17명)의 봉사단원들이 아프가니스탄에서 봉사 활동을 시작하였다. 이들은 아프가니스탄 북부 마자리샤리프에서의 봉사활동을 마치고 19일 카불로 돌아와 다시 남부 칸다하르에서의 봉사를 위하여 버스를 타고 출발하였다가, 도중에 있는 카라바그 지역 도로상에서 무장 세력에 의하여 납치되었다. 20일 탈레반은 한국인 납치 억류를 발표하였고, 인질들을 분산 수용을 하였다. 22일 한국 정부대책반이 아프간 현지에 도착하였고 탈레반과 25일까지 4차례 협상을 위한 접촉을 시도하였으나, 비대면 협상은 결렬되었다. 25일 저녁 남자 인질 1명이 살해되었다. 그리고 31일 새벽, 다른 남자 인질 1명이 살해되었다. 8월 10일 한국 정부 대표단과 탈레반이 첫 대면 협상에 들어갔다. 13일, 2명의 여성 인질이 석방되어 17일 귀국하였다. 28일 한국 정부는 남은 인질 19명의 전원 석방 합의를 공식 발표하였고 29일 12명이 석방되고 30일 나머지 7명이 석방되었다. 그리고 9월 2일 석방된 인질들이 한국에 귀국하였다. 8월 17일 먼저 귀국한 2명의 여성 귀환자들은 국군통합병원에서 치료를 받다가 9월 2일 귀국한 나머지 귀환자들의 치료 기관이었던 안양 샘병원으로 이동하여 귀환자 전원이 9월

2일부터 9월 12일까지 공동 치료 프로그램에 따라 치료를 받았다. 9월 12일 공동 기자회견을 하고 병원에서 퇴원한 후, 귀환자 전원은 강원도에 위치한 수양관으로 이동하여 거기서 2차 공동 회복 프로그램을 가졌다. 1주일간의 프로그램 기간 중 첫 4일간은 귀환자들의 가족들도 함께 숙식을 하면서 프로그램에 참여하였다. 9월 19일 해단식을 하여 각자 집으로 돌아가 추석 연휴 기간을 가졌다. 9월 27일 안양 샘병원에 함께 모여 공동 프로그램을 가지고 진료를 실시하였다. 그 후 귀환 3개월째가 되는 12월 1일과 2일, 다시 공동 프로그램과 진료를 실시하였고, 그로부터 다시 4개월 뒤인 2008년 4월 6일에 공동 프로그램을 실시하였다.

- 2007년 아프간 인질사건은 일반적 인질 사건과는 몇 가지 다른 특징을 가진다. ① 대규모로 인질이 잡혔다는 것, ② 여성 인질이 많았다는 것, ③ 선교적 목적을 가지고 자발적으로 이슬람 지역에 들어갔다는 것, ④ 피랍 당시 국내 여론이 매우 부정적으로 흘러갔다는 것, ⑤ 언론들이 이 사건을 대대적으로 다루는 가운데, 정부가 그 해결을 위하여 매우 적극적으로 전면에 나서 해결을 시도하였다는 것, ⑥ 납치범인 탈레반에 의하여 정해지는 촉박한 협상 기한이 반복적으로 제시되는 가운데, 살해된 인질 시신 두 구가 발견되면서, 극도의 긴장 상태가 피랍 기간 내내 지속되었다는 것, ⑦ 억류 약 40여 일 후에 그때까지 생존하고 있던 인질 전원이 석방되어 귀국할 수 있었다는 것 등이 그것이었다.

2. 인질 납치가 시작되어 석방되기 전까지 기간

(1) 지원팀의 구성과 운영

- 인질 사건이 발생한 소식이 전해지면, 즉각 인질들의 소속 기관에 가족들이 모이게 되고, 언론 매체들도 도착하게 된다. 따라서 이러한 상황에 대처할 기구를 소속 기관은 만들어야 한다.

- 일반적으로는 인질이 된 사람들의 소속 기관이 분명하기 때문에 그 소속 기관이 대처 기구를 만들게 되지만, 경우에 따라서는 그 소속 기관이 여러 기관이거나 또는 불명확할 경우, 대처 기관을 구성하는 데 혼란이 있을 수 있다. 소속 기관이 불명확할 경우, 인질 사건에 대한 책임 소재, 법적 책임, 보상 문제, 정부나 언론과의 대화 등에 어려움이 발생할 수 있다. 따라서 여러 기관이 관여되어 있을 경우에는 관련된 기관들이 빠르게 의견들을 모으고 공동 대처 기구를 만들어 가는 것이 중요하다.

- 소속 기관이 구성하는 인질 사건 대책위원회(이하 대책위원회)는 소속 기관의 전체 책임자 및 인질 사건 대응 실무 책임자와 가족 대표, 그리고 외부 전문가 집단 등으로 구성한다. 여기에 정부 관계기관 등이 필요에 따라 부분적으로 동참할 수 있다. 전문가 집단은 의료, 법률, 언론 등의 영역에서 지원하고 자문할 사람들로 구성되며 기타 관련 문제 해결을 하기 위한 영역별 실무자들이 참여할 수 있다.

- 대책위원회는 정기적으로, 그리고 필요에 따라 수시로 비정기적으

로 회의를 하여 주요 사항들을 논의하고 결정하며, 각 대책위원들이 가지게 된 새로운 정보를 다른 대책위원들과 함께 공유하도록 한다. 때로 어떤 사안에 대해서는 대책위원 간에 의견이 다를 수도 있는데, 그럴 경우 우선적으로 떠올려야 하는 질문은 "인질과 가족들에게 가장 도움이 되는 것은 무엇인가?"이다.

- 인질 기간 전체 과정에서 정부와의 협조는 매우 중요하다. 많은 경우 정부는 현지의 인질납치집단과 실제적으로 접촉을 할 수 있는 가장 중요한 주체가 되며, 모든 상황을 파악하고 도울 수 있는 자원을 가지고 있다. 그러나 때로는 정부와 대책위원회의 의견이 서로 다를 수도 있으므로, 대책위원회는 정부와 원활한 의견 소통을 위하여 최선의 노력을 다 하여야 한다.

(2) 가족들에 대한 지원과 교육

- 인질이 석방될 때까지 본국에서 관심을 가지고 도와야 하는 대상은 인질의 가족들이다. 가족들을 돕고 돌보는 것이 중요한 이유는 다음과 같다. 첫째, 이들이 극심한 고통 속에 있기 때문에 그에 대한 지원과 치료가 필요하다, 둘째, 가족은 인질들이 살아 돌아왔을 때 이들이 정상적으로 사회에 복귀할 수 있도록 돕는 일차적 사람들이기 때문에 이들이 피랍 기간 중 건강하게 강인하게 버틸 수 있도록 돕는 것이 중요하다, 셋째, 인질 석방 전까지 언론에 표적이 되면서 가족들의 언행은 여론에도 영향을 끼치게 되고, 석방 교섭 자체에도 영향을 끼칠 수 있기 때문이다. 따라서 가족들의 지원은 인질 사건 대응에 있어 중요한 의미를 가진다.

- 인질 가족들은 가족의 피랍 소식을 듣는 순간, 극도의 당황과 혼란

을 제험한다. 가족으로서 딩깅 인길을 도울 수 있는 방법이 없다는 무기력감, 납치한 집단에 대한 분노, 인질 사건을 막지 못한 소속 기관에 대한 원망 등의 감정이 뒤섞이면서 심리적으로 큰 어려움을 겪는다. 따라서 가족들을 돕는 역할을 담당하는 대책위원회의 가족 지원팀은 가족들이 겪는 그 당황과 심리적 고통, 어려움을 이해하여야 하며, 때로는 과격할 수도 있는 그 분들의 감정 표현을 이해해야 한다. 그리고 이들이 필요로 하는 정보와 기타 지원들을 최대한 효율적으로 잘 지원해야 한다.

- 언론 매체들의 선정적이거나 감정을 자극하는 미확인되는 인질 관련 언론 보도나 무책임한 인터넷 소문 유포 등에 의하여 가족들은 더 극단적인 감정의 고통을 겪을 수 있다. 따라서 이 시점에서 중요한 것은 객관적인 정보와 전문적인 지식을 가족들에게 제공하는 것이다. 공식적으로 확인되지 않은 언론 보도나 소문들은 무시할 수 있도록 계속 대화와 교육의 시간을 만들어야 한다. 아프간 인질 사건 시 수많은 잘못된 관련 소문들이 가족들을 더욱 힘들게 한 바 있다.

- 가족들에게는 상황 정보를 시시각각 주는 것 이외에, 인질 사건 관련 교육을 제공하는 것이 중요하다. 여기에는, 일반적으로 인질 상황이라는 것은 어떠한 것이며, 석방 후 인질들은 어떤 어려움과 어떤 회복 과정을 거치며, 그 과정 속에서 가족들은 어떤 경험을 하고, 인질들을 돌보기 위해 바람직한 가족의 행동과 태도는 어떤 것인가에 대한 객관적이고 전문적인 내용을 포함 하여야 한다. 이러한 교육은 매우 다양할 수 있는 많은 가족들의 상황에 대한 시각과 의견을 하나로 정리해 나가는 효과를 가지고 있다. 그리고 이것은

향후 가족들의 의사결정과 공동 활동에 긍정적 역할을 하게 된다.

― 이러한 교육은 인질 사건과 직접적 연관을 가지는 소속기관 내부의 전문가보다는 외부에서 초빙된 전문가가 맡는 것이 신뢰를 주는 데 더 유리한 측면이 있다. 이러한 교육을 실시함에 있어 전문가들은 인질 석방과 인질의 귀환 후 성공적 사회 복귀에 가장 큰 초점을 두어야 한다. 그것이 혼란스러운 가족들에게 협조를 받을 수 있는 중요한 조건이 된다.

― 소속 기관 및 인질의 가족들은 법률, 의료, 언론 등을 대응하는 데 전문가들의 도움을 받는 것이 중요하다. 전문가들은 상황을 좀 더 객관적으로 파악하고, 전문적 의견들을 제공하며, 실제적 도움을 줄 수 있으므로, 이들의 역할에 대한 이해와 적극적 협력 시스템을 만드는 것이 큰 의미를 가진다.

― 이러한 교육과 정보 제공은 정기적으로 제공될 필요가 있다. 일반적으로 가족들은 매우 흥분해 있고 지쳐 있으므로, 매회 교육 시간이나 대화 시간은 길게 잡지 않고, 교육 후 질의응답 시간을 충분히 가지도록 하는 것이 필요하다.

(3) 가족협의체 구성 및 대표 선정

― 이 시점에서 가족들끼리의 의견 조정은 매우 중요하다. 인질의 가족들은 각기 다른 삶의 배경을 가지고 살아왔던 사람들이므로 피랍 상황을 이해하고 해석하고 대응하는 방식이 전혀 다를 수 있다. 그러므로 취하여야 하는 대응 조치에 대한 생각도 완전히 다를 수 있다. 예를 들어 크게 흥분하여 소속 기관이나 정부를 큰 소리로 비난

아면서 적극적으로 가족들이 집단행동을 하기는 사람들도 있을 수 있고, 극도의 비통 속에 어떤 말도 못하면서 조용히 참고 기다리려는 사람들도 있을 수 있다. 가족들이 크게 통곡하고 고통스러워하는 것을 언론에 보여 주는 것이 인질 석방에 더 유리하다고 판단하는 사람도 있을 수 있고, 그런 모습이 인질 석방에 더 부담이 된다고 판단하는 사람도 있을 수 있다. 그런 의견들의 차이로 말미암아 가족들 사이에서 긴장과 갈등이 발생할 수 있다. 따라서 가족들의 다양한 의견들을 모아 정리하고, 갈등을 해결하며, 소속 기관, 정부, 전문가들, 그리고 언론들과의 좋은 협력 체제를 만들기 위하여 필요로 되는 것이 가족들로 구성되는 가족협의체이다.

- 가족협의체 구성은 크게 세 종류로 구성될 수 있다. 첫째, 모든 인질들의 모든 참석 가능한 가족들이 다 참여하는 가족 총회이다. 중요한 정보가 여기서 전달되고, 큰 원칙 등이 여기서 논의되면서 공동의 의견을 수렴할 수 있는 자리가 된다. 둘째, 가족대표모임이다. 한 명의 인질당 연결되는 가족들의 숫자가 많다보니, 구체적인 어떤 사항들을 신속히 논의하고 결정할 수 있는 좀 더 효율적인 가족 조직이 필요하다. 그러기 위하여 만일 인질의 숫자가 많은 경우, 인질당 가족 1~2명만이 모여 논의하는 대표가족모임을 구성하고, 여기에서 여러 의견들이 조정될 수 있도록 한다. 셋째, 가족협의체의 대표단을 구성하는 것이다.

- 가족협의체 대표단은 한 명의 대표와 약간 명의 부대표로 구성될 수 있을 것이다. 대표의 역할을 고려할 때 가족협의체 대표는 다음과 같은 조건을 가진 사람이면 더 좋다. 첫째, 자기 개인의 의견 관철보다, 전체 가족들의 의견을 수렴하여 합리적인 결론을 도출해

낼 수 있는 성품이 필요하다. 둘째, 가족들만의 입장을 주장하는 것이 아니라, 전체적인 시각을 가지고 가족들, 소속 기관, 정부, 언론, 전문가 집단 등의 입장을 중간에서 잘 조정하고 조율할 수 있는 균형 잡힌 시각이 필요하다. 셋째, 인질 기간이 길어지면 전체적으로 업무량이 많아지게 된다. 따라서 이 일에 어느 정도 전념할 수 있는 사회여건을 가지고 있으면서 체력적으로 잘 견뎌낼 수 있는 사람이 필요하다. 넷째, 언론과의 접촉을 해야 하는 경우가 많으므로, 언론의 특성을 잘 이해하고 언론을 대할 수 있는 사람이 좋다. 그러나 이러한 조건을 동시에 모두 다 갖춘 대표를 가질 수 없는 경우, 부대표들과 역할 분담을 하여 활동할 수도 있을 것이다.

－ 가족협의체의 중요한 역할 중 하나는 가족들이 서로간의 갈등으로 인하여 마음의 상처를 받지 않도록 하는 것이다. 서로가 배려하고 갈등을 최소화하기 위하여 인내심을 발휘할 수 있도록 가족들을 위로하고 격려하고 설득하는 것이 가족협의체의 중요한 역할이다. 이때 가족들이 의미 있게 받아들인 이야기는 다음과 같은 것이었다. "지금 인질로 잡혀 있는 여러분의 가족들은 분명히 인질 서로를 의지하고 격려하며 힘을 합쳐서 생존에 집중하고 있을 것입니다. 따라서 우리도 서로에게 의지하고 격려하며 힘을 합쳐야만 합니다"

  (4) 인질 생환을 위한 대정부, 언론, 여론의 문제에 대한 지원

－ 언론에 비치는 가족들의 모습은 국민들의 관심을 만들어 내어 정부의 석방 노력에 압력으로 작용할 수 있다는 점에서 매우 중요한 의미를 가진다. 또한 언론이 인질 상황에 대한 여론을 만들어 갈 수 있다는 점에서도 매우 중요하다. 그러나 동시에 언론은 자극적인 기사거리를 만들려는 유혹에 늘 노출되어 있다는 점에서 일종의 양

날의 칼을 사시고 있다. 따라서 이러한 특성을 충분히 이해하면서
언론을 대하여야 한다.

- 인질 가족들이 각자의 의견을 따로 언론에 이야기하고, 각자 독립된
행동을 할 경우, 언론과의 관계도 혼란스럽게 되고, 일반 여론에 호
소하는 것도 비효율적이 되어, 정부의 도움을 받는 데도 어려움이
있을 수 있다. 또한 언론에 나간 서로 다른 의견이 가족들 사이에 갈
등을 일으키는 원인이 될 수도 있다. 따라서 가족협의체를 통하여
신중히 논의하고 정리된 내용이 언론에 나가도록 하여야 한다.

- 기자회견은 사전에 충분히 준비하여 진행해야 한다. 하고 싶은 말
을 누가 어느 시점에서 어디까지 할 것인가를 사전에 결정하는 것
이 필요하다. 한 번에 다양한 주제를 다 언급하기 보다는 여러 차례
로 나누어 기자회견에 나서는 것이 언론이 지속적으로 관심을 가지
게 하는 방법이 되기도 한다.

- 인질 가족들의 의견을 외부에 전달하는 방법에 있어 기자회견 이외
에도 UCC 제작이 효과적인 도구가 될 수 있다. UCC는 가족들이
기자회견 등으로는 전달할 수 없는 더 깊고 생생한 메시지와 가족
들의 인간적 모습을 국내외 언론과 인터넷 등을 통하여 광범위하고
효과적으로 전달할 수 있는 좋은 도구이다. 또한 석방 협상 등에 가
족들이 직접 나설 수 없는 입장에서, 인질 석방을 위하여 가족들이
할 수 있는 구체적 활동이 될 수 있어 가족들에게 심리적으로도 매
우 긍정적인 효과를 줄 수 있다. 또한 이 공동의 제작 과정을 통하
여 가족들끼리의 관계를 더 친밀하게 할 수도 있다. 그리고 여러 차
례 제작되는 UCC는 나중에 피랍 기간 동안의 가족들의 활동에 대

한 기록으로서의 의미도 가질 수 있다. UCC는 때로 기자회견 이상의 큰 파급효과를 낳을 수 있으므로 가족협의체에 의해 동의되고 계획된 사항 이외에 개별적으로 제작하고 배포하는 일이 없도록 유의해야 한다.

(5) 가족들에 대한 지원 및 치료

- 가족들은 개별적인 보살핌과 격려가 필요하다. 이들의 숫자가 많다 할지라도, 각 개인별로 관심과 지원이 제공되어야 한다. 이를 위하여 대책위원회 산하에 가족지원팀을 구성하고 운영하여야 한다. 이때, 가족의 성별에 따라 동성(同性)의 지원팀원이 이들을 담당하는 것이 좋다.

- 가족지원팀의 팀원은 자신이 담당한 가족과 정기적으로 개인면담을 실시하도록 한다. 각 가족은 피랍된 인질과의 그동안의 관계, 이 상황의 의미, 느끼는 감정, 놓여 있는 사회적 상황 등에서 다 다르다. 그러므로 모든 가족들을 마치 하나의 동일한 집단으로 가정하고 그 분에게 동일한 도움을 드리려 하는 것은 적절한 것이 아니다. 따라서 모든 분들을 다 다른 개별적인 분들로 인식하고 그들에게 맞춘 도움을 드리려 노력하여야 한다.

- 개인 면담뿐만 아니라, 가급적이면 정기적으로 소집단 토론 시간을 가지도록 한다. 일종의 집단 치료 프로그램을 가지는 것이다. 이 시간을 통하여 서로의 마음 상태와 사정을 이야기하도록 하고, 서로 위로해 주는 시간들을 가지도록 하는 것이 큰 효과를 볼 수 있다. 소집단을 구성할 때는 인질의 성별이나 연령 등이 같아서 서로 더 공감을 나눌 수 있는 가족들끼리 모이도록 하는 것도 방법이 될 수

있나.

- 인질 사건이 발생하면 가족들은 지정된 어떤 한 장소에 모여 뉴스
  도 보고, 소속 기관의 브리핑도 듣고, 의견 소통도 나누면서 지내게
  되는 상황이 만들어 진다. 이때 피랍 기간이 길어지면 가족협의체
  가 결정해 나갈 일은 가족들이 모여 있는 공간에서 가지는 하루 시
  간표의 구성이다. 언제 어떻게 모이며, 모이면 무엇을 할 것인가에
  대한 결정을 해 나가야 한다. 인질 사건이 길어지면, 체력적으로도
  지치고 정신적으로도 지치기 때문에 적절한 시간표를 가지고 운영
  하는 것이 중요하다. 매일 정기적인 내부 브리핑을 가지고, 그 외
  정기적으로 전문가 집단의 교육, 개인 상담, 집단 상담, 외부 기관
  방문, 기자회견, 내부 회의, UCC 제작 등 다양한 활동들이 가급적
  사전에 준비되어 진행되도록 하는 것이 필요하다.

- 가족 중에는 신체적 질병이나 정신적 질병 상태가 새로 발생하는
  경우도 있고, 또는 기존의 질병이 악화되는 경우도 있을 수 있다.
  따라서 지원팀에서는 이런 문제를 가지고 있는 가족들이 의료 지원
  을 받을 수 있도록 조치해야 한다.

- 인질 사건이 벌어지면서 인질 중 사망자가 발생할 수도 있다. 죽은
  인질의 가족은 극심한 애도 반응을 보이게 된다. 일반적으로 인질
  기간이 길어지면서 가족들 사이에는 강력한 공동체 의식이 형성되
  므로, 한 명의 인질의 죽음이 주는 충격은 다른 인질 가족들에게도
  강렬하게 전달되어 극심한 공동의 고통을 만든다. 이것은 인질 가
  족들에게 최악의 고통스러운 경험이 되며, 극도의 불안 상태에 들
  어가게 된다. 따라서 이때 가족들에 대한 지원은 더욱 강화되어야

한다. 집단적인 대화, 전문가 교육 시간, 개인 면담 등이 더욱 강화되어야 하고, 가족협의체가 주관하는 회의를 통하여 공동의 대응방안을 만들어 가는 것에 더 긴밀한 노력을 하여야 한다.

- 인질 가족 중 특히 음주 문제, 우울증 등의 정신과적 과거력을 가진 사람들은 이 기간 중 더 큰 어려움과 문제를 보일 가능성이 있다. 따라서 그들에 대하여는 더 집중적인 관심을 가지고 치료가 이루어져야 하며, 필요에 따라 입원들의 적극적 치료를 권유할 수도 있다.

3. 인질 석방 후 공동 치료 프로그램 운영 기간

(1) 공동 치료 프로그램의 목적

- 그러다가 마침내 인질 석방 보도가 들려오는 순간이 온다. 그러면서 그 동안 가족들에게 집중되었던 언론의 관심 및 소속기관의 지원 대상은 한순간에 석방된 인질들로 바뀐다.

- 그런데 인질의 치료와 사회 복귀에 대한 연구 결과들을 보면, 석방 후 바로 집으로 돌아가는 것보다, 일정 기간 공동의 치료 프로그램을 거치는 것이 더 안전하고 효과적이라는 보고들이 있었다. 아프간 귀환자들도 귀국 후 10일간의 병원 입원 치료와 7일간의 공동 캠프 생활 등 총 17일간 공동 치료 프로그램을 가진 후에 집으로 돌아갔다.

- 이러한 공동 치료 프로그램의 운영은 다음과 같은 기능을 가지는 것으로 보였다. 첫째, 인질 기간 중 발생하였거나 악화되었던 신체

직, 정신적 충격과 질병에 대한 전문적이고 집중적인 검사와 치료를 시행할 수 있다. 둘째, 때로 무분별하고 흥미 위주로 이루어지는 언론의 관심에서 귀환자들을 보호하여 이들이 언론 보도에 의한 2차 충격을 받는 것에서 보호할 수 있다. 셋째, 인질 기간 중 외부 상황을 전혀 알지 못하고 있었던 것을 고려하여, 이들에게 체계적이고 안전하게 전체적 상황을 이해하고 파악할 수 있도록 돕는 기간이 될 수 있다. 넷째, 피랍 기간 중 극도로 지친 가족들이 바로 인질들을 집으로 데리고 돌아가면, 인질도 예민해져 있고, 가족들도 예민해져 있어, 예상치 못한 갈등과 어려움을 가질 수 있다. 따라서 서로 안정이 되고 함께 인질 기간을 수습하고 정상적인 생활로 복귀할 수 있도록 준비되고 교육되는 기간이 된다. 다섯째, 인질 기간 중 형성된 귀환자들끼리의 강력한 유대감이 석방 후에도 이들의 정신적 회복에 중요한 의미를 가지므로, 그것을 활용할 수 있는 기간이 될 수 있다. 또한 귀환자들 사이에 이들이 인질로 잡혀있는 동안 발생한 갈등이 있었다면 이 기간에 해결해 나갈 수 있다.

(2) 석방인질 지원팀 구성 및 운영

- 석방인질 지원팀은 가급적 인질 석방 전 가족들을 지원하던 지원팀이 이어서 활동하도록 하는 것이 좋다. 이 지원팀이 그동안 있어왔던 전체적인 인질 상황에 대한 이해도도 높고, 또한 인질 기간 중 인질 가족들의 치료 및 지원을 수행하여 가족들과 관계도 이미 형성되어 있어, 가족들과 한 팀으로서 인질들을 지원할 수 있는 것에 더 효율적이기 때문이다. 지원팀에 대한 귀환자 가족들의 신뢰는 석방된 귀환자들을 위한 프로그램 운영에 핵심적 중요성을 가진다.

- 인질 기간은 자신의 의지와는 상관없이 강제적으로 자신과 익숙하

었던 사람들과는 분리되고, 자신에게 매우 적대적인 낯선 사람들과 함께 있어야만 하는 기간이다. 그러므로 인질들은 석방 이후에도 낯선 사람들을 만나는 것에 대해 매우 불편해 할 수 있다. 이런 불편감은 지원팀에도 적용된다. 귀환한 인질들은 인질 경험으로 인하여 일시적으로 다음과 같은 감정 상태를 가질 수 있다. 예를 들면, 인간에 대한 불신감이 생긴다. 인간이 얼마나 악할 수 있는지에 대해 불안해한다. 그리고 웃던 인간이 순간적으로 적대적 행위를 할 수도 있다는 긴장감도 있다. 따라서 낯선 사람들을 경계하고, 새로운 사람들을 만나는 것을 두려워한다. 여자 인질의 경우 낯선 남자들이 무섭다는 느낌을 가질 수도 있다. 따라서 일반적으로 귀환 초기에 인질들은 사람을 새로 사귀는 능력이 일시적으로 감소하고 기존에 안전하게 알고 지내던 사람들과의 만남을 더 편안해 할 수 있다. 지원팀의 구성과 운영에 있어서 위의 사항들을 고려하여야 한다.

- 치료 초기에 지원팀을 구성하는데 있어 몇 가지 고려할 점들이 있다. 첫째, 가능하다면 일부 귀환자들에게라도 이미 익숙한 사람들이 지원팀의 일원으로 들어가도록 구성한다. 상황에 따라서는 그들이 전문가가 아니더라도, 전체적인 행정 지원이나 생활 지원 담당자로 들어올 수 있다. 둘째, 초기에 투입되는 지원팀의 의료진은 가급적 적은 숫자의 사람들로 시작하라는 것이다. 그리고 이들이 귀환자들과 일정 시간을 보내며 친밀해진 후 지원팀원을 단계적으로 늘려가는 것이 좋다. 초기부터 너무 전문 분야로 세분화시켜서 많은 숫자의 의료진을 투입하는 것은 귀환자들을 힘들게 할 가능성이 있다.

- 지원팀은 신체적 영역과 정신적 영역, 행정적 영역으로 나누어 구성하되, 이들 사이에 긴밀한 의사소통과 상호 협조가 있도록 한다.

정기적인 회의가 있어야 하고, 그때 각 영역별로 습득된 새로운 정보들이 충분히 공유되도록 하여야 한다.

- 지원팀이 귀환자들에게 전달하는 메시지나 결정 사항은 계획에 따라 지원팀 내에서 내부적으로 충분히 논의된 후 최종적으로 정리된 단일 의견으로 일관성 있게 주어져야 한다. 지원팀에 있어 가장 중요한 것은 귀환자들과 가족들의 신뢰를 얻는 것이며, 그것은 전문적이고 균형 잡힌 일관성 있는 메시지에 따라 좌우되는 경우가 많다.

 (3) 외부와의 차단 문제 및 가족과의 만남

- 가족과 함께 있는 시간은 어느 정도 허용할 것인가? 이것은 주어진 상황에 따라 가변적이다. 인질의 나이가 어리거나, 적은 숫자의 인질이 귀환을 하여 전체적인 관리가 별도로 필요 없을 때에는 가족이 24시간 같이 있도록 하는 것도 가능하며 더구나 신체적 문제가 있어 간병을 해야 할 사람이 필요하다면 가족들이 24시간 같이 있도록 하는 것이 필요할 것이다. 그러나 아프간 귀환자들처럼 성인들이고, 신체적으로는 비교적 건강하고, 귀환자 수가 많을 경우, 치료 공간의 안정적 운영을 위하여 가족들의 면회 시간을 따로 정하여 주는 방법을 고려할 만하다. 일반적으로 개인차는 있으나 가족들과 함께 있는 시간, 홀로 있는 시간, 공동으로 치료 프로그램에 참여하는 시간 등의 구분이 전체적으로 더 안정감을 주고 빠른 회복을 만들어 낼 수 있기 때문이다.

- 가족과 24시간 함께 있는 것은 좋은 점도 있으나 그것이 어떤 경우에는 가족 간 갈등을 일으켜 오히려 부작용이 있을 수도 있다. 또한 귀환자가 심각한 신체 질환을 가지고 있지 않는 한, 가족들도 외부

의 사회생활을 하여야 하기 때문에, 성인인 귀환자와 24시간 계속 같이 있는 것에는 부담을 느낄 수 있다. 21명이 집단으로 귀환한 아프간 인질의 경우, 면회는 하루 한 번, 오전 10시~12시까지로 운영하였다.

- 가족들의 면회가 시작되기 전에 가족들에게 사전 교육을 실시할 수 있다. 예를 들어 아직 남아 있는 인질이 있는 경우나, 또는 아직 귀환자의 상태가 안정되지 못한 경우, 면회 시 들은 이야기들을 언론에 노출시키거나 하는 것은 한시적으로 자제해 달라는 요청을 할 수 있다. 또한 법적 보상 문제 등의 예민한 주제에 대하여는 귀환자들에게 자극이 되지 않도록 가족들이 면회 시간에 그에 대하여 말하는 것을 한시적으로 자제해 달라는 요청을 할 수도 있을 것이다.

- 면회, 언론과의 접촉 등 중요한 사항은 가족들, 가족협의체 대표, 전문가 집단 등이 공동으로 회의를 하여 서로가 동의할 수 있는 결정으로 만들어 가는 것이 필요하다.

- 병원에서 치료를 받는 기간 중에는 외부 미디어에 노출되는 것에 대한 원칙을 세우는 것이 필요하다. 아프간 인질 사건의 경우, 이 기간 중 TV는 자유롭게 보도록 하였었고, 인터넷은 차단하였다. 귀환자들에 대한 부정적인 댓글들이 많이 나오고 있었기 때문이다. 그러나 치료 프로그램을 마칠 즈음에 도달하여서는 전체 귀환자들과 치료자가 함께 큰 스크린에 인터넷을 접속하여 부정적인 댓글을 읽으며 그에 대한 개인적인 생각과 의견을 말 할 수 있도록 하는 프로그램을 가졌다. 이를 통하여 인터넷 여론에 대한 마음의 준비를 한 상태에서 퇴원을 하도록 하였다. 바 있었다.

- 아프긴 상황과 같은 특수 상황이 아닌 경우, 일반적으로 귀환자들은 자유롭게 TV나 신문 등을 볼 수 있도록 하는 것이 좋을 것이다. 그리고 자신들에 대한 기사 내용에 대하여 같이 의견을 나누는 시간을 정기적으로 가지는 것이 이들의 현실 감각을 증가시키고, 향후 가지게 될 기자회견이나 또는 사회 복귀에 더 도움이 될 것이다.

(4) 신체적 치료와 정신적 치료

- 처음 귀국을 하면 이들에 대한 조치에 있어 중요한 것은 다음과 같다. 첫째, 고문을 당하였는지, 귀환자가 호소하고 있는 신체적인 질병이나 고통이 있는지에 대한 빠른 검사들과 그에 대한 조치가 필요하다. 둘째, 귀환자가 호소하고 있지 않더라도, 자세한 신체적 건강 상태에 대해 조사하고 조치하여야 한다. 셋째, 정신과적 증상에 대해 조사하고 조치하여야 한다.

- 인질들은 극도의 열악한 상황에서 장시간을 긴장하며 지낸다. 따라서 이들이 귀환한 후에 이들의 신체적 검사상 의학적으로 이상 소견이 나타나지 않는다 해도, 그것이 이들의 신체적 상태를 다 말하는 것은 아니다. 즉 이들에게는 여전히 신체적 치료와 회복이 필요하다. 따라서 의학적으로 검사상 이상 소견이 없는 것을 통지하는 것으로 끝낼 것이 아니라 실제적 회복을 위해 도와야 한다.

- 일반적으로 남성들보다 여성들이 정신적으로나 신체적으로 훨씬 더 취약한 모습을 보이는 경우들이 많이 있다. 그러므로 여성들에 대한 관심을 더 크게 가지고 접근할 필요가 있다.

- 일반적으로 인질 기간 동안의 열악한 주거 환경에 의하여 피부질

환, 치과질환 등을 가질 수 있고 소화기 질환, 산부인과 질환 등에 대한 진료가 필요할 수 있다. 모든 사람들이 신체적으로 불편감을 호소하지 않는다 하더라도, 일단 각 과별 신체적 진료를 받도록 하는 것이 필요하다.

– 대부분의 귀환자들은 장기간의 긴장 상태 및 열악하였던 주거 상황 등으로 인하여 근육 통증 등을 호소한다. 의학적으로 특별한 이상 소견을 발견하지 못한다 할지라도, 이에 대한 조치들을 취해 나가는 것이 필요하다. 마사지, 침 등의 한방 치료들을 포함한 신체적 지원은 신체적으로 돌봄을 받고 있다는 안도감을 줄 뿐 아니라, 실제로 이들의 신체를 편안하게 하는 데 큰 도움을 주는 것으로 나타났다. 따라서 일정시간 이들이 규칙적으로 그런 시간을 가지도록 하는 것이 좋다.

– 치료 초기에는 이런 신체적 돌봄이 가장 중요한 의미를 가진다. 따라서 하루 일정을 계획함에 있어서도, 신체적 돌봄 프로그램을 위주로 하고, 그에 더하여 정신과적 면담 등을 포함하는 것이 좋다.

– 정신과 의사들에 의한 면담을 실시하여, 이들이 가지고 있는 불안, 우울, 불면증 등에 대한 치료를 시작하는 것이 필요하다. 그러나 초기에 너무 정신적인 문제를 강조하여 스스로 자신들이 정신적으로 이상이 있는가에 대한 두려움이나 걱정을 가지지 않도록 해 주는 것이 중요하다. 귀환자들이 보이는 현재 양상은 "비정상적 스트레스에 대한 정상적 반응"이라고 설명하여 주는 것이 중요한 의미를 가진다. 그러한 교육과 정신과 의사의 말은 귀환자들을 안도하게 만드는 효과를 가질 수 있다.

- 외상후 스트레스장애(PTSD)의 증상을 호소하는 경우, 그 정도가 심하면 약 처방을 시작할 수 있다. 항불안제와 항우울제를 사용할 수 있다. 그러나 이런 약을 먹는 것이 많은 귀환자들에게는 매우 낯설고 조심스러운 일이 될 것이므로, 그에 대한 사전의 충분한 설명과 교육이 필요로 된다. 그런 교육 없이 투약을 하려 하면 "내가 미친 건가요?" 또는 "내가 지금 미쳐가고 있나요?" 등의 잘못된 불안이 있을 수 있기 때문이다.

- 귀국 초기에는 석방의 기쁨 등으로 인하여 매우 흥분된 상태를 가질 수 있다. 사람에 따라서는 약한 조증 상태를 보일 수도 있다. 그럴 경우, 말이 많아지고, 자신의 주장이 강해지고, 쉽게 감정적인 기복이 나타나 눈물을 보이거나 웃음을 보이는 것에서 정도가 심한 상태를 보일 수 있다. 이런 현상은 가족들 중에서도 나타날 수 있다. 이런 경우, 이것은 초기의 흥분에 의한 일시직인 현상일 수 있다. 따라서 필요에 따라 수면 등을 돕기 위한 약물 투여가 필요할 수 있다.

(5) 언론 노출과 여론 형성

- 인질들이 귀환하면 언론의 집중적인 조명을 받게 된다. 그런데 이 때 귀환자들은 언론과의 직접적인 인터뷰를 하는 데 어려움을 가진다. 그 이유는 다음과 같다. 첫째, 신체적, 정신적으로 매우 탈진되어 있는 상태가 되어 있어 정상적인 인지 기능을 가지고 인터뷰하는 데 어려움이 있을 수 있다. 그래서 의도치 않은 말실수가 언론에 노출되어 비난을 받게 될 수 있는데, 이것이 큰 자책감으로 이어질 수 있다. 둘째, 언론을 통하여 피랍 경위나 인질 생활에 대한 많은 질문들을 받게 되는데, 많은 경우 기억의 정확성이 떨어져 있을 수

있다. 같은 사건에 대하여도 인질들마다 다르게 기억하는 경우도 있다. 이것은 기억 현상에 있어서 일반적인 현상 중 하나이다. 귀국 초기에 귀환자들은 일반적으로는 매우 흥분해 있는 상태이며, 나름 대로 어떤 사실과 진실을 이야기 하려고 노력을 하나 그 시점에서 모든 것을 정확히 다 알지 못하고 불완전한 정보나 지식을 가지고 발언을 하였다가 그것이 나중에 오해를 불러일으킬 수도 있다. 그 러므로 나름대로 자신들의 생각이 안정되고 모든 것을 균형 있게 판단하여 이야기할 수 있을 때까지 언론과의 인터뷰를 미루는 것이 좋다. 셋째, 인질 상황에 대한 그동안의 한국 내 상황이나 여론을 충분히 알고 이해하지 못한 가운데 귀국을 한 것이기 때문에, 귀국 인터뷰에서 특정 단어나 표현을 써서 의도치 않은 문제를 야기하거 나 어려움에 처할 수도 있다. 넷째, 매우 호기심 많고 문제점을 찾 아내려고 애쓰는 공격적인 언론의 질문에 또 다른 예상치 못한 상 처를 받을 수도 있다. 이로 인해 인질 기간 동안에 받은 상처를 치 료받아야 하는 귀환자들은 2차 상처를 경험하게 된다.

- 인질 석방이 되어 귀국하는 공항에서 정부 등 관계 기관 등은 인질 들이 무사히 석방되어 나온 것을 알리기 원하고, 언론 역시 보도를 위해 귀호나자들의 빈번한 노출을 필요로 한다. 기자회견은 인질 사건에 대한 언론이나 국민들의 궁금증을 풀 수 있게 하고, 오해나 잘못된 루머를 없애는 효과를 만드는 긍정적 효과도 기대할 수 있 으나, 반대로 이것을 통하여서 더 많은 오해를 만드는 부정적 효과 도 생길 수 있다는 것을 고려하여, 신중하게 결정해 나가야 한다.

- 따라서 상황에 따라 귀환자들은 신체적, 정신적으로 안정이 될 때 까지 가급적 직접적인 기자회견이나 인터뷰를 하지 않는 것이 좋

다. 만약 불가피한 상황이라면, 귀국 시점에서 가장 단순한 형식의 짧은 회견을 귀환자 대표 한 사람만 하도록 하며, 좀 더 자세하고 직접적인 질문과 대답 형식의 회견은 충분히 안정된 후에 하는 것이 추천될 수 있다. 그러한 형식의 기자회견은 귀국 후 수주 후에 제한적으로 하는 것이 바람직하며, 완전히 자유롭게 하는 기자회견은 그 이후에 하는 것이 좋을 것이다. 필요에 따라 질문은 사전에 서면으로 받아 응답하는 방법을 택할 수도 있을 것이다.

- 일반적으로 귀환자들은 기자회견을 하는 것에 대하여 매우 큰 부담을 느낀다. 그리고 기자회견 이후에는 일정 기간 그로 인한 심리적 후유증을 가지는 것을 볼 수 있다. 따라서 기자 회견 전과 후에 담당 정신과 의사나 치료진은 귀환자와 대화를 가지고 자신들의 감정과 생각을 정리할 수 있도록 도와야 한다.

  (6) 조사 및 면담과 관련된 사항들

- 귀환자들은 귀환 초기에 국가 정보기관이나 경찰 등과 많은 시간 면담을 하면서 피랍 경위와 인질 생활에 대해 진술하게 된다. 또한 가족들이나 정신과 의사와도 그간에 겪은 일에 대해 많은 이야기를 나눈다. 그런데, 이런 시간들을 가지면서 정작 자신의 마음속에서 체험한 두려움, 절망, 삶에 대한 열망이나 다른 생각 등을 이야기하는 시간을 가지지 못하는 문제가 생긴다. 많은 사람들과 함께 있지만 고독감이나 고립감을 겪을 수 있는 것이다. 그러므로 객관적 정보를 다루는 시간과는 별도로 개인적이고 주관적인 감정 및 체험을 이야기 나누는 면담 시간을 마련하는 것이 좋다.

- 이처럼 심리 상태에 대한 주관적 경험을 나눌 때, 치료자는 서둘러

이야기하도록 강요하지 않아야 한다. 일반적으로 귀환자들은 자신이 겪은 경험에 대한 주관적 체험을 이야기 하려는 마음을 가지는 것에 개인차가 매우 크다. 어떤 사람은 적극적으로 이야기를 꺼내기를 원하지만, 다른 사람들은 그런 이야기를 매우 힘들게 꺼내며, 어떤 사람들은 그런 이야기를 전혀 하지 않기도 하기 때문이다. 따라서 치료자는 개인별 특성을 잘 이해하고 그들에게 접근하여야 할 것이다. 일반적으로 자신의 솔직한 마음을 이야기하는 것이 치료에 도움이 되지만, 이야기를 할 수 있는 마음의 준비가 되었을 때, 할 수 있는 만큼만 단계적으로 천천히 이야기 해 나가면 된다고 말해 주어야 한다.

- 주관적인 경험에 대한 개인 면담은 사전에 시간을 정하고 실시하는 것이 좋다. 그래야 귀환자도 시간에 맞추어 마음의 준비도 하고 미리 말할 내용도 정리하기 때문이다. 실제로 면담자와 대화를 나누는 것도 중요하지만, 그런 대화를 할 것을 준비하는 과정을 통하여 귀환자들의 마음과 생각이 정리된다. 면담 시간은 귀환자의 상태에 따라 정해지겠지만, 초기에는 너무 긴 시간을 가지지 않는 것이 더 좋다. 집중력이나 체력상 긴 시간의 면담을 힘들어 할 때가 많기 때문이다.

(7) 치료 프로그램의 구성과 운영

- 모든 치료 프로그램은 반드시 사전에 논의하여 각 영역별로 그 목표와 내용을 분명히 하여야 하며, 같은 이야기를 여러 명에게 반복해서 하지 않게 해야 한다. 예를 들어 정신의학적 면담과 종교적 면담이 따로 있어, 같은 내용을 서로 다른 사람들이 다루게 되면, 그 면담에서 귀환자들에게 주어지는 메시지가 다른 경우, 귀환자들이

혼란스러워지게 된다. 따라서 귀환자들의 상태와 요구에 맞는 치료 프로그램이 단계적으로 주어지면서 혼란이 없도록 하여야 한다. 그리고 이를 위하여 전체적인 시간 구성에 있어 영역 간 사전 논의가 있어야 한다.

- 종교적 영역에 대한 지원을 담당하는 사람들은 초기에 신체적, 정신적 치료 담당자들과 긴밀한 사전 논의를 하여야 한다. 가급적 귀환 초기에는 정기적인 간단한 예배 시간을 가지도록 하고, 종교적 주제를 가진 개인 면담은 하지 않도록 하는 것이 좋다. 인질 사건이라는 거대한 트라우마의 경험을 귀환자들이 내적으로 정리해 나가는데 있어, 일차적으로 신체적 돌봄, 이차적으로 정신의학적 돌봄이 단계적으로 있게 해야 한다. 이 과정에서는 종교적 성찰과 의미 부여는 개인적 차원에서 스스로 해 나가도록 해 주는 것이 필요하다. 그리고 나서 어느 정도의 안정이 된 이후에, 종교적 지원을 담당하는 사람과 함께하는 종교적 성찰과 의미 부여가 있도록 해 주어야 한다. 이런 과정에서 혼란이 있게 되면, 귀환자들에게 어려움을 줄 수 있다.

(8) 프로그램의 공간 및 시간 운영

- 다수의 귀환자들이 동시에 귀환할 경우, 치료 프로그램과 시간표를 짜는 데 있어 고려하여야 할 점 중 하나는 공동의 시간과 개인의 시간 배분 문제이다. 귀환한 인질들끼리는 매우 강력한 유대감이 있어 함께 공동의 시간을 보내면서 안심을 하고 도움을 받는 일들이 있다. 그러나 동시에 개인만의 시간을 가지면서 혼자 생각도 하고 책도 읽고 글도 쓰는 등의 시간도 필요하다. 이런 시간들의 적절한 배분은 개인에 따라 다를 수 있을 것이다. 따라서 전체적인 시간

표는 반드시 공동으로 함께 참석하여 가져야 할 시간, 반드시 개인이 홀로 조용히 가져야 할 시간, 그리고 자유로이 공동의 시간이나 개인의 시간으로 스스로 선택하여 가질 수 있는 시간으로 구분하여 구성하는 것이 바람직하다.

- 여기서 공동의 시간이란 정기적으로 가지는 전체 조회, 교육, 집단 면담 치료, 치료자와 귀환자 및 필요에 따라 가족들까지 포함한 전체적 회의, 예배, 면회를 하는 시간 등으로 사용될 수 있다. 개인 시간은 약속에 의하여 귀환자 전원이 타인과의 만남이 없이 홀로 가지는 시간을 의미한다. 귀환 초창기에는 홀로 시간 보내기를 두려워하는 사람들도 있을 수 있지만, 가능하다면, 개인적으로 홀로 쉬고, 생각하고, 침묵하며, 책을 읽고 조용히 쉬는 시간을 가지도록 한다. 선택 시간이란 개인 시간을 연장하여 가질 수도 있고, 또는 공동의 공간으로 나와서 함께 이야기하고 공동의 프로그램을 가지는 것이 가능한 시간을 말한다. 일반적으로는 자유 시간을 의미한다고 보면 될 것 같다.

- 이처럼 목적에 따른 시간 운영이 원활하게 되기 위하여 치료 공간을 공동 공간과 개인 공간으로 구분하는 것이 필요하다. 개인 공간은 일반적으로 침대가 놓여 있는 공간을 말한다. 공간 여건이 가능하고, 또 귀환자들이 원하면 각자 따로 방을 가질 수 있을 것이다. 만일 공간 여건이 안 되거나 귀환자 둘이나 셋이 함께 있기를 바랄 경우에는 그 침대가 놓여 있는 공간이 개인 공간이 된다. 공동 공간이란 침실이 아닌, 다른 다목적 활동 공간을 말한다. 석방된 이후 집으로 돌아가기 까지 치료 기간이 2~3주 정도 있게 되므로 이 기간 중 개인 독방을 가지고 있지 못할 상황일 때는, 침실에서는 말을

하지 않고 어떤 소리도 내지 않는다는 것을 원칙으로 하여 개인만
의 공간을 최대한 확보해 주어야 한다. 같은 방을 쓰는 사람과의 대
화가 필요하다면 침실 밖의 공동 공간으로 나와서 시간을 가지도록
하는 것이다.

- 치료 및 회복 기간에 정해진 시간에 따라 활동하게 하는 것이 좋다.
즉 규칙적인 기상과 취침, 식사 시간, 치료 시간, 공동 및 개인 시간
등 정해진 활동이 정시에 이루어지게 하는 것이다. 불규칙하게 너
무 늦게 자고 늦게 일어나는 일들이 있게 되면 신체와 기분이 불안
정하게 된다. 따라서 사전에 귀환자들과의 대화를 통하여 시간표를
정한 후에는 이를 준수하는 것이 좋다. 계획에 따른 규칙적 생활은
인질 생활 동안의 변화된 시차를 다시 정상적인 시차로 되돌리는
효과도 가지게 된다.

- 프로그램 중 신체활동을 높이는 시간을 편성하는 것이 좋다. 인질
기간 중 체력적으로 많이 지쳐있다는 이유와 정신적 충격을 치료해
주어야 한다는 이유로, 주로 실내에서 쉬고 이야기 나누는 프로그
램만으로 구성하는 것은 바람직하지 않다. 가능하다면 야외로 나가
는 것, 운동 시간, 간단한 육체적 노동 시간 등을 포함하도록 한다.

- 개인적 경험이나 느낌, 앞으로의 새로운 각오나 계획 등을 적어보
도록 하는 것이 어떤 귀환자들에게는 흥미 있는 일이 되고 도움도
되나, 어떤 귀환자들에게는 큰 부담으로 느껴질 수 있다. 따라서 프
로그램을 구성할 때에는 그런 프로그램을 시행하는 이유와 목적을
설명하고, 그것을 스스로 원하는 사람들만 참여하도록 하는 것이
더 좋은 방법이었다.

- 치료진이 초기에 너무 많은 의욕을 가지고 빡빡한 일정을 짜지 않는 것이 필요하다. 귀환자들에게 무언가 좋은 것은 다 해주고 싶다는 마음으로 너무 많은 프로그램을 짜 주는 것은 귀환자들에게 너무 큰 부담이 될 수 있다. 특히 귀환 초기에는 강한 충격에서 벗어나 쉬면서 회복을 하여야 하는데, 공동 및 개인 치료 프로그램이 꼬리를 물고 이어지면 역효과가 일어날 수도 있다. 따라서 짧은 공동의 회의와 교육 프로그램, 간단한 면담은 매일 할 수 있으나 조금 긴 면담은 2~3일에 한 번 정도 편성하고, 운동 시간과 신체적 치료 및 마사지 등의 시간 등을 위주로 구성하며, 예배 등의 시간도 가급적 초기에는 짧게 가지는 것이 바람직할 것이다. 숙식을 함께하는 상황이어서 운영자는 다양한 프로그램 운영에 대한 책임감을 느낄 수 있지만, 귀환자들은 너무 많은 프로그램이 부담이 될 수 있다.

- 공급자 위주가 아닌, 귀환자 위주의 프로그램을 짜는 것이 필요하다. 즉 귀환자들이 필요로 하는 것에 먼저 귀를 기울여야 한다. 공급자가 중요하다고 생각하고 주고 싶다고 느끼는 것을 일단 다 투입하려는 식의 태도는 위험하다. 너무 과도한 프로그램의 운영이 있을 가능성이 크기 때문이다. 따라서 귀환자들의 치료에는 이에 대한 충분한 생각과 경험을 가지고 있는 치료자들이 시간을 구성하고 운영하는 것이 좋다.

- 모든 프로그램은 가급적 짧게 편성해야 한다. 초기에는 30분 이내, 상태가 좋아지면 45분 이내로 구성되는 것이 좋을 것 같다. 귀환자들이 가장 많이 호소하는 내용 중 하나는 집중력 저하이다. 이들은 긴 강의나 회의를 힘들어 하고, 그에 따라 그 효과는 자연히 떨어지게 된다.

- 치료에는 내부적인 기록을 넘길 필요가 있다. 일지, 치료자들의 의무 기록 등을 의미하지만, 동시에 사진이나 동영상을 포함할 수 있다. 특히 사진이나 동영상 등의 촬영은 처음에 인질들이나 가족들이 불편해 할 수 있다. 그러나 이런 기록을 남기는 것은 추후 치료에도 도움이 되는 측면이 있다. 인질들이 석방되기 전 촬영된 가족들의 모습은 인질들이 석방되어 나온 이후에 가족들이 자신들 때문에 얼마나 힘들어 하였고, 석방을 위하여 얼마나 애를 썼는가를 이해하는 데 큰 도움이 된다. 그리고 자신들이 인질로 잡혀 있던 기간 중 한국의 상황이 어떠하였는가를 전체적으로 이해하는 데 결정적인 도움을 주는 도구가 된다. 또한 치료 기간 중의 기록들도, 나중에 시간이 지난 후 자신들의 경험과 삶을 돌아보고 새로운 각오를 가지는 데 좋은 도구가 될 수 있다. 또한 상황에 따라서는 이것이 추후 발생할 사태에서 인질이나 가족들을 도울 수 있는 학술적인 의미를 가질 수도 있다. 다만 이를 위해서는 기록자가 이러한 기록이 가지는 예민성, 즉 인간이 가장 큰 고통 속에 있는 모습을 촬영하고 기록에 남기는 것이 무슨 의미를 가지는지 잘 이해하고 인질들과 그 가족들을 존중하는 분명한 태도를 가져야 하며, 이것이 촬영되고 나중에 외부에 알려지는 데 있어 반드시 당사자들과의 논의와 합의가 있어야 함을 인식하여야 할 것이다.

- 긴 인질 생활을 하면서 같이 인질로 잡혀 있던 사람들의 관계는 복합적이다. 마음의 의지가 되고 도움을 주고받을 수 있는 가장 중요한 사람들이었던 동시에, 극도로 힘들고 예민하였던 상태에서 자신의 가장 나약한 모습을 다 보여주어야 하였던 사람들이고, 서로에게 실망하고 마음의 상처를 주고받았던 사람들일 수도 있다. 그러므로 어느 정도 심리적으로 안정된 후, 이들 간의 관계 회복을 위한

프로그램이 도움이 될 수 있다.

- 아프간 인질들의 경우, 귀환 후 이들에게 가장 큰 정신적 충격을 주는 사건은 피랍되었다는 그 자체보다도, 그 중 사망자가 발생하였다는 것에 의한 충격이었다. 따라서 이들에게 이러한 애도 반응을 처리하도록 하는 치료 프로그램은 매우 중요하다. 일반적으로 외상후 스트레스 장애를 가지고 있는 정도로 심리적으로 충격을 많이 받았던 사람들은 사망자의 장례식에 참여하였던 것이 회복에 있어 부정적인 경험이었다고 보고하였다. 그러나 그렇지 않은 사람들의 경우, 장례식 참여 등은 그들에게 있어 애도 반응을 잘 승화시킬 수 있는 긍정적 체험이었다고 이야기하였다. 따라서 사망자의 장례식 또는 추모식 참여 여부는, 각 개인이 선택하도록 하며, 이때 꼭 전체 귀환자가 다 함께 움직여야 한다는 식의 내부 압력이 없도록 하는 것이 필요할 것이다.

- 치료 프로그램 중 의미 있는 프로그램은 귀환자로서 타인을 돕는 체험을 가지는 것이다. 귀환과 동시에 모든 주변 사람들은 귀환자들을 도와주어야 할 대상으로만 바라본다. 그러나 귀환자들이 빨리 회복할 수 있는 방법 중 하나는 적절한 휴식 이후에 이들 스스로가 타인을 돕는 활동을 하는 것이다. 이를 위해 가능한 활동은 첫째, 피랍 기간 중 석방을 위하여 고생한 가족들과 관계 기관 사람들에게 감사를 표하기 위한 방문이다. 이러한 프로그램은 고생한 가족이나 관계자들에게 의미가 있을 뿐 아니라, 귀환자들에게도 자신들의 석방을 위하여 애쓴 사람들의 당시 정황과 노력을 이해하게 되고, 상호간의 대화에 도움이 된다. 둘째, 자신들과는 다른 사태로 아직 해결되지 않고 피랍되어 있는 인질들이 있을 경우, 그 가족들

을 방문하고 돕는 활동을 하는 것이다. 이런 활동은 그 가족들에게도 도움이 되지만, 동시에 귀환자들이 경험한 고통에 스스로 한층 중요한 의미를 부여할 수 있게 한다. 셋째, 인질 관련 학술 활동에 도움을 주는 것이다. 인질로서 어떤 고통이 있었고, 어떤 도움이 필요한지 연구하는 학자들에게 적극적인 협조를 하여, 향후 이러한 고통을 겪을 사람들에게 이것이 하나의 중요한 지침이 될 수 있도록 만들어 가는 것이 이들에게 고통을 승화시키는 또 다른 방법이 될 수 있다. 그러나 이런 일들을 하는 것이 의무감이나 집단 압력에 의하여 이루어지지 않도록 하는 것 역시 매우 중요하기에, 그에 대한 섬세한 사전 대화가 필요하다.

‒ 인질들이 동시에 석방되지 않고, 단계적으로 석방되어 입국할 수 있다. 이때 먼저 들어온 귀환자들의 상태가 안정된다면, 이들이 나중에 들어오는 귀환자들을 돌보고 치료하는 데 중요한 조력자 역할을 할 수 있다. 이것은 나중에 들어오는 사람들에게 자신들의 상황과 입장을 가장 잘 이해해 주는 사람들이 있다는 점에서 큰 힘이 되고, 동시에 자신들도 시간이 지나면 먼저 들어온 귀환자들처럼 좋아질 수 있다는 희망을 가지게 한다. 또한 먼저 들어온 귀환자들은 다른 귀환자들을 돕는 의미 있는 일을 하고 있다는 생각에 의해 자신이 가진 문제의 호전을 앞당길 수 있다. 때로 먼저 돌아온 귀환자들은 자신들이 먼저 석방되어 돌아왔다는 점에서 다른 인질들이나 그들의 가족들에게 미안한 마음, 죄책감을 가질 수 있다. 그때, 그들에게 먼저 들어온 귀환자로서 앞으로 들어올 귀환자들의 치료를 위하여 중요한 역할을 담당할 것이니, 그 역할을 잘 하기 위하여 지금부터 잘 준비하자고 이야기하는 것이 큰 효과를 가질 수 있다.

- 아주 특별한 문제를 가지지 않는 한, 외상후 스트레스 반응을 보이는 대부분의 사람들처럼, 귀환자들은 시간의 흐름에 따라 대부분 호전되어 간다. 따라서 지나치게 많은 간섭이나 중재가 오히려 이들에게 문제가 될 수도 있다. 그러므로 반드시 필요한 치료는 실시하되, 그 이상의 간섭은 하지 않는 것이 이들의 회복에 더 도움이 될 것이다.

(9) 가족 지원

- 인질들이 돌아오면 치료진, 언론, 관계자 모두의 관심은 가족들로부터 인질들로 급속히 옮겨간다. 가족들은 인질들이 돌아왔다는 것만으로도 충분히 만족하고 안정될 것이라는 생각에 가족들에 대한 모든 지원 프로그램은 중단되는 경우가 있다. 그러나 인질이 돌아온다 할지라도 가족들은 여전히 치료와 도움이 필요로 되는 존재들임을 인식해야 한다.

- 실제로 피랍 기간 중 가족들은 극도로 마음 졸이고 필사적으로 인질들의 석방을 위하여 노력하며, 모든 관심을 오직 인질들에게만 쏟게 된다. 그러나 인질들은 자기들이 처한 상황 자체와 자기 자신들, 그리고 동료 인질들에게 관심이 집중되어, 고국에 남아 있는 가족들에 대한 생각과 걱정은 상대적으로 더 적을 수 있다. 귀국 직후 가족들이 귀환자를 대하는 태도와 귀환자들이 가족들을 대하는 태도에서 이와 같은 차이는 나타날 수 있다. 그러면서 가족들은 일종의 심리적 충격을 받을 수 있다. 귀환자들이 가족들을 예상보다 너무 무덤덤하게 대한다는 것에 놀라는 것이다. 귀환하여서도 가족들과 대화 속에서도 가족들을 위로하고 관계를 회복시키는 것보다 인질 기간 중의 이야기, 다른 동료들에 대한 관심 등을 더 보여 가족

들에게 일종의 배신감까지 줄 수 있는 상황이 벌어질 수 있다. 그러므로 가족들이 인질들과 첫 만남을 가지기 전에 귀환 인질들의 여러 심리적 특징과 예상되는 행동상의 특징 등을 미리 예측할 수 있도록 교육하는 것은 가족들과 귀환자들의 관계 회복에 도움이 된다.

- 또한 귀환자들의 이야기를 가족들이 외부 언론에 전하여 주면서 와전되거나 왜곡되는 일이 벌어지지 않게 하는 것도 중요하다. 귀환자 가족들의 발언이 때로는 여론에 중요한 의미를 가지기도 하고, 귀환자에게 상처를 줄 수도 있음을 사전에 교육해야 한다. 이 교육에 참여하지 못하는 가족들이 있으므로 교육을 받은 가족들은 향후 귀환자와 만날 예정에 있는 모든 주변의 가족들, 친구들에게도 이러한 점에서의 협조를 요청하도록 교육되어야 한다.

- 개인적으로 여전히 정신과적 치료 등을 요하는 가족들도 있을 수 있다. 그들에 대한 약물 치료나 면담 치료 등은 계속 되어야 한다.

  (10) 스텝 지원

- 귀환자들을 돕는 스텝들을 위한 지원 프로그램도 있어야 한다. 일차적으로는 가족지원팀이나 치료팀에서 일을 하면서 귀환자들과 가족들을 직접 돕는 사람들의 신체적 건강과 정신적 건강을 챙기는 것이 필요하다. 심리적 외상을 겪은 인질들을 돕는 스텝들이 가질 수 있는 문제 중 하나는 인질들의 트라우마 이야기에 노출되어 나타나는 2차적 외상후 스트레스 반응이다. 따라서 정신의학 전문가들은 이들과의 대화 프로그램을 운영할 필요가 있다. 그리고 스텝진들끼리의 대화와 격려, 그리고 필요에 따라 개인적인 어려움을 상급 스텝과 이야기 나눌 수 있는 시간을 가지도록 하는 것이 필요

하다.

— 여러 어려운 상황 속에서도 스텝들이 의욕을 가지고 안정되게 그들
의 활동을 할 수 있도록 만드는 요소 중 하나는 스텝간의 정보의
공유이다. 어떤 역할을 담당하고 있던, 일단 스텝진의 일원으로 들
어온 모든 사람들은 치료와 회복에 도움이 될 수 있는 모든 정보들
을 모든 스텝진들과 공유하는 문화를 만드는 것이 필요하다. 이를
통하여 자신들의 일에 대한 보람을 느끼고, 스텝진 속의 소속감을
더 가지게 되어, 스트레스를 이길 수 있는 힘을 더 가지게 된다. 따
라서 가급적 가능하다면 매일 간단한 스텝회의가 운영되고, 1주에
한 번 정도의 큰 회의가 있어 종합적으로 의견 교환과 의사 결정을
진행하는 것이 좋다.

— 이런 모든 과정 속에서 가장 큰 스트레스를 받는 사람들 중 하나는
인질의 소속 기관의 책임자들이다. 이 분들은 대책위원회 등을 통
하여 가족, 귀환자, 정부, 언론 등을 상대로 일을 하여야 하고, 소속
기관 내부의 사람들과도 의사소통을 하여야 한다. 그 과정 속에서
극도의 스트레스를 받게 되는데, 귀환자나 가족들에 대하여는 사람
들이 관심도 가지고 격려도 하지만, 이들 소속 기관의 책임자들은
일종의 죄인이 되어, 늘 공격과 비난의 대상만 되고, 어떤 위로나
격려, 도움도 못 받게 되는 경우들이 있을 수 있다. 그러나 인질 사
건에 가장 큰 책임을 지고, 그 문제를 해결하기 위하여 가장 애쓰는
위치에 있는 이들 역시 관심과 지원이 필요로 되는 대표적인 사람
들임을 기억하여야 한다. 그리고 이들의 신체적, 정신적 건강 상태
가 계속 점검되고, 필요하면 전문가들과의 개인적 대화를 통한 지
지를 받도록 하는 시스템이 작동될 필요가 있다.

4. 귀가 후 사회로 복귀하며 지내는 기간

(1) 집으로의 귀환을 위한 준비 교육

- 귀환자들을 대상으로 사회복귀 준비 프로그램이 있어야 한다. 그 내용 중 첫째는, 집에 돌아 간 후에 1달 동안은 인질 관련 인터넷 검색과 댓글을 읽지 말라는 것이었다. 여전히 불안정하고 취약한 심리 상태 속에서 집으로 돌아가 인터넷에 자유롭게 접속이 가능해지면, 하루 종일 자신들의 인질 관련 기사들과 그 댓글을 읽는 것에 몰두하는 경우들이 생길 수 있다. 그런데, 그것은 하면 할수록 마음의 큰 상처가 되고, 심리적 안정을 잃게 만든다. 집에서 밤에 잠이 안 올 때 인터넷 검색을 하다가 댓글보고 울었다는 이야기를 하는 귀환자들이 많이 있었다. 교육받은 대로 하지 않아 생긴 결과들이었다.

- 둘째로, 집으로 돌아가 만나는 사람들로부터 받을 수 있는 심리적 상처의 예방과 관련된 것이다. 귀환자들이 집으로 돌아가면서 어려워할 수 있는 일 중 하나는 귀환자들의 상황에 대한 충분한 이해도 없고, 그들의 회복에 대한 직접적 관심도 적은 먼 친척이나 친지들과의 만남이다. 그들은 치료팀에 의하여 사전에 교육을 직접 받지도 않은 사람들이므로 인질들에 대한 이해 정도가 매우 낮다. 그러다 보니 집으로 방문하여 아직 심리적으로 완전히 다 안정되지 못한 귀환자들을 대상으로 다시 피랍 경위부터의 이야기를 묻고, 법적으로 예민한 보상 문제 등을 자신들의 상식적 차원에서 거리낌 없이 언급함으로써 귀환자들을 어렵게 만들 수 있다. 따라서 귀환자들에게는 그런 상황이 있을 수 있음을 미리 알려 주어야 하고, 그

럴 경우, 어떻게 대응해 나가야 한다는 것을 알려주어야 한다. 즉 귀환자들의 경험을 타인이 완전히 이해하는 것은 불가능하므로, 다른 사람들의 반응에 대해 처음부터 너무 높은 기대를 하지 말 것을 교육해야 한다. 그리고 불편한 사람이 있으면, 일단은 대화를 피하고 피곤하다고 하면서 방으로 들어가 눕는 것이 현실적인 방법이될 수 있음을 교육하여야 한다. 어떤 귀환자들과 그 가족들은 이러한 일들을 피하기 위하여 일정 기간 장거리 여행을 떠나, 귀환자가 완전히 심리적으로 안정될 때까지 자극적 환경과 차단하기도 하였는데, 그것도 상황에 따라서는 효과적인 방법이었다.

- 셋째로, 이 때 교육을 시켜야 하는 중요한 것 중 하나는 술 문제이다. 아프간 귀환자들 경우에는 교회를 다니는 사람들이었고, 술을 마시지 않거나, 매우 적게 마시는 사람들이었으므로 큰 문제가 없었다. 그러나 일반적으로 귀환자들은 집으로 돌아간 이후, 여러 가지 심리적, 정신적 어려움을 겪으면서 술로 도피하려는 경향을 강하게 보일 가능성이 있다. 그리고 그것이 그들의 사회복귀를 실패하게 만드는 첫 번째 이유가 되는 경우들이 많다. 따라서, 집으로 복귀 후, 절대로 술을 마시지 말 것을 교육시킬 필요가 있다. 일반적으로 불면 때문에 술을 마시게 될 가능성이 있기 때문에, 규칙적으로 숙면을 취할 수 있도록 하는 수면 위생(sleep hygiene)에 대한 교육을 실시하는 것이 중요하다. 그리고 이를 위하여 사람들과 만나게 되었을 때 술을 마시지 말 것, 규칙적인 시간표를 가질 것, 규칙적으로 운동할 것 등이 교육될 필요가 있다.

- 집으로 돌아갈 시점에 있게 되는 사회복귀 교육 프로그램은 귀환자뿐만 아니라 그 가족들을 대상으로도 이루어져야 한다. 이때 내용

은 나음과 같다. 첫째, 인질 사건이 있기 전과 너무 다르게 귀환자를 대하지 말라는 것이다. 과거 같았으면 식구들끼리 간단한 언쟁도 있을 만한 일인데도 그렇게 안하는 등의 과거와 다른 태도를 굳이 의식적으로 과도하게 보일 필요는 없다. 그럼으로써 자신이 과거의 자신과 같은 존재로 식구들에게 받아들여지고 있다는 인식을 귀환자들이 가지도록 하는 것이 필요하다. 둘째, 인질 사건을 겪었으므로 귀환자가 이제는 더 성숙한 인품이나 신앙을 가져야 한다는 압력을 주지 않아야 한다. 즉 그런 큰일을 당하고 와서도 달라지거나 성숙한 것이 전혀 없다는 식의 비난을 하면 안 된다. 그런 변화는 매우 내면적인 현상이고 동시에 서서히 일어나게 되는데 이를 너무 강조하면 또 다른 스트레스가 될 수 있다. 셋째, 이들에게 충분히 쉬고 재충전할 수 있는 시간을 주어야 한다. 사회 재복귀에 걸리는 시간은 개인에 따라 차이가 크다. 어떤 사람들은 즉각적으로 예전의 업무에 복귀하려고 하나, 어떤 사람들은 1~2개월 정도의 안정 시간을 필요로 하기도 한다. 그러므로 각자 개인의 상태에 맞추어 사회 활동을 시작할 수 있도록 인내심을 가지고 도와야 한다.

(2) 귀가 후 초기의 심리적 특징과 상황

− 귀환자들은 집으로 돌아간 후에 가족과의 여행, 영화 보러가기 등은 기분을 전환하고 안정감을 가지는 데 도움이 되었다고 보고하였다. 귀가 후 초기 6개월 정도 안에 나타났던 귀환자들의 심리적 특징을 정리해 보면 다음과 같다.

− 귀환자들에게 인지적인 혼란이 있을 수 있음을 이해해야 한다. 한 귀환자는 다음과 같이 이야기하였다. "인질 상태에 들어가리라는 것은 누구도 예상하지 못한 일이었다. 따라서 이 상황에서 어떻게

대응하여야 하는지는 스스로 판단하고 기준을 세워 그에 따라 행동하여야만 하였다. 그래서 나름대로 그 안에서 평정도 찾고 그렇게 살 수 있었다. 그러다가 마침내 석방이 되고 한국에 돌아올 수 있었는데, 그러면서 다시 모든 것이 혼란스럽게 되었다. 그리고 인질 때와 다른 점이 생겼다. 한국에서는 나 스스로 판단하고 기준을 세울 수 없었다. 주변 사람들이 세워놓은 기준에 맞추어 움직여야 하였고, 그것이 나에게는 오히려 더 혼란스럽고 평정을 만들기 힘든 일이었다. 그것이 나의 적응에 어려움을 주고 있다." 과거와는 다른 자신에 대한 의식, 그리고 다시 돌아온 세계와 환경을 어떻게 해석하고 적응하여야 하는가에 대한 혼란감이 귀환자들에게 있을 수 있다는 것을 인정해 주고 이해해 주어야 한다.

- 귀환자들은 자신들이 타인들에게 이해받기 어려울 것이라는 생각들을 한다. 귀환자들은 자신들이 겪은 일들을 타인들에게 설명하기가 어렵거나 거의 불가능하다고 생각한다. 대화 중에 상대방이 자신들의 체험을 매우 단순화시켜서 단정해 버리거나 상상해 버리는 심리적인 큰 장벽을 느끼기도 하고 때로는 그에 대해 분노를 느끼기도 한다.

- 그러다 보니 귀환자들은 자신과 같은 귀환자들, 그리고 자신들의 상황을 잘 이해해 주는 기존의 중요한 관계를 맺은 집단 모임에 적극적으로 참석하는 모습들을 보였다. 이런 활동은 집에서 혼자 있는 것보다 심리적 안정에 효과적인 방법이 되었다. 따라서 귀환자들과의 만남, 동질적 집단과의 만남은 중요한 치료 프로그램으로서의 성격을 가진다. 그러나 지나치게 이러한 모임에 집착하고, 다른 사회와의 접촉에서는 위축되는 기간이 너무 길어지지 않도록 격려

하는 것이 필요하다. "내가 다시 이 사회 속에서 옛날처럼 살 수 있을까?" 하는 의문을 가지고 있는 사람들도 있을 수 있기 때문이다. 따라서 외부 세계로 나갔을 때 경험한 이야기들을 공동 모임 때 이야기하도록 하여, 간접 경험들을 늘려 나가도록 하는 것도 도움이 된다.

- 귀환자들은 감정적으로 예민해진다. 한 귀환자는 다음과 같이 이야기하였다. "주변의 가까운 사람들에게도 감정적으로 매우 예민해져 있고, 서로 용납하고 이해하는 능력이 떨어진 것 같다. 나도 힘든데 나를 도와주고 이해해 주었으면 좋겠는데, 그러지 않는 사람들에게 부정적인 태도와 생각을 가지게 된다"라고 이야기 한다. 10년간 친하게 지낸 친구들과 처음으로 싸우기도 했다고 이야기한 사람도 있었다. 자신들의 경험에 대하여 충분히 공감해 주지 않은 사람들에 대한 분노를 표현 하는 경우들도 있었다. "옛날에는 쉽게 넘어간 일이 이제는 잘 안 된다. 인질 사건에 대한 농담도 못 받아들인다"는 이야기도 있었다. 따라서 이들의 이런 감정을 잘 이해해 주는 모습을 주변 가족들, 친지들, 그리고 치료자들이 보여야 한다. 큰소리가 나는 사람 많은 곳에 가는 것에 대한 두려움과 불편감도 보고될 수 있다.

- 귀환자들은 좀 더 이해받기를 원한다. 그래서 말을 할 때에도 "나를 이해해줘"라는 말을 더 많이 쓴다고 이야기하는 사람들도 있었다. 타인을 이해하고 도와주는 것보다 타인에게 더 의지하고 이해받기 원하는 모습은 소진 현상(burn out)에 해당하는 것으로 이해될 수 있다. 그로 인하여, 많은 귀환자들이 쉬고 싶다는 이야기를 하였다.

- 귀환자들은 귀가 초기에 감정적으로 기복이 더 커지고 우울한 기분이 쉽게 나타나는 양상이 있었다고 이야기하였다. 종교적인 활동을 열심히 하여도 마음이 우울해진다고 이야기한 경우도 있었다. 트라우마 후 일정 기간 나타나는 정상적인 반응이라고 볼 수 있는 현상이었다. 따라서 이러한 감정을 잘 평가해 주고, 필요에 따라 면담, 사회적 지지, 약물 치료 등을 실시할 필요가 있다.

- 귀환자들은 자신을 감정적으로 억누르려고 하는 마음과 감정을 발산하기 원하는 이중 감정이 있었다. 귀가 초기에는 자신들의 감정 표현을 가급적 억제하고, 꿋꿋하게 잘 참고 넘기는 모습을 주변에 보이려고 노력하고, 그래서 울고 싶을 때 마음대로 울지도 못하는 모습을 보였다. 그러다가 일정 시간이 지나가면서 감정을 적극적으로 표현할 수도 있게 되었다. 그러면서 서로에게 "이제 우리, 울고 싶으면 울자"라고 이야기를 하기도 하였다. 귀가 후, 귀환자들끼리의 모임과 같은, 서로에 대한 이해가 충분한 공간에서는 자신들의 감정 표현을 자유롭게 할 수 있도록 해 주는 것이 필요하다고 보였다.

- 귀환자들은 자신이 지금 '정상'인가에 대한 불안감이 있다. 많은 경우, 이런 일들을 당하고 나서 내가 이상한 사람이 되어 가는 것이 아닌가 하는 불안을 표현한다. 이때 면밀한 면담을 하고 검사한 정신과 의사가 "비정상적 상황에 대한 정상적 반응을 보이고 있으며, 당신은 정상이다"라고 선언해 주는 것이 큰 의미를 가진다는 이야기들을 하였다. 이것은 치료 과정에서 중요한 의미를 가진다.

- 인생에서 이처럼 큰일을 겪었으니 이제부터 자신이 더 나은 삶을 살아야 한다는 압박감을 이야기하는 경우도 있었다. 이제부터는 무

언가 더 의미 있고 더 성숙한 인생을 살아가야 한다는 의식이었다. 그로 인해 부담을 가지는 경우들도 있었다. 실제로 내적 성숙이 이루어져 그런 변화를 가질 수도 있고, 또 인생에 대한 더 높은 의미를 찾으려는 태도를 가지는 것은 긍정적일 수 있다. 그러나 그런 것이 지나친 압박감을 만들어, 더 성숙한 모습을 보이지 못하는 자신에게 실망함으로써 우울해지지 않게 해 주는 것이 필요하였다.

- 인질 사건에 대한 종교적 해석과 종교 활동에 대한 몰두가 있을 수 있다. 아프간 귀환자들은 모두 같은 교회를 다니고 있던 만큼, 같은 종교적 배경을 가지고 있었고, 아프간에도 공동으로 봉사를 하기 위하여 갔었다. 이들은 인질 과정 중에서도 그러하였고, 석방 이후에도 계속하여 자신들이 겪은 일에 대하여 적극적으로 종교적인 해석을 하여 받아들이는 태도를 보였다. 그것이 피랍이라는 극한적 어려움과 혼란을 견디어 가는 데 큰 도움이 되었다. 또한 집으로 돌아간 이후에도 이러한 태도는 유지되었고, 예배 참석 등을 열심히 하는 모습을 보였다. 몇 사람의 경우, 귀환한 이후부터는 소위 세속적인 일이나 세속적인 직장에 몸담는 것은 의미가 없고, 종교와 연관된 직접적 활동만을 하고 싶다는 생각을 가지게 되는 경우도 있었다. 이런 과정에서 신앙이 삶이나 사회와 맺는 관계에 대하여 솔직하게 대화하고 면담하는 시간이 필요하였다.

- 귀환자들 간의 강한 연대의식을 볼 수 있었다. 다른 사람들과의 만남보다 같이 인질로 있었던 사람들과의 만남을 매우 중요하게 생각하고 그러한 만남에 매우 적극적으로 참여하는 모습을 보였다. 이는 그들이 심리적 긴장을 풀고 자신을 이해하는 사람들과 함께 한다는 소속감을 줌으로써 심리적 안정과 치료에 도움이 되었다. 이

러한 경향은 귀가 후 초기 6개월 정도는 강하게 지속되는 것으로 보였으며, 그 이후 점차 줄어드는 것으로 나타났다.

- 귀환자들에게는 자기주장과 자기 확신의 태도가 강해지거나 약해지는 양면성을 보였다. 먼저, 자기주장과 자기 확신이 강해진 사람들이 있었다. 과거에는 식사 시간에 아무거나 편리한 대로 먹는 식이었으나, 이제는 반드시 내가 좋아하는 것을 선택하여 먹으려 하는 태도가 강하게 되었다는 이야기를 하는 사람이 있었다. 또한 과감하게 새로운 일을 시작하는 사람들도 있고, 그동안 여러 가지 이유로 결단을 내리지 못하고 있던 결혼 결정을 내리고 결혼하는 사람들도 있었다. 즉 죽음의 고비를 넘긴 후의 삶을 맞이했으므로 이제는 자신에게 주어진 시간을 허비하지 않고 과감히 살겠다는 생각을 하게 된 것이었다. 반대로 예전에 비해 자신 확신이 감소한 사람들도 있었다. 인질이 되었었다는 것은 자기주도성을 완전히 상실하는 체험이었기에, 그 상실되었던 자기주도성을 회복하는 데 시간이 걸리는 경우도 있었던 것이다. 그래서 자신이 내리는 어떤 결정이 과연 옳은 것인지에 대한 확신을 스스로 잘 하지 못하여 어떤 결정을 해 놓고서도 이것이 정말 내가 원하는 일인지를 잘 모르겠다는 이야기를 하는 경우도 있었다.

(3) 사회복귀와 연관된 사항들

- 사회복귀에는 개인차가 컸다. 일부는 과거 하던 일로 바로 복귀하여 성공적으로 생활을 하는 경우도 있었고, 일부는 다니던 회사에서 사직하게 되는 경우도 있었다. 회사 입장에서는 이들이 과거의 그들과는 무언가 달라졌을 것이라는 인상을 가지고 불안하게 보았을 수도 있다. 이것은 큰 고통을 겪은 사람들에 대한 일반인들의 편

건, 즉 무인가 다른 비정상적인 사람이 되었을 것이리는 생각과 연관되기도 하고, 또는 인질 기간 중 형성된 여론에 영향을 받았을 수도 있다.

- 일에 복귀하는 시점에 대하여는 다양한 의견들이 있었다. 공동 치료프로그램을 마친 후에 즉각 일에 복귀하였던 사람들은 후에 그에 대한 어려움을 이야기하였다. 한 달은 쉬고 일에 복귀하는 것이 더 좋았을 터인데 그러지 못하였다는 이야기였다. 이것은 신체적 피로가 남아 있어 그럴 수도 있으나, 또는 새로운 사회 적응이 그만큼 긴장되는 일이라서 과거보다 더 쉽게 피로를 느끼고 집중력이 떨어졌기 때문이었을 수도 있다. 따라서 사회복귀를 하더라도 즉각적으로 많은 업무나 치열한 경쟁에 투입되는 것보다는, 일정 기간 재학습 기간을 가지고 점진적으로 업무에 들어가는 방법을 선택하는 것이 나아보였다. 또한 일단 복귀를 하면 귀환자들은 자신들이 과거와 다름없는 사람들이라는 것을 보여주기 위해 의식적으로 노력하기도 하고, 이것이 귀환자들을 더 쉽게 피로하게 하며 일을 어렵게 만드는 원인이 될 수 있음을 사전에 교육하는 것이 필요해 보였다.

- 공동 치료 프로그램 2~3주 정도를 가지고 집으로 귀환하여 한 달 정도 안정을 취하는 기간 중 중요한 것은 첫째, 신체적인 휴식을 가지는 것이다. 입국 당시보다는 많이 좋아졌다 할지라도 쉽게 피곤해지고, 집중력이 떨어지는 등의 증상은 여전히 남아 있을 때가 많기 때문에 일정 기간 휴식을 계속 취하는 것은 중요하였다. 둘째, 인질로 잡혀 있었던 기간 중 가정과 학교, 직장, 사회에서 일어났던 여러 일들에 대한 정보를 습득하고 그것을 생각 속에서 정리하는 것이다. 일반적으로 한국 사회와 한국의 다양한 조직들은 변화가

빠르게 이루어지고 있어 인질 기간, 귀환 후 치료 기간 등으로 긴 시간을 사회나 조직체와 격리되어 있은 후 다시 복귀하는 데에는 상당한 노력이 요구된다. 셋째, 이 기간 중 새로운 직업이나 직장에 대한 모색 등도 있을 수 있다. 그러나 이러한 일들이 지나친 부담으로 작동하지 않게 조언해야 한다.

- 무조건 쉰다고 좋은 것이 아니라 그 기간 중에 삶에 대한 새로운 목표나 의미를 가지도록 안내할 수 있다. 일반적으로 언급하는 외상후 성장(Post-traumatic Growth)도 이 기간 중 이루어질 수 있다. 이러한 개인 성장은 일반적으로 주변의 관심과 보살핌, 지원에 많은 영향을 받는다.

- 귀환자에 따라서는 이 기간 중 열심히 친구, 친지들을 만나러 다니는 경우들도 있었다. 그러나 친구, 친지들을 만나러 다니는 것은 늘 그들에게 새로운 설명을 하여야 하고, 새로운 긴장을 동반할 수 있으므로, 어느 정도 충분히 안정이 될 때까지는 서서히 만남을 만들어 가는 것이 더 좋아 보였다.

- 앞에서 언급한 바와 일관되게 이들의 사회복귀에 있어 중요한 요소 중 하나는 이들이 타인에게 이해받고 도움을 받기만 하는 위치에서 타인을 이해하고 돕는 위치에도 설 수 있도록 격려하는 것이다. 한 귀환자는 다음과 같이 말한 바 있다. "귀국하여 우리는 너무 보호만 받은 것 같다. 우리를 도와준 다른 사람들에 대한 배려와 도움을 우리가 드렸어야 하는데, 별로 그러지 못한 것이 아쉽다." 실제로 적절한 시점에 귀환자들이 자신들의 석방을 위하여 노력하여 준 사람들과, 자신들의 회복을 위하여 애써준 사람들을 초대하여 그것에

감사를 표현을 할 수 있는 자리를 만드는 것은 귀환자들이 다시 본래의 위치로 돌아왔음을 스스로 확인하는 일종의 통과의례적 의미를 가질 수 있다. 모든 것이 정상적인 과정 속에 지나가고 있다는 안도감을 줄 수 있기 때문이다. 또한 자신들의 피랍 경험을 가지고 다른 어려움 속에 있는 타인들을 도울 수 있는 역할을 하는 것도 의미 있는 일이 될 것이다. 다만, 그런 활동이 무언가 의미 있고 좋은 일을 해야 한다는 강박관념에 의한 일이 되지 않도록 점검해 주어야 한다.

(4) 가족 간의 관계

- 귀환자가 집으로 돌아간 후 어떤 가정은 사건 전과 아무런 차이나 변화가 없이 일상으로 돌아간다. 그러나 어떤 가정은 사건 전과는 상당히 다른 상황이 전개되는 경우도 있다. 치료자는 이러한 다양한 경우들이 있을 수 있다는 것을 인지하고 사전에 그에 대하여 가족과 귀환자들에게 교육해야 한다.

- 역기능 가정은 이런 위기를 겪으면서 평소 가지고 있던 문제들이 더 노출되어 사이가 나빠지고 갈등이 커지는 양상을 보일 수 있다. 이런 경우 나타나는 몇 가지 모습은 다음과 같다. 서로가 "내가 고생할 때 당신은 무엇을 했느냐?"고 비난한다. 상대방이 고생한 것은 인정을 적게 하고 자신이 한 고생을 내세우면서 문제가 커진다. 또한 서로에게 "당신은 딴사람이 되었다"라고 이야기 하면서 자신이 기대하는 모습이 되지 못한 것에 대하여 비난할 수 있다. 일반적으로 스트레스 상황 가운데 마음의 여유가 없어지면 상대방에게 쉽게 섭섭해 하고, 자신이 세운 원칙에 따라 상대방을 평가하려는 성향이 강해진다. 이 패턴이 반복되면 대화는 단절된다. 그리고 이런 위

기 상황에서 서로 자신들의 원칙에 더 집착하는 모습을 보임으로써 갈등 해소를 하지 못한다. 가족들은 점차 더 각자 소외되는 느낌을 가지게 되고, 술이나 가족 이외의 타 집단 모임 등으로 도피하려는 모습을 보이면서 갈등이 더 커져 나갈 수 있다.

– 순기능 가정은 이런 상황에서 서로 고생한 것을 인정해 주고 위로해 주고 격려하는 모습이 뚜렷하다. 때로 예민하고 불안정한 모습을 보여도 그런 태도가 일시적으로 있을 수 있는 것으로 서로 인정해 주고, 좋아질 것이라고 믿어주고, 관심과 사랑을 베풀어 주는 것이다.

– 귀환자들은 자신이 고통을 받았고, 자신들이 언론의 중심인물이 되었으므로, 펼쳐진 상황에서 자신들이 주인공이라는 의식을 가질 가능성이 있다. 그러나 가족들의 입장에서 보면 가족들 역시 그 모든 혼란과 고통 속에서 주인공이었다. 따라서 이야기를 나누다 보면 가족들이 가지고 있는 그런 감정들, 즉 "그때 우리도 고생했다"는 표현에 서로가 공감을 하지 못하는 문제가 생길 수 있다. 즉 서로가 자신이 고생했다고 느끼며 상대방의 고생에 공감하지 못할 수 있다. 따라서 귀환자들에게 가족이나 타인들이 겪었던 어려움들을 이해할 수 있도록 하는 교육해야 한다.

– 귀환자들은 가족들과 주변 사람들에게 이중적인 감정이 있다. 즉 자신들을 고생한 특별한 사람들로 배려해 달라는 감정과 함께, 자신을 더 이상 특별하고 이상하게 변해버린 존재가 아닌, 과거의 자신과 똑같은 존재로 보아 달라는 감정이 있는 것이다. 이런 두 가지 감정이 동시에 있다는 것을 가족들과 주변 사람들은 이해해야 한다.

5. 귀국 후 6개월이 지난 이후

- 집으로 복귀한 이후 6개월 정도가 지나면 대부분의 귀환자들은 사고나 감정 면에서 거의 원래 모습으로 돌아온다. 안정된 일상적인 삶으로 복귀한 것이다. 이 기간이 되면 신체적인 증상은 거의 없어지고, 정신적인 증상도 점차 완화되어 간다. 다만, 집중력의 저하는 상당 기간 유지되는 경우가 많다.

- 일상적인 삶으로의 복귀가 이루어지면 자신이 겪은 일을 성찰하는 활동들을 시작하는 경우들도 있다. 예를 들어 어떤 귀환자는 인질로 있었던 경험을 글로 적어 책으로 출판할 수 있고, 그 경험을 가지고 예술 작품을 만들 수도 있다. 이러한 활동을 통하여 자신이 겪은 일들을 정리하고, 새롭게 의미를 부여하고, 새로운 시각으로 그 경험을 해석해 보기도 한다. 이것은 긍정적 의미를 가진다.

- 그러나 때로는 그런 과정 속에서 각자가 기억하고 있는 피랍 경험이 서로 다르거나, 느낀 감정들의 차이가 있게 되면, 귀환자들 간에 갈등이 만들어질 수도 있다. 따라서 만일 가능하다면, 최종적으로 책이나 작품이 출간되기 전에 전체 귀환자들이 그 내용을 보고 서로 의견을 나누는 것을 고려해 볼 수 있다. 물론 이 과정을 통하여 모든 귀환자들이 모두 다 동의하는 내용만을 내놓아야 하는 것은 아니다. 그러나 그런 서로에 대한 배려가 건강한 귀환자 내부 문화를 만들고, 긍정적인 관계를 만드는 데 도움이 될 수 있다.

- 인질로 잡혔던 날, 또는 석방된 날 등을 귀환자들의 연례 정기 모임일로 가지는 것도 귀환자로서 더 좋은 삶을 살아가는 데 의미 있

는 격려가 될 수 있다.

– 간혹 지속적인 정신과적 치료를 요할 수 있는 불면, 긴장, 우울, 의
학적 원인이 밝혀지지 않는 신체적 고통 증상 등이 있으면 계속 치
료를 받을 수 있도록 하여야 한다. 일반적으로 정신과 치료를 받는
것에 대한 두려움이 있어, "내가 한 번 치료를 받으면 평생 정신과
환자 취급을 받게 되는 것이 아닌가?" 하는 걱정을 하기도 한다. 그
러나 정신과 치료는 마치 감기가 생기면 감기 치료를 받는 것과 똑
같다. 필요한 치료를 필요한 기간 동안만 받고, 문제가 해결되면 그
것으로 모든 것은 끝나는 것이다. 치료를 받을 때는 가급적 어느 한
정신과 전문의를 정하여 자신이 충분히 이해되는 상황에서 치료받
는 것이 좋을 것이다.

6. 마치는 말

– 인질이 되어 겪는 피랍 사건은 너무도 다양한 모습으로 다양하게
나타나므로, 여기서 제안한 내용들이 반드시 모든 피랍 사례에서의
지침이 될 수는 없을 것이다. 각 상황에 맞추어 적절하고 신중하며
유연하게 대응해 나가는 것이 중요하리라 생각한다.

– 인질과 그 가족들을 돕는 일은 극단적인 고통과 혼란 속에서 뜨거
운 공감 능력과 냉철한 지혜를 필요로 한다. 이를 위한 경험과 지식
의 축적, 그리고 그것의 공유가 미래의 인질과 그 가족들을 위하여
매우 중요하다. 따라서 이를 위해 귀환자들과 전문가들, 소속 기관
의 책임자들이 공동의 노력을 해야 한다.

— 2007년 여름부터 겨울까지는 필자에게 있어서두 매우 큰 도전의 기간이었다. 도움 요청을 받고 인질 가족들을 만나기 위하여 처음 도착한 분당 샘물교회의 건물 밖은 모든 방송국들의 방송차량들로 완전히 둘러싸여 있었고, 굵은 전선들이 바닥을 가득 채우며 깔려 있었다. 그렇게 시작하였던 가족들과의 첫 만남, 그리고 그 후 인질의 시신이 발견되었다는 다급한 TV 방송의 목소리들을 두 번이나 들어야 하였다. 그 힘든 과정 속에서 "각자" 교회로 모였던 "인질의 가족"들은, 이들을 돕는 교회 관계자들과 합하여 점차 "하나의 가족"으로 변해가셨다. 서로를 위로하고 격려하며 그 긴 터널을 지나가는 것을 옆에서 보며 필자는 감동하였고 많은 것을 배웠다. 감격 속에, 그리고 낯섦 속에 인천 공항에 인질 귀환자들이 도착하였고, 필자는 귀환자들과의 조심스러운 만남을 시작하였다. 귀환자들은 서로 깊이 결속되어 있었고, 서로 의지하고 격려하는 일을 이미 자신의 가족들이 하고 있있던 깃처럼 잘 하고 있었다. 낯선 외부 사람이었던 필자에게 이들은 자신의 경험과 고통에 대하여 꼼꼼히 이야기해 주었다. 그리고 결코 쉽지만은 않았던 사회 복귀의 과정들 속에서 다양한 과제들을 하나씩 해결해 나가던 이야기들도 이야기해 주었다. 이 글은 그 분들의 솔직함으로 만들어진 것이기에, 이 자리에서 깊은 감사를 드린다. 또한 대책위원회에서, 가족협의체에서, 지원팀에서 헌신적으로 활동하셨던 모든 분들에게 존경의 마음을 보내드린다. 임상심리전문가로서 필자와 함께 처음부터 이 일에 참여하여 수고하여 준 연세의대 이영준 교수께도 깊은 감사를 드린다. 그 어려운 시절, 그 안에서 땀 흘리며 일하시던 그 분들의 모습을 나는 잊지 못할 것이다. 이제는 벌써 10년도 훨씬 넘은 오래전 일이 되었다. 앞으로 이런 어려운 피랍 사건이 다시는 없어야만 하겠지만, 만일 다시 일어난다면, 지난 경험과 그것을 토대로

만들어진 이 글이, 앞으로 있을지 모를 인질과 가족들, 그리고 그 분들을 돕기 위해 뛰어들어야 할 분들에게 작은 도움이라도 되기를 바란다.

인질 관련 정신의학 논문 요약

　　필자의 글은 2007년 아프간 인질 사건을 직접 겪으면서 체험하고 생각하였던 내용들을 토대로 향후 이런 일을 담당할 분들에게 일종의 가이드로 정리한 것이다. 따라서 인질 관련 정신의학적 내용을 체계적이고 학술적으로 정리한 글은 아니다. 그러나 향후 인질 관련 지원 활동을 하실 분들은 그런 관련 지식도 필요할 것이기에 여기서는 참조할 만한 관련 학술논문들 몇 개를 선택하여 그 주요 내용을 간단히 소개하기로 한다. 자세한 내용은 논문을 참조하시기 바란다.

1. Alexander, D. A., & Klein, S. (2009). Kidnapping and hos－tage－taking: a review of effects, coping and resilience. Journal of the Royal Society of Medicine, 102(1), 16-21. https://doi.org/10.1258/jrsm.2008.080347

인질이 잡혔을 때, 그들의 심리적, 신체적 상태, 그리고 그들이 택하는 생존 및 대처 전략 등을 정리한 논문이다. 인지적으로 인질들은 잡히는 순간, 기억력의 장애, 집중력의 장애, 정신적 혼란, 지남력 장애, 피랍 순간의 상황이 자꾸 생각에 떠오르는 것, 이런 일이 발생하였다는 것을 부정하는 심리, 과각성 상태와 과예민 상태를 보인다. 감정적으로는 쇼크 상태가 되고, 공포와 불안을 보이나 소위 공황 상태가 되는 것은 아니다. 그리고 마치 감정의 스위치를 끄는 것처럼 멍하고 마비된 감정 상태가 된다. 납치범들, 자기 자신, 그리고 자기가 속한 기관에 대한 분노가 떠오른다. 모든 의욕과 기쁨이 사라지고, 우울해지며, 특히 다른 파랍자 중 죽은 사람이 발생하였을 때, 그들에 대한 죄책감이 생긴다. 사회적으로는 위축되며, 안절부절 못하고, 피랍 순간을 기억나게 하는 것들을 회피하는 모습을 보인다. 얼어붙는 놀람과 그에 따른 심리적으로 갓난 애기처럼 되는 퇴행 등이 있게 된다. 피랍 기간이 길어지면서 학습된 무기력 상태에 들어간다. 그리고 주변에 대하여 적대적이고 불신적인 태도를 보인다. 공허감을 체험하며, 희망 없는 절망감을 느낀다. 납치범들에게 계속하여 위협을 받는 경우, 만성적으로 늘 낭떠러지 끝에 서 있는 듯한 느낌을 받는다. 소위 말하는 스톡홀름 신드롬이 발생하는 경우들도 있다. 특히 납치범과 인질이 같이 굶고 고통스러운 환경 속에 있는 기간이 길어지고, 가짜 처형 등의 목숨을 위협하는 행동을 납치범이 하지 않았으며, 납치범이 피랍자의 가장 기본적인 신체적 필요를 돌보아 주는 등의 상황이 있었으면 이런 현상이 더 나타날 수 있음을 보고하였다.

2. Turnbull, G. (1997). Hostage Retrieval. Journal of the Royal Society of Medicine, 90(9), 478-483.
   https://doi.org/10.1177/014107689709000904

납치되어 감금 및 고문을 받았을 때, 심리적 반응을 분석한 논문이다. 인질의 반응은 비교적 공통적인 경로를 따른다고 이야기한다. 모든 피랍 경험은 갑작스럽고 예측 불가능하며 폭력성을 가지고 있다. 피랍에 따른 감정 상태를 4개 단계로 구분하면 다음과 같다. 1단계에는 충격

(shock), 불신, 부정의 심리적 메커니즘이 자동한다. 2단계에는 인질의 자책, 자기 비난이 있다. 3단계에는 인질의 성격특성에 따라 반응이 달라지는 것이 나타난다. 예를 들어, 의존도가 높은 성향의 사람인 경우, 우울해 하고, 더 내성적으로 되고, 공포 반응을 보이는데, 이들은 석방 이후 가족이나 친구에게 좀 더 적대적이거나 의존적인 관계를 형성할 위험이 있다. 자유롭고 적극적 성향의 사람인 경우, 사회적으로 위축되고, 타인들과의 관계를 끊고 살면서 주위를 의심하는 불안정성을 보인다. 이런 3단계는 짧은 기간 인질로 있었을 때만 나타난다. 만일 피랍 기간이 장기화되는 경우에는, 대부분 2단계에 머무르게 된다. 4단계는 자신이 겪고 있는 충격적인 경험을 통합하고 받아드리려고 노력하는 것이 나타난다. 그에 따라 자기 방어력, 주위 경계력 등을 강화하는 심리적 장벽이 강화되는 모습이 나타난다. 또한 그동안 가지고 살아왔던 가치관의 변화나 타인에 대한 태도 변화도 나타난다. 인질로 잡혔을 때의 심리적 영향에 있어서는 외상 후 스트레스 장애, 우울장애, 상실 경험, 인지적 방어, 체중의 감소 등이 나타나며, 인질 석방 후에도 이러한 상태가 일부, 또는 전체가 계속 존재할 수 있는 점을 고려해야 한다. 이들의 회복과 재활을 위한 노력을 할 때는 세심한 평가가 먼저 있어야 하며 정신과 의사는 초기 처치에서 결정적으로 중요한 역할을 하지만, 동시에 과도한 진료는 피해야 한다. 귀환자들의 어려움은 의학적인 문제보다는 그들의 극한적인 경험으로 인한 것이기에 그들의 마음가짐(mind-set)을 잘 만들어주는 것이 필요하며, 석방된 인질의 귀환 시 가족과의 재통합 과정을 지원할 필요가 있으며, 가족 구성원들에 대한 심리적 지원이 필요하다.

3. David A. Alexander, Susan Klein (2010) Hostage–taking: motives, resolution, coping and effects. Advances in Psychiatric Treatment vol.16. pp.176–183.

인질로 잡혔을 때 심리적으로 끼치는 영향은 다른 트라우마가 성인이나 아이들에게 끼치는 영향과 매우 유사하게 나타났다. 즉 부정, 얼어붙는 놀람, 심리적 유아퇴행, 학습된 절망감 등이 그것이다. 또한 가족들의 반응이 추후 인질들의 반응에 영향을 끼칠 수 있으며, 가족들은 인질 및 석방 관련 상충되는 정보로 인하여 큰 고통을 겪을 수 있다.

4. Spall, A., Van der Auwera, M., Gerstner, J., Taalab, Y., & Wunderlich, R. (2019). Safety and Security in International Humanitarian Missions – Assessing the Stress Level of Responders in Critical Situations during a Realistic Full–Scale Training. *Prehospital and Disaster Medicine*, *34*(6), 575–579. doi:10.1017/S1049023X19005016

인질 피랍, 도둑질 행동, 피신, 국경 넘기 등에 상황에서의 스트레스 수준 평가를 69명을 대상으로 비교 연구한 것이다. 긍정적, 부정적 영향을 평가하였는데, 인질의 경우가 가장 스트레스가 많은 것으로 나타났다. 이러한 사건들은 단기적인 영향에서 PTSD에 이르기까지 다양한 심리적 영향을 미치는 것으로 나타났다. 따라서 이러한 일에 대응하고 돕는 역할을 하는 사람들을 선정할 때는 신중하게 하여야 하고, 그를 위한 구체적인 준비가 필요하고, 피해자들의 정신적 사후관리가 매우 중요하다.

5. Favaro A, Degortes D, Colombo G, Santonastaso P. (2000) The effects of trauma among kidnap victims in Sardinia, Italy. Psychol Med. 30(4):975−980.

납치된 피해자들의 트라우마의 영향을 조사한 연구이다. 인질 피해자 24명을 대상으로 PTSD와 MDD의 유무 평가를 한 것이었으며, PTSD 와 MDD의 평생 빈도는 45.9%, 37.5%로 나타났다.

6. Busuttil W.(2008) Prolonged Incarceration: Effects on Hostages of Terrorism. BMJ Military Health 154: 128−135.

인질 관련 문헌 연구를 통하여 인질들의 정신질환들에 초점을 맞춘 연구이다. 인질이 풀려난 후 회복 재활 및 가족과의 재통합을 위하여 도움을 줄 수 있는 방법들이 정리되어 있다. 첫 번째로, 귀환자들이 다시 정신적으로 복귀할 수 있도록(reorientation), 그들에게 인질 시기에 박탈되었던 것들인 시계, 종이와 필기도구, 핸드폰 등을 다시 가지도록 하는 것이 필요하다. 그리고 귀환자들에게 가족들의 상태에 대하여 미리 자세히 알려 주어야 한다. 때로는 피랍 기간 중 그 충격으로 인하여 인질의 가족 중 사망자가 나오는 경우도 있다. 귀환자들이 언론 매체를 접하는 것을 조절해 주어야 한다. 그들이 귀환 후 안전한 환경 속에 있게 해주고, 신체적, 심리적 상태를 평가해 준다. 둘째, 가족과의 만남에 있어서 그들의 사생활을 보호해 주고, 그 만남이 언론에 노출되는 것을 막는다. 셋째, 그들이 자신들의 피랍 과정이나 석방 과정에 대하여 알도록 해준다. 넷째, 심리적, 정신의학적 평가 및 개입 치료를 해준다. 정신의학적으로는 위기관리 개입의 원칙에 따른다. 만일 필요하면 트라우마에 초점을 둔 인지행동치료를 시행할 수 있다. 다섯째, 적절한 후속 지원을 해준다. 가족을 대상으로 하는 지원, 가족들과 귀환자와의 관계를 위한 지원 등이 있을 수 있다. 가족에 대한 이슈가 중요하다. 가족에 대한 지원은 아이들을 포함한 모든 가족 구성원에게 다 가능하여야 한다. 피랍 기간에 남아 있던 가족 구성원은 피랍된 가족에 대한 일종의 분리와 애도 감정을 가졌었던 것인데, 피랍된 사람이 다시 돌아오고, 상봉하고, 가족의 한 부분으로 통합되는 것에 대한 심리적 과정을 거쳐야 하며, 이에 대한 지원이 필요하다. 귀환자들에게나 가족들에게 극심한 심리적 고통으로 신체적 질병이 나타날 수 있어 그에 대한 자세한 검사가 필요하다. 심리적, 정신의학적 검사와 평가가 중요하며, 자살사고도 비교적 흔히 있을 수 있다. 음주와 흡연이 문제가 되므로, 그것에 대한 조언과 관리가 필요하다.

7. Navia CE, Ossa M (2003) Family functioning, coping, and psychological adjustment in victims and their families following kidnapping. Journal of Traumatic Stress 16: 107-12.

피랍 인질과 그 가족에서 나타났던 기능, 대처, 심리적 조정 상태에 대한 연구이다. 억류 중 가족, 피랍자, 그리고 피랍자의 석방 이후 2~4, 5~8, 9~15개월에 걸친 심리적 후유증을 조사하였다. 피랍자 55명과 그 가족 158명을 대상으로 하였다. 그 결과, 가족들과 납치 피해자가 비슷한 PTSD 발생률을 보였다. 인질들의 가족 또한 협상 기간 내내 납치범들의 위협과 협박을 통한 일종의 "가상 감금 상태"에 직면하였음을 볼 수 있었다(그만큼 가족들의 충격이 인질만큼이나 크다는 것을 보여준 것이다).

8. Busuttil W, Busuttil AMC.(2001) Psychological effects on families subjected to enforced and prolonged separations generated under life threatening situations. Sex Rel Ther 16(3): 207−228

군인에게 발생하였던 인질 상황에서, 강제적, 장기적 분리에 따라 인질들의 가족에 미치는 심리적 영향을 조사한 연구이다. 인질 상태는 가족 구성원들에게 즉각적이고 장기적인 심리적, 정신적 영향을 미친다. 이러한 종류의 충격은 인질이 돌아와도, 귀환자와 가족 간의 최종적인 심리적 재결합과 재통합 과정에 영향을 미친다. 따라서 이러한 종류의 충격과 이별에 의해 영향을 받는 가족들을 위하여 치료 프로그램을 계획하고 그 결과를 분석하였다.

INDEX 찾아보기

인명색인

사항색인

저자 소개

전우택

현재 연세의대 의학교육학교실 교수 및 정신건강의학교실, 인문사회의학교실 겸무교수로 재직 중이다. 북한, 통일, 남남 갈등 등에 대한 연구와 의학교육 관련 활동들을 하여왔다. 한국 누가회 이사장, 한국자살예방협회 이사장, 한반도평화연구원 원장, 대통령직속 통일준비위원회 민간위원, 대한기독정신과의사회 회장 등을 역임하였고, 현재 한국의학교육학회 회장이다. 주요 저서로는 <의료선교학>(연세대학교 출판부, 2004), <땅끝의 아침>(두란노, 2007), <사람의 통일, 땅의 통일> (연세대학교 출판부, 2007), <인문사회의학> (청년의사, 2010), <의학교육의 미래> (박영스토리, 2016),<평화에 대한 기독교적 성찰>(홍성사, 2016), <용서와 화해에 대한 성찰> (명인문화사, 2018) <한반도건강공동체 준비>(박영사, 2018) <트라우마와 사회치유> (역사비평사, 2019) 등이 있다.

민성길

현재 연세대 명예교수이며, 의학한림원 종신회원으로, 효자병원 진료원장으로 재직 중이다. 과거 연세의대 정신과학교실 교수시절, 주임교수와 연세대 통일연구원 원장 및 연세의대 의학행동과학연구소 소장을 역임하였고, 의사학과 겸임교수로 일하였다. 대외적으로는 대한신경정신의학회 이사장, 대한정신약물학회 이사장 및 회장, 대한사회정신의학회 회장, 대한임상독성회 창립회장을 역임하였고, 서울시 정신보건사업지원단 단장으로 봉사하였다. 은퇴 후에는 서울특별시 은평병원장과 대한기독정신과의사회 창립회장을 역임하였고, 현재 효자병원 진료원장으로 재직 중이다. 그동안 정신약리학, 화병, 탈북자 남한사회적응, 일본군 위안부 정신건강 등에 대한 연구를 하였으며, 현재는 기독교 성윤리와 정신건강에 대한 연구를 하고 있다. 주요 저서로는 <최신정신의학>(편)(제6개정판)(일조각, 2015), <임상정신약리학>(제3개정판)(진수출판사, 2007), <약물남용>(중앙문화사, 1998), <우리 시대의 노이로제>(도서출판 민, 1996), <통일과 남북 청소년>(연세대학교 출판문화원, 2000), <통일이 되면 우리는 함께 어울려 잘 살 수 있을까?>(연세대학교 출판문화원, 2004), <세계보건기구 삶의 질 척도 지침서>(하나의학사, 2003), <화병연구>(ML Communication, 2009). <난폭한 사회 그러나 희망을>(영문, 2009), <서울을 정신분석하다>(공저)(청년의사, 2010). <다문화사회와 정신건강>(편)(ML Communication, 2011), <한국 공공 정신건강 서비스의 미래>(편)(현진사, 2011), <말씀이 육신이 되어. 맥라렌 교수의 생애와 사상>(연세대학교 출판문화원 2013), <헤르만 헤세의 진실: 우울증, 경건주의 그리고 정신분석>(일조각, 2020) 등이 있다.

한상익

현재 가톨릭대학교 의과대학 정신건강의학과 명예교수이며 한상익 융 분석심리원 원장으로 있다. 정신의학 교수로 재직하던 초기에 정신질환에 관련된 신경전달물질과 뇌영상을 이용한 생물정신의학적 연구를 주로 연구하였으며 이후 분석심리학을 전공분야로 하여 융학파 분석가가 되었으며 현재 한국 융 연구원 교육분석가 및 지도분석가로 활동하고 있다. 가톨릭대학 의과대학 교수로 재직 시 의학교육학과 겸직교수로 통합교육위원 위원, 임상실습 교육위원회 위원장 겸 임상실습 책임교수로 학생교육 활동에 주력하였다. 주요 논문은 <나비 상징에 대한 분석심리학적 연구(한국분석심리학회 발표)>, <한국의 정신질환과 성직자의 기능(한몸, 1990)>,(신라시조 혁거세왕 신화에 대한 분석심리학적 연구(심성연구, 2013)>, < 구약성서 '스가랴'서의 환상에 대한 분석심리학적 연구>, (정신의학과 종교(가톨릭대학교 정신의학과교실 심포지엄,2017)> 등이 있다.

채정호

현재 가톨릭의대 서울성모병원 정신건강의학과 교수로 재직 중이다. 불안장애 및 트라우마 치유에 주 관심을 가지고 임상 연구를 진행하여 왔고 행동하는 긍정네트워크 옵티미스트 클럽과 긍정학교를 통하여 긍정심리학에 기반한 행복하고 가치 있는 삶을 만들어나가는 활동들을 하여 왔다. 한국트라우마스트레스학회, 대한명상의학회, 대한정서인지행동의학회 등의 창립 회장과 이사장으로 새로운 분야를 개척해 왔으며 여러 정신의학계 및 다학제 학회의 회장 및 이사장으로 재직하였고 인지행동치료 전문가로 2022년 세계인지행동치료학회의 조직위원장이다. 대한기독정신과의사회 회장을 역임하였다. 주요 저서로는 <행복한 선물, 옵티미스트>(매일경제, 2006), <채정호 교수의 남자수업>(스마트비즈니스, 2010) , <이별한다는 것에 대하여> (생각 속의 집, 2014), <퇴근 후 심리카페> (생각속의 집, 2017) 등이 있으며 <불안한 당신에게>(생각 속의 집, 2013) <재난과 정신건강> (학지사, 2015) 등 다수의 저서를 공저하였다.

김도훈

현재 한림의대 정신건강의학과 교실 교수 및 한림의대 마음신경조절연구소 소장으로 재직 중이다. 영성과 정신건강, 노인 우울 및 치매, 정신약리학, 뇌자극 치료 분야에서 활발한 연구 활동을 하고 있다. 한림의대 정신건강의학과 교수 및 한림의대 마음신경조절연구소 소장, 대한기독정신의학회 회장, 대한정서인지행동학회 부이사장, 대한뇌자극조절학회 창립위원장, 대한생물정신의학회지 편집위원, 경기도 가평 정신보건 및 자살예방센터 센터장으로 활동하고 있으며, 현재 재한기독정신과의사회 회장이다. 관련 국제학술지에 60여 편의 논문과 국내학술지에 38편의 논문을 발표하였으며 정신의학 분야 교과서인 최신정신의학, 우울증, 임상정신약물학에 공저자로 참여하였으며, 그 외 저서로 알기 쉬운 정신분열병, 역서로서 수용전념치료의 혁신 매트릭스 등이 있다.

정신의학과 기독교

초판발행	2020년 10월 20일
중판발행	2021년 1월 5일
지은이	전우택·민성길·한상익·채정호·김도훈
펴낸이	안종만·안상준
편 집	전채린
기획/마케팅	장규식
표지디자인	이미연
제 작	고철민·조영환
펴낸곳	(주) **박영사**
	서울특별시 금천구 가산디지털2로 53, 210호(가산동, 한라시그마밸리)
	등록 1959. 3. 11. 제300-1959-1호(倫)
전 화	02)733-6771
f a x	02)736-4818
e-mail	pys@pybook.co.kr
homepage	www.pybook.co.kr
ISBN	979-11-303-1077-0 93510

정 가   19,000원